【「食べもので若返る」改訂増補版】

食べもので若返り、元気で百歳

生命はミネラルバランス

中嶋 常允

Todomu Nakashima

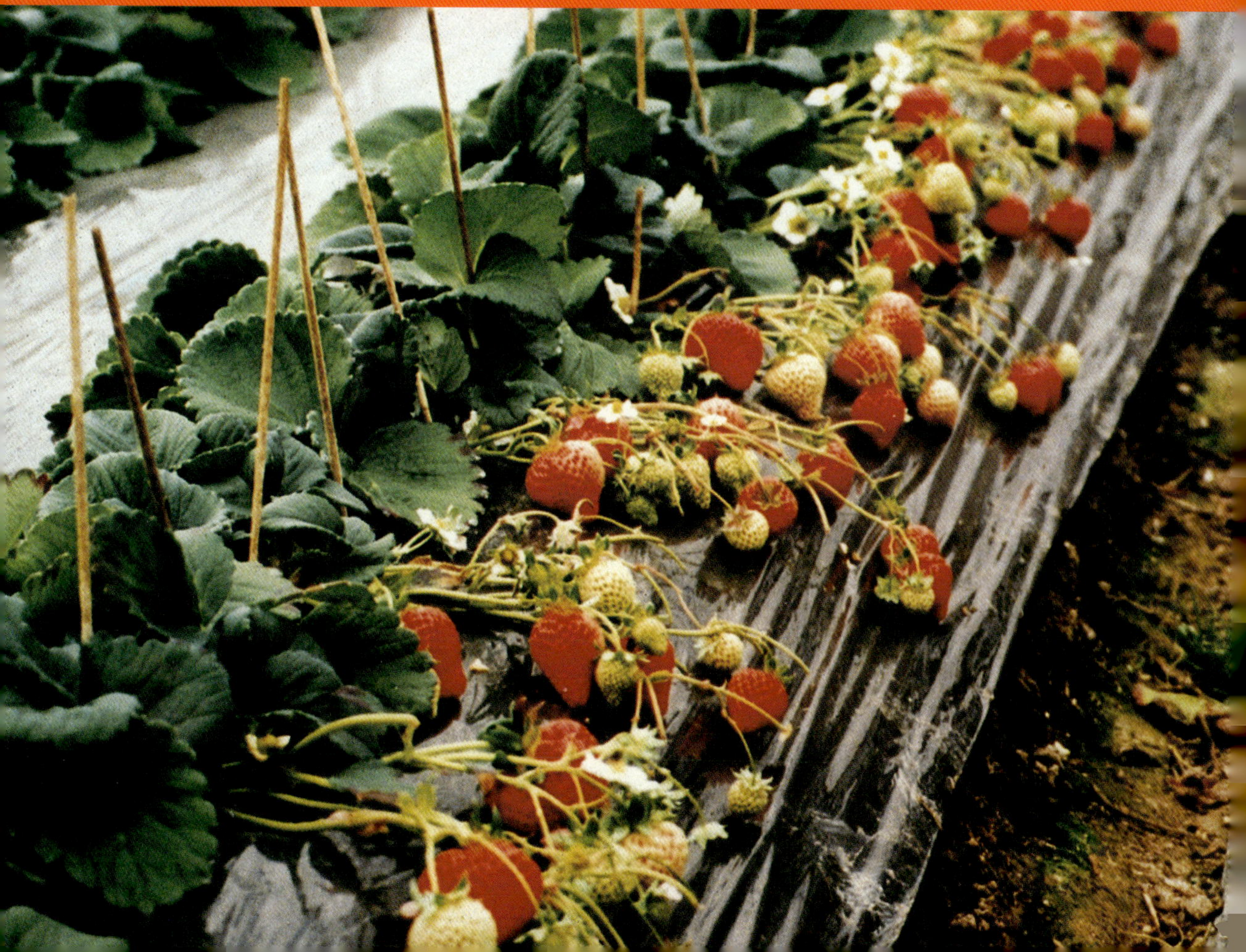

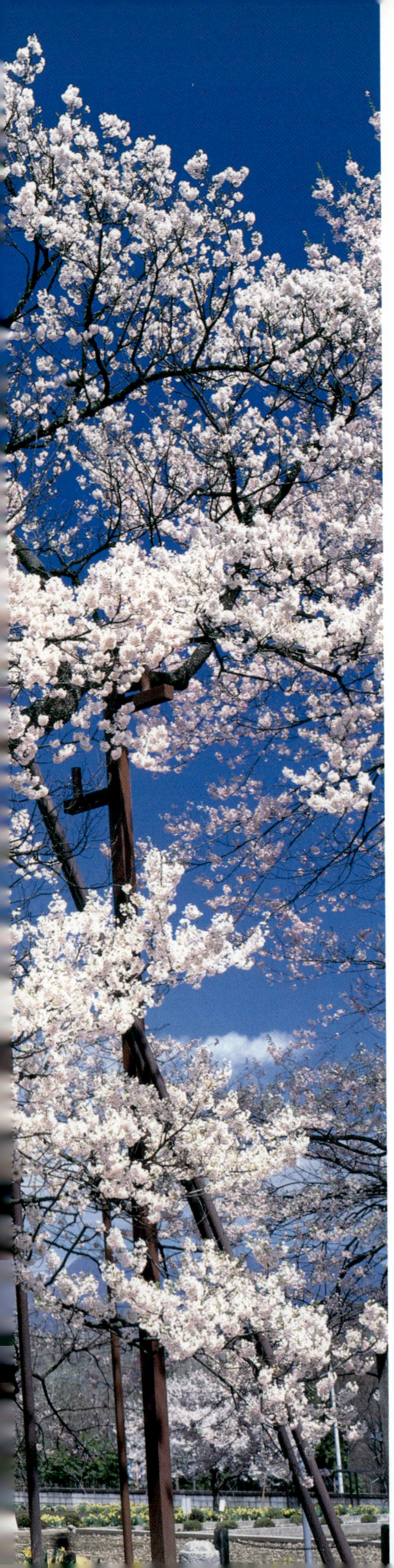

Prologue

この本の中で、私は
食べものが生命に力を与える
原理と実際を書きました。

生命の健全なすがたは、
土に生かされ、土に帰っていく
自然循環の中に現れています。
そこでは、ミネラルのバランスが
とても大切な役割を果たしています。
ミネラルバランスを生かした農業をすると、
土がよみがえり、農作物は健康になります。
農薬を使わず、病害虫に強く、
しかもおいしい野菜や果物が誕生するのです。
元気な野菜は、同時に、人間を元気にします。
今、ミネラルバランスの良い食べものに出合い、
元気になっていく人たちが急速に増えています。

その証をこの一冊で示したいと思います。

JTBフォト提供

よみがえった神代桜

ミネラルバランスの中嶋農法に基づき、たくさんの協力者の力で救われた山梨県実相寺、1800歳の名桜

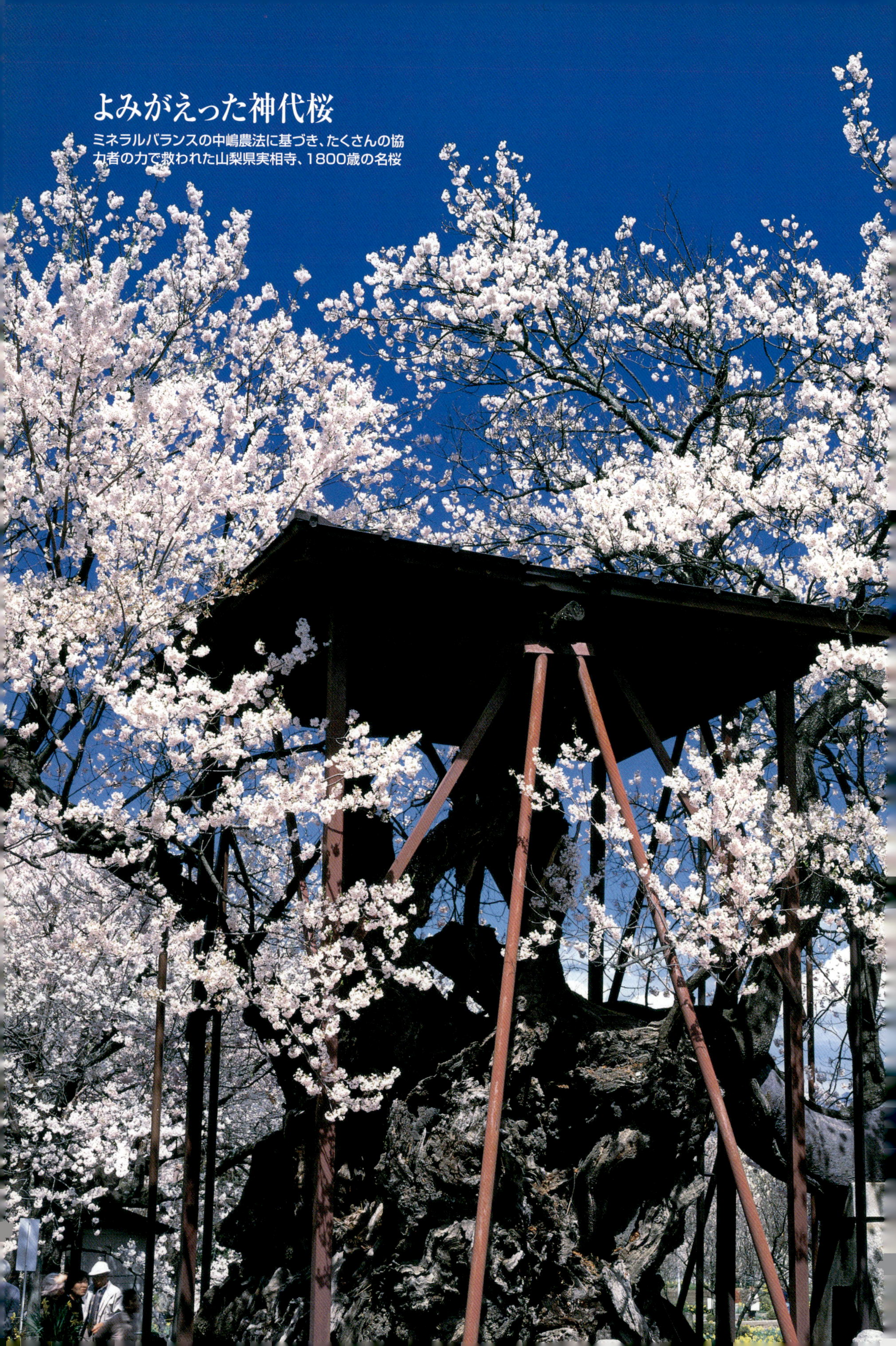

［「食べもので若返る」改訂増補版］

食べもので若返り、元気で百歳
生命はミネラルバランス

CONTENTS

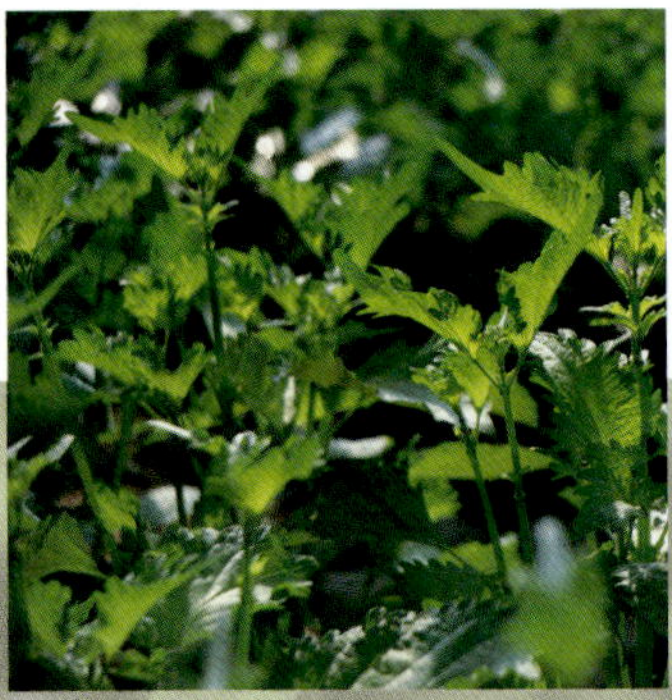

シソの葉、鈴木英輝さん、福島

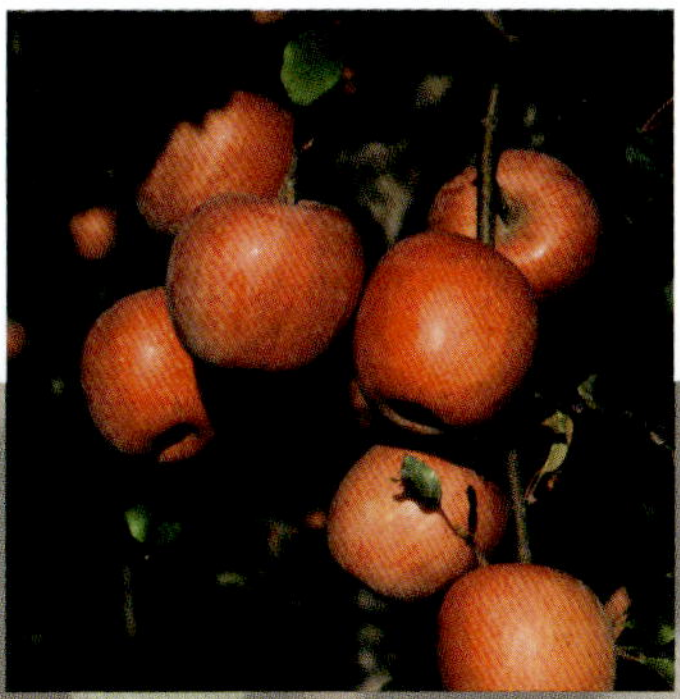
リンゴ、鈴木英輝さん、福島

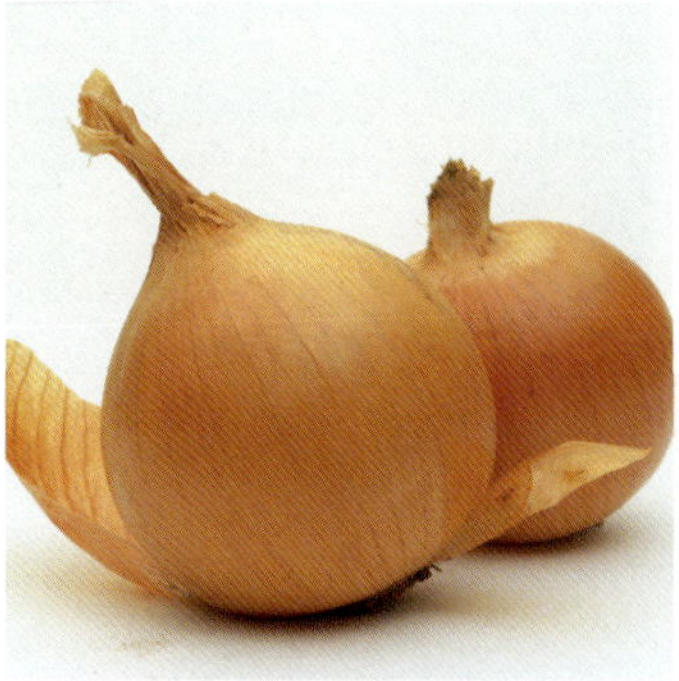

タマネギ、J-KEN CLUB提供

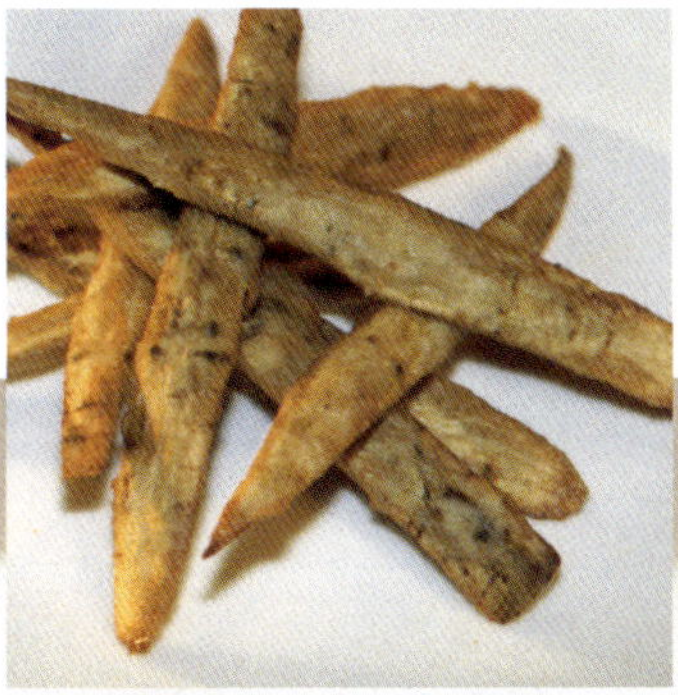

ゴボウ料理、レストランAEN《あえん》、自由が丘、東京

装丁・本文レイアウト——光本淳（色えんぴつ）
イラスト——毛利洋子
カバー写真撮影——山下雅美
編集協力——山下青史

土から生まれる

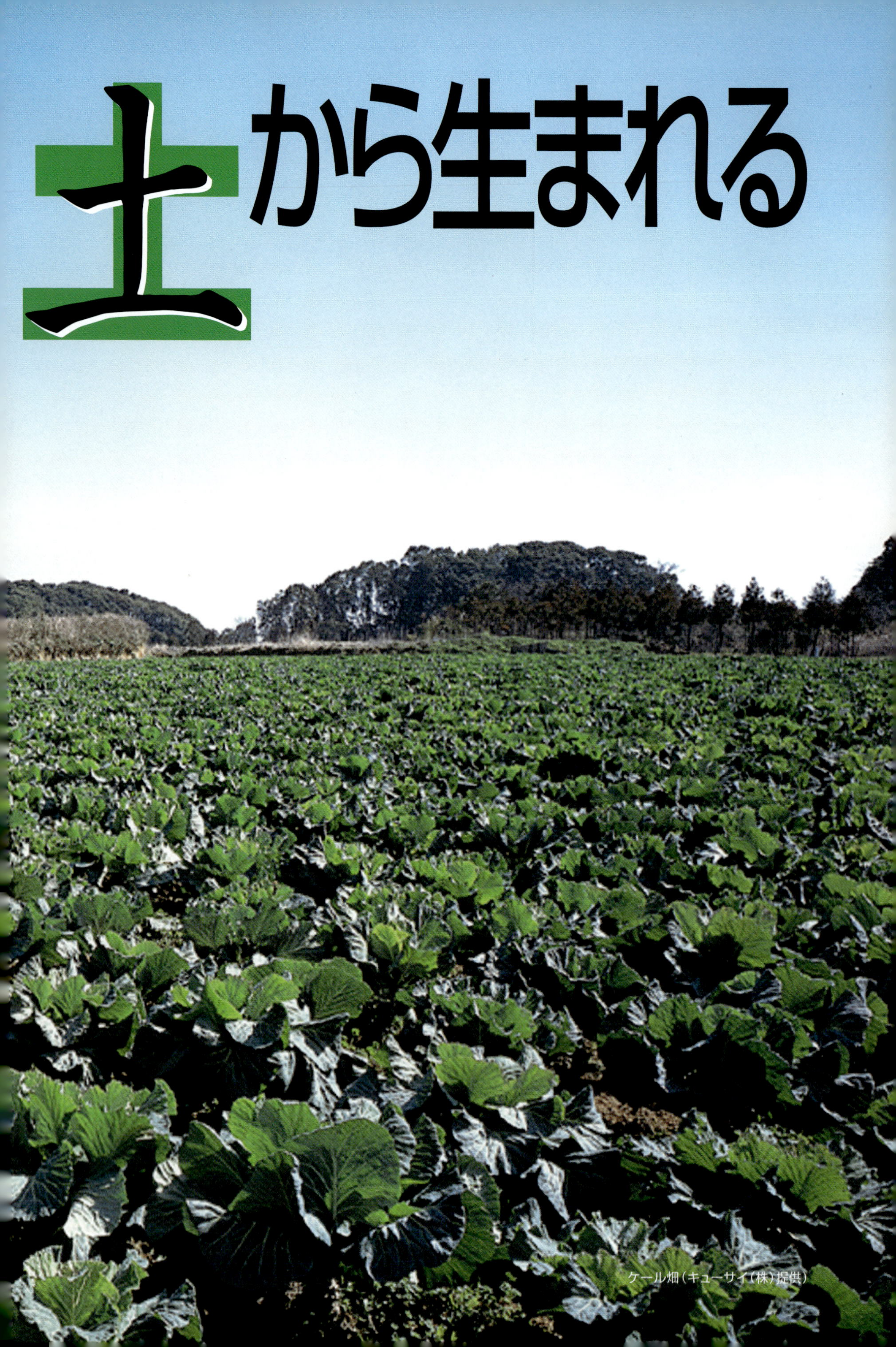

ケール畑（キューサイ(株)提供）

第1部

健康は

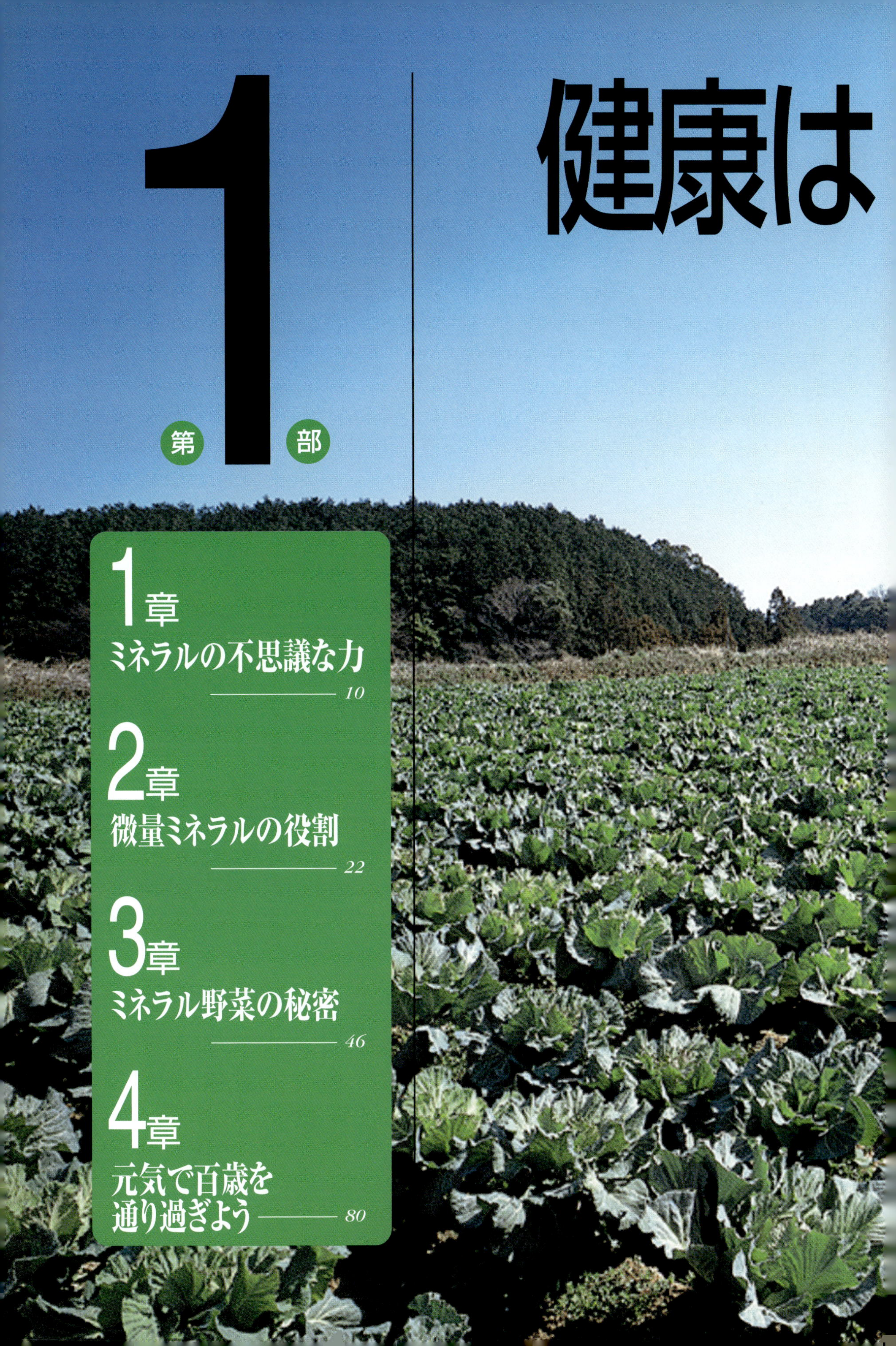

1章 ミネラルの不思議な力

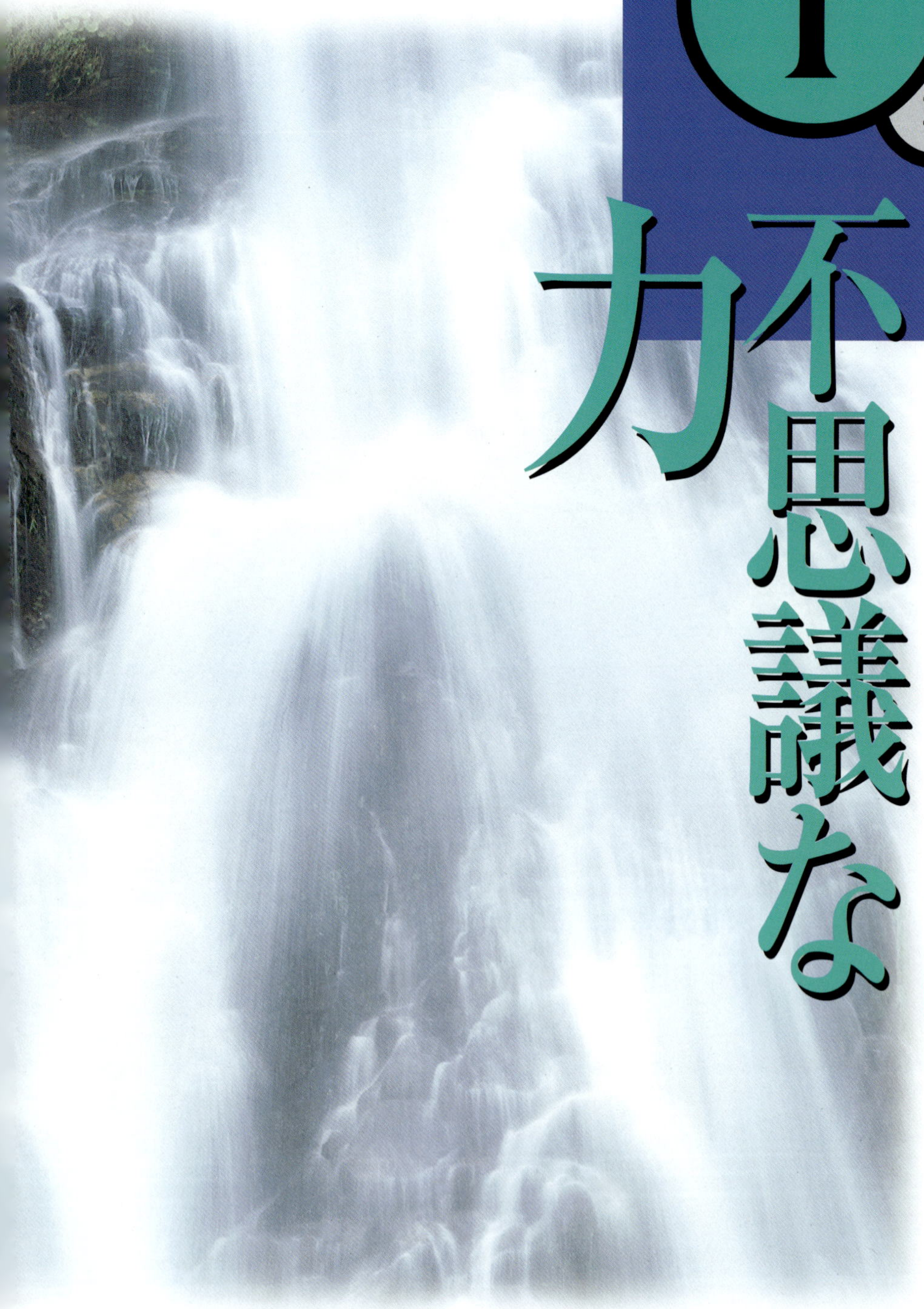

屋久島、大川の滝（JTBフォト）

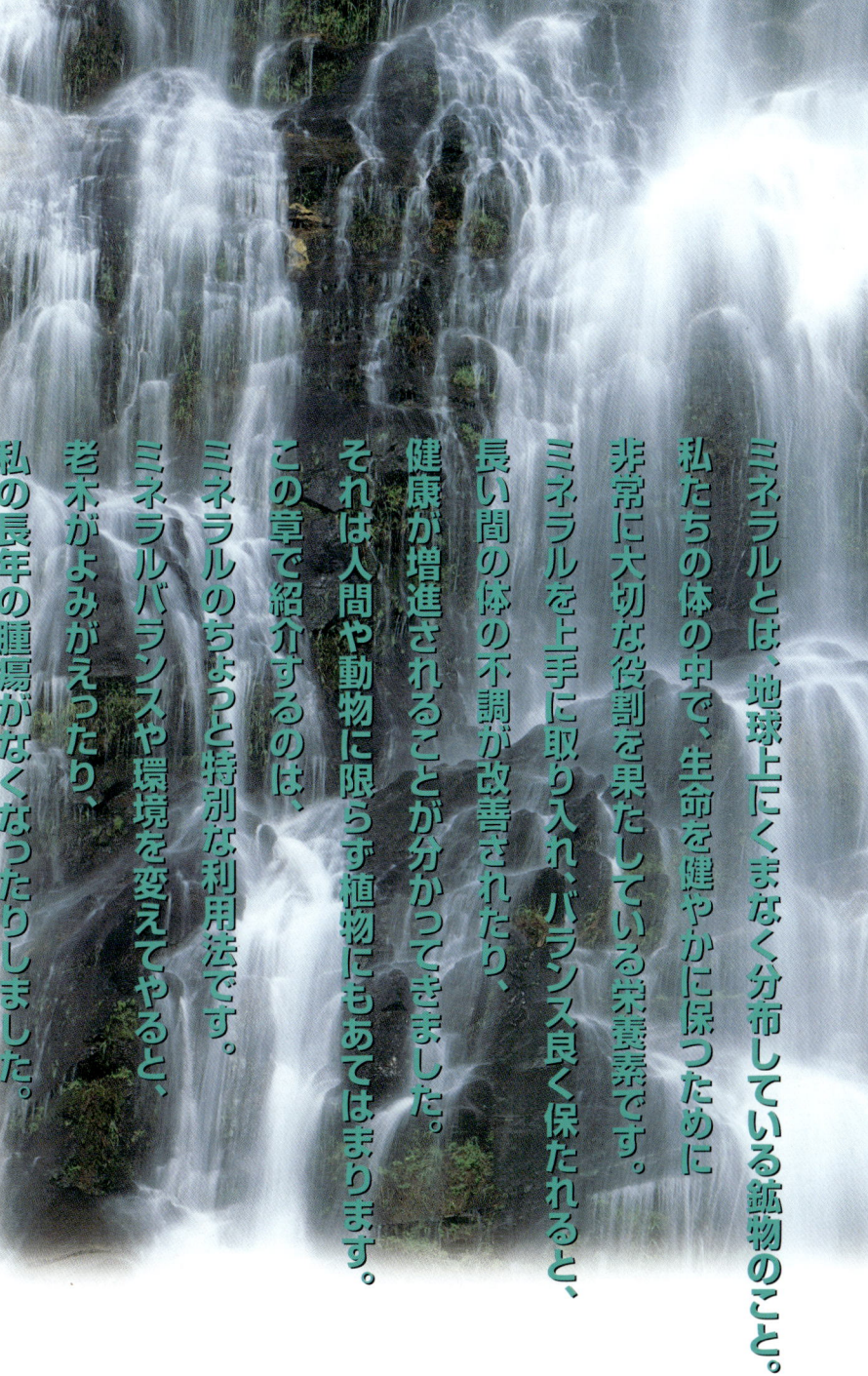

ミネラルとは、地球上にくまなく分布している鉱物のこと。
私たちの体の中で、生命を健やかに保つために
非常に大切な役割を果たしている栄養素です。
ミネラルを上手に取り入れ、バランス良く保たれると、
長い間の体の不調が改善されたり、
健康が増進されることが分かってきました。
それは人間や動物に限らず植物にもあてはまります。

この章で紹介するのは、
ミネラルのちょっと特別な利用法です。
ミネラルバランスや環境を変えてやると、
老木がよみがえったり、
私の長年の腫瘍がなくなったりしました。

その現象だけに注目すると
ちょっと不思議に思えるかもしれませんが、
これは正しいミネラルバランスが及ぼす本当の姿なのです。

よみがえったクスノキ

若葉萌える老樹

私の住んでいる熊本市の中心部に、電車通りに面した小さな公園があります。この公園の一角に、樹齢七〇〇年から八〇〇年とされる大変立派なクスノキの大木がそびえています。毎年青々とした若葉を茂らせて、市民に憩いの場を作っていました。そのクスノキが、一九七三年の夏、どうしたことかハラハラと葉が散りはじめ、ついに枯れ死んでしまうのかという事態になったのです。

市民は心配し、「近くの川の護岸工事で地下水が流れないのではないか」「雨がないから」といった意見も出て、園芸業者や専門家が手をつくしました。しかし年が明け、周囲の木々に若葉が生えそろう季節になっても、クスノキだけはいっこうに芽生えようとしません。

私は農作物が専門ではありますが、他の植物のことにも多少は知識があります。心配して見守ってきましたが、じっとしているのがたまらなく、ついに行動に移すことにしました。

まず、市役所の公園課を訪ね、係の人と公園に行き、木の周りをスコップで掘ってみたのです。固い地面を悪戦苦闘のすえ、やっと五〇センチばかり掘り、根を切り取って拡大鏡で見てみました。すると、発根組織、つまり根の赤ちゃんが眠っていることが分かりました。これなら、まだクスノキを救うことができるはずです。

そのとき、ふと気がつきました。ここは、イベントや集会などで何百人もの市民が集合する場所です。地面が固いのは、きっと何年もかけて踏み固められたからでしょう。

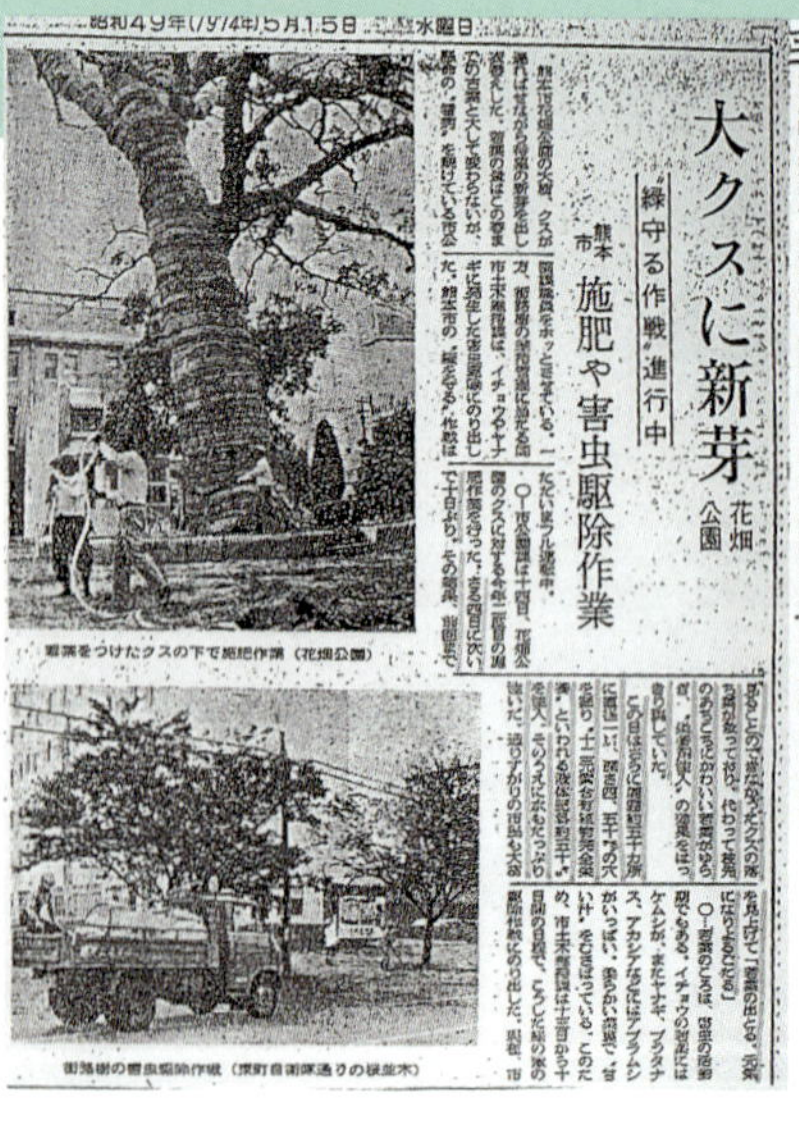
昭和49年(1974年)5月15日　水曜日

大クスに新芽　花畑公園

緑守る作戦進行中

熊本市　施肥や害虫駆除作業

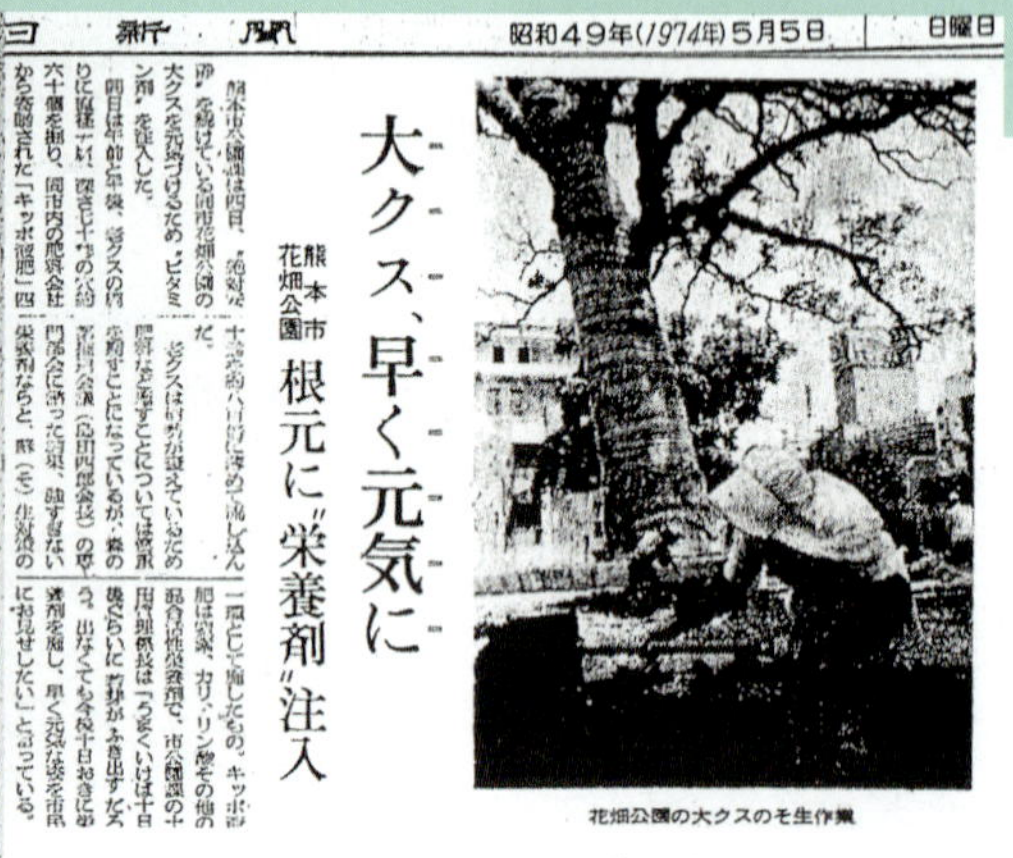
昭和49年(1974年)5月5日　日曜日

大クス、早く元気に

熊本市花畑公園　根元に"栄養剤"注入

花畑公園の大クスのそ生作業

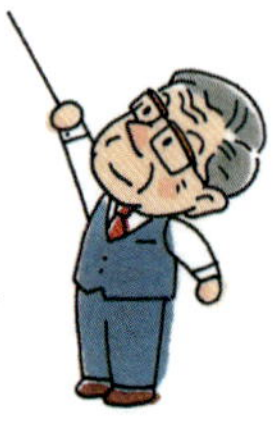

クスノキの回復を伝える新聞記事です
(1974年5月5日、5月15日)

植物の根は呼吸しています。根が呼吸するためには、土はふかふかの絨毯のように柔らかくなくてはなりません。コンクリートのように固く踏み固められていたのでは、根は窒息してしまいます。クスノキは酸素不足だったのです。

私は五月上旬のある日、クスノキの周辺六〇カ所に深さ五〇センチの穴を掘って、土壌改良剤と一二種類の栄養素を注ぎ入れました。土壌改良剤とは、土を柔らかくして空気を土中に入れてやるためのものです。栄養素とは、窒素、リン酸、カリのほか、カルシウム、マグネシウム、硫黄、鉄、亜鉛、マグネシウム、銅、ホウ素、モリブデンです。植物にはこういった栄養素も必要だからです。

作業が一日中続いたので新聞記者が来て、その様子を取材していきました。彼はさかんに首をかしげていましたが、これまで専門家が八方手をつくしたのに、土に養分を注いだだけで回復するとはとうてい思えなかったのでしょう。

しかし一〇日後には、古木の幹の

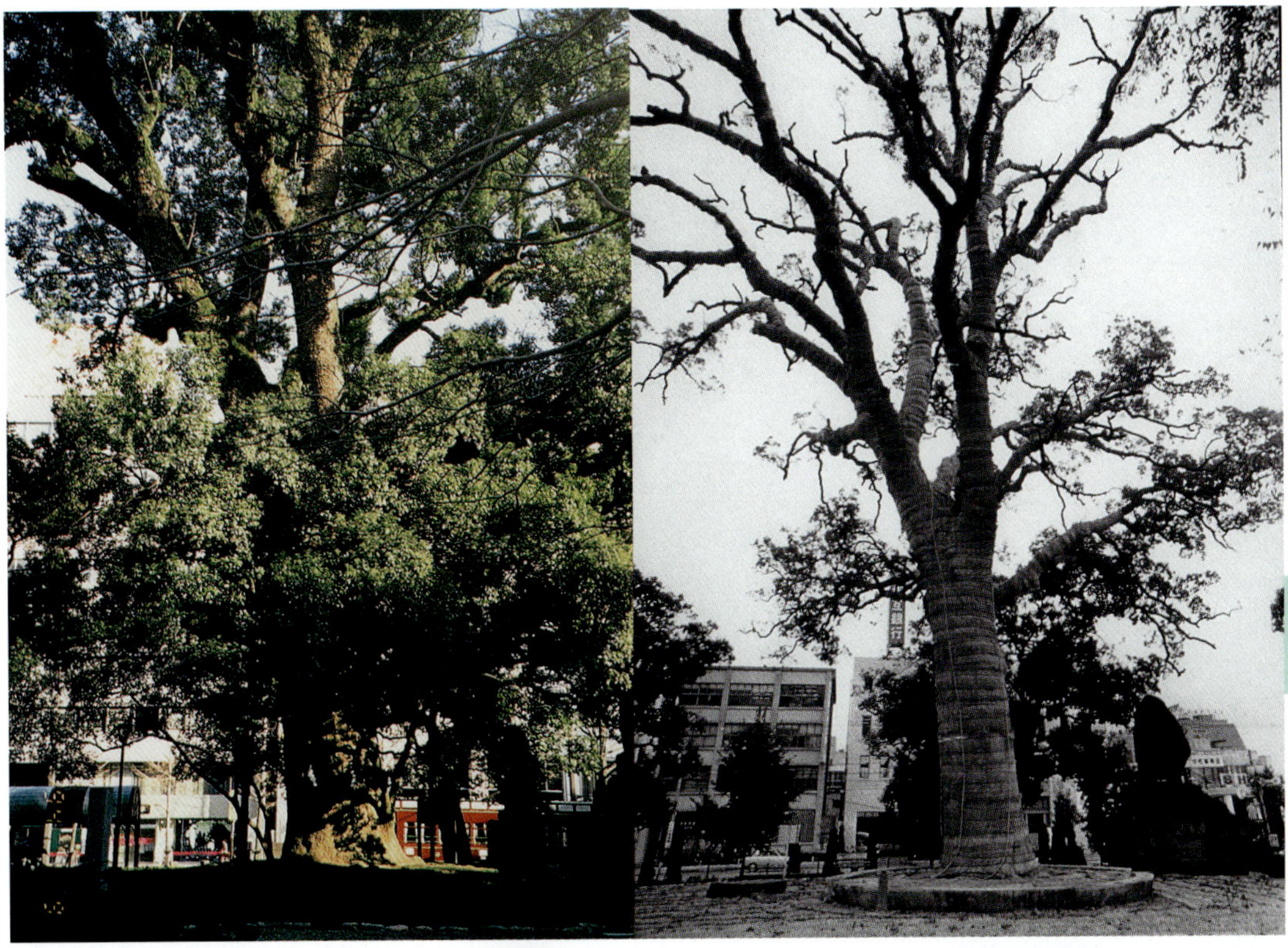

枯死が心配された当時（右）とよみがえったあとの15年後のクスノキ（左）です。

1973年（昭和48年）10月9日撮影
熊本日日新聞社

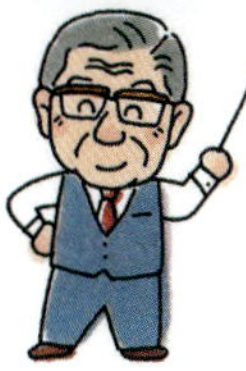

下の方からも枝葉が出て、若葉が芽ぶき、見事に五月の日差しに輝いていました。

■三〇〇年の若返り

熊本の菊池郡大津町に立派な旧家があります。その庭に亜熱帯植物である常緑樹のナギ[1]（梛）という樹齢三五〇年の大樹があります。文化財にも指定されようかという貴重な木でしたが、衰えがはげしく、年中葉が落ちるようになりました。幹には貝殻虫がいっぱい付き、根元は枯れて空洞もできはじめました。このまま放っておけば、枯れる運命にあるのは誰の目にも明らかです。

家の主人は何としても木を残したかったので、知人である熊本市緑化推進センター所長を介して私のところに依頼が来ました。

そこで根元の土を採って分析をしてみると、三〇センチの深さのところで、マンガン、鉄、銅、亜鉛といったミネラル栄養素が不足しています。幸いに土は、柔らかく良好です。今いちばん大事なことは、不足したミネラルの補充だと考えられます。そこで栄養素のバランスを良くした肥料を注ぎ入れることにしました。

そうしてその家の主人に次のように話しました。「一〇日くらいすると古い葉が落ちてきます。一カ月か一カ月半すると全部若葉に変わってしまうでしょう。そのとき、樹液が正常になれば生体防御が働くので貝殻虫も落ちてしまいます」

そして一カ月半たつと、確かにその通りになったのでした。そのとき同行した熊本市緑化センターの所長は、三八年間農業指導をしてきましたが、「このように短期間に劇的変化を見せたのは初めてだ、これはすごいことだよ」と言ってくれました。私はすかさず「いや、すごいことはこれから起きますよ」と答えました。「一年くらいしたら苔むした幹がはがれて、赤い木肌になります。この樹の青春がやがてやってくるんです」

はたして一年たって訪れてみると、老いた樹皮がはがれて若く赤い木肌が見えていました。ミネラルと

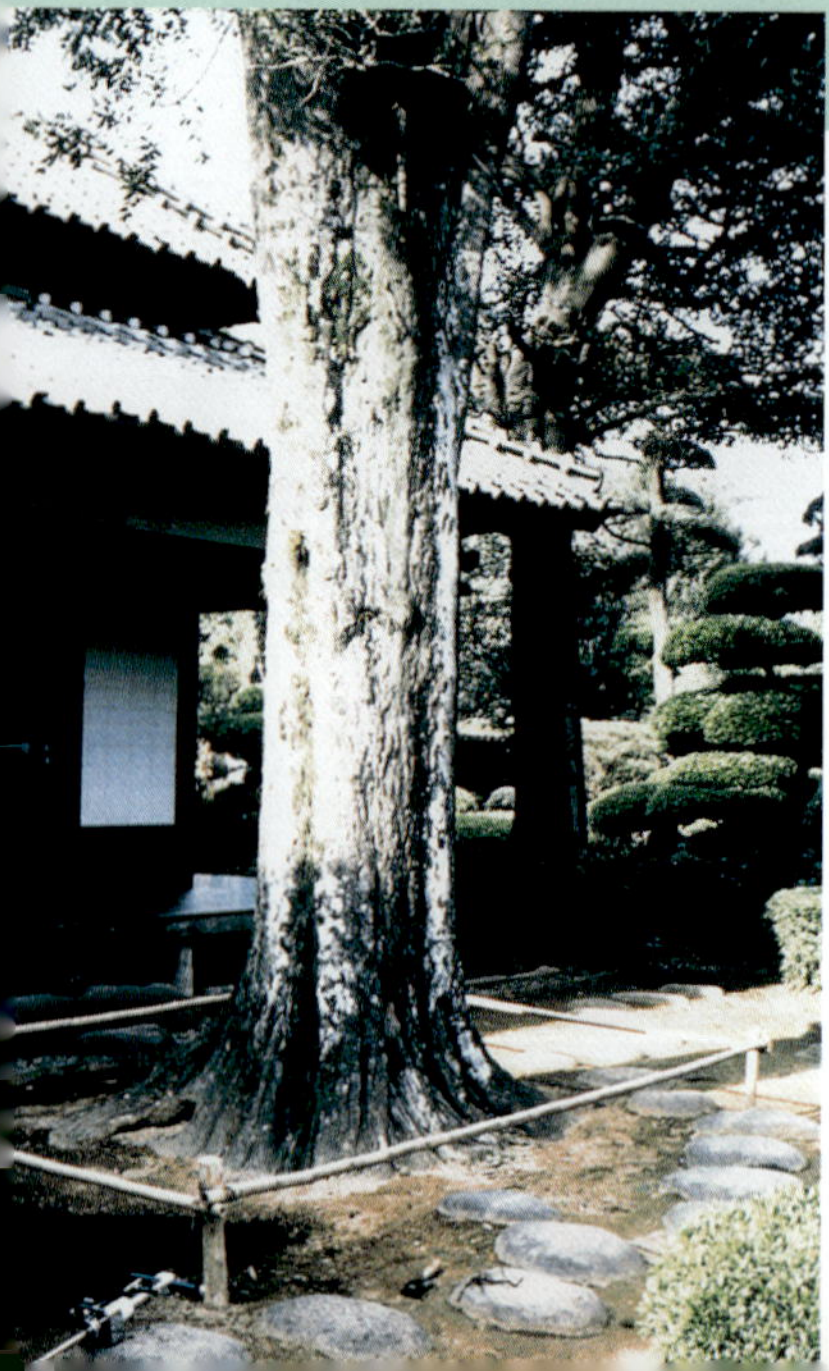

右は処理前のナギ。貝殻虫が木の枝に付着して、一部に枯れ込みが入っています。左は治療した後、翌年の９月のようすです。貝殻虫は消えて、老化した幹の樹皮と苔がなくなっています。若い木肌が赤っぽく見えています。

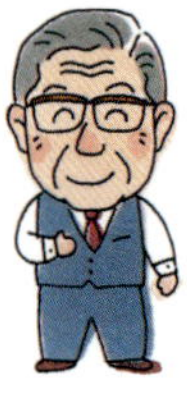

(1) ナギ（梛）
亜熱帯に分布するマキ科の常緑高木。大きなものは、高さ25メートルにもなる。樹皮は紫褐色で滑らか、外皮は不規則な鱗状になっていて、はがれ落ちたあとは、紅黄色になる。古くから神社に植えられ、葉は舟のお守りにされた。

いう名のタイムマシンで、老樹がいきいきとよみがえったのです。

　第一部のとびら（二一〜三ページ）にある神代桜も同じような方法でよみがえった老樹です(2)。

　人間などの動物は可死細胞（寿命のある細胞）を持っているので、寿命を超えて生きながらえることはできません。しかし植物は、数千年の大木が今なお若葉を茂らせているように、栄養バランスと環境次第でいくらでも長生きできます。

ミネラルバランスで若返る

ミネラルとは何か

　老樹をよみがえらせた栄養素、ミネラルとは、いったいどのようなものなのでしょう。最近ミネラルという言葉を頻繁に目にしたり耳にするようになりました。ミネラルウォーターをはじめ、健康飲料にミネラル入りとうたってあったり、ミネラルが配合されているとラベルに記載されている化粧品もあります。

　ミネラルは、日本語では鉱物を意味しています。鉱物といっても、鉱山から掘り出される鉄や銅ばかりを指しているのではありません。カルシウムやナトリウムもミネラルに含まれます。カルシウムは骨の主成分ですし、ナトリウムは塩の主成分。骨や塩がなければ私たちは生きていけないことからも分かるように、カルシウムやナトリウムは体の中で大切な役割を果たしています。

　一方鉄や亜鉛、銅は金属ですが、こういった金属性のミネラルは、体の中にカルシウムやナトリウムほど大量にはありません。ほんの少量だけ含まれています。非常に少ない量ですが、こういった微量のミネラルも私たちの体内で大変重要な役割を担っています。

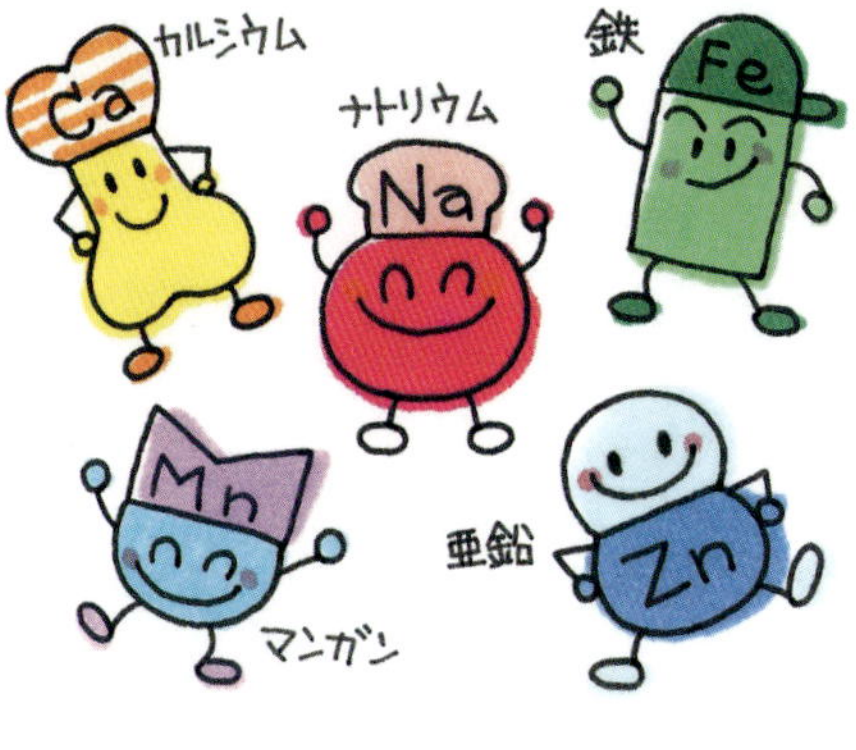

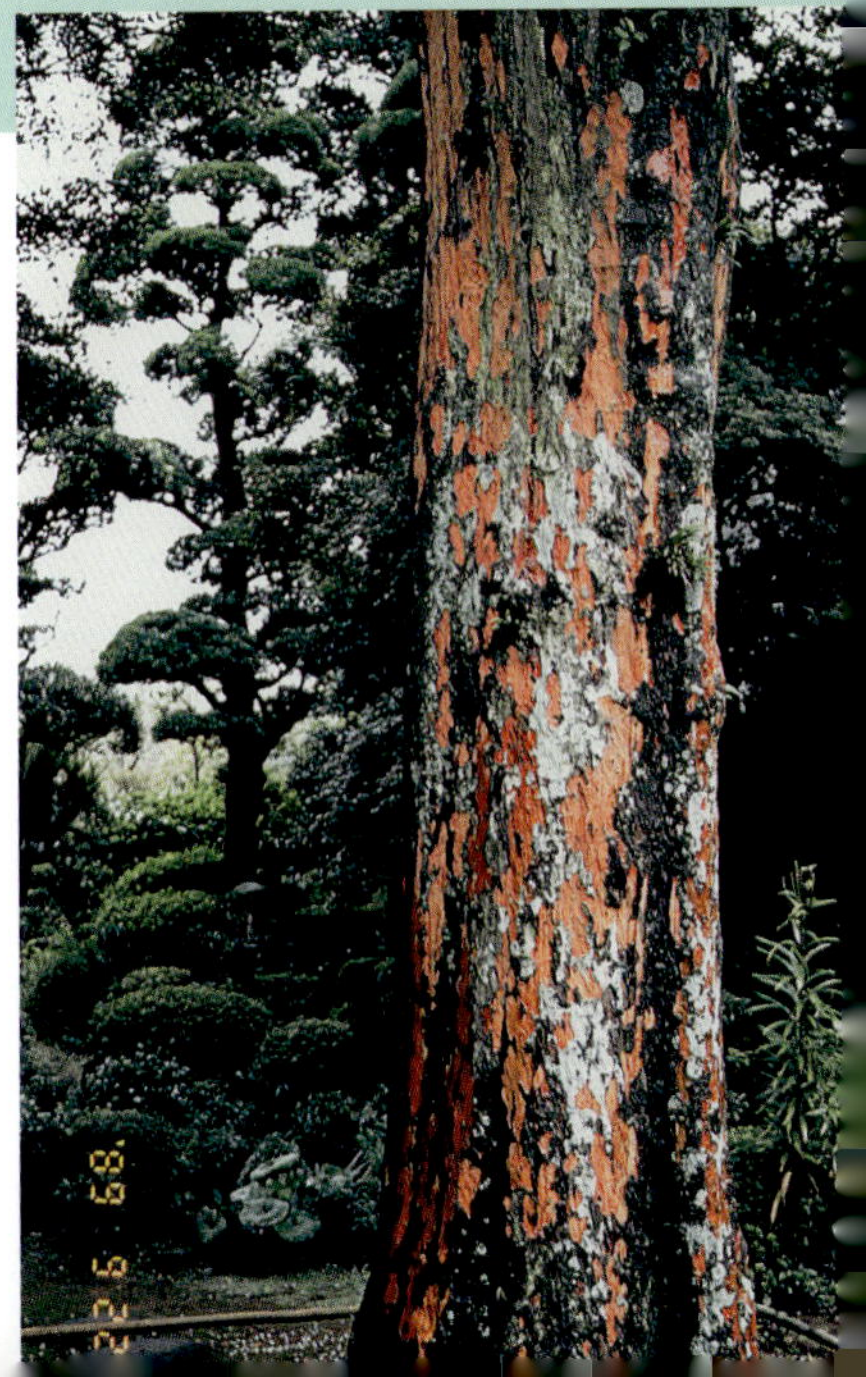

(2) 神代桜
1995年、山梨日日新聞社の五味正弘記者から、有名な古桜である神代桜の衰えとその回復ができないかと相談を受けました。そこで山梨生科研（株）の鈴木正邦社長ほか社員の人たちの力で、中嶋農法によるミネラルを施用し、樹勢の回復に貢献しました。

良性腫瘍が消えた

ミネラルは、植物や動物すべての生命にとって重要な役割を果たしています。ミネラルを工夫して使うと、ちょっと今までに例のない、驚くような結果も得ることができます。そのいくつかをここに紹介してみましょう。

　私の額の生えぎわには、良性の腫瘍ができていました。人前に出る機会の多い私は、常に気にかかっていました。皮膚科医に相談すると「部分的に冷凍して、一週間おきに三回くらいに分けて徹底的に取り除かないといけない」とのこと。治療を受ける時間の余裕もありませんし、手術の傷あとも気になります。そのままにして時間が過ぎていきました。

　話は少し変わりますが、その頃エビの養殖業者から「ウイルスが発生して困っている」という相談を持ちかけられたことがあります。私の経験では、ウイルスは栄養バランス、とくにミネラルバランスが崩れると発生しやすくなります。ミネラルバランスを改良すると、ウイルス症状は消失します。そこでミネラルを含んだ自然塩の大切さを説いて、養殖池でも自然塩を入れてミネラルバランスを調整するようアドバイスしました。

　それから二カ月くらいたって、「ミネラル塩を養殖池に入れたところ、大変調子が良い、助かりました」と報告がありました。この自然塩には、約七〇種の元素が含まれていることが分かっています。私は、自然塩に含まれる元素の分析結果を眺めながら、自分の額の良性腫瘍のことが思い浮かびました。「額にこれを塗れば、腫瘍も治るのではないか」と考えたのです。

　ミネラルバランスが良いと、ウイルスがいなくなります。ウイルスが死んでしまうのです。そこで、このウイルスを腫瘍細胞に置き換えてみると、ミネラルの働きで腫瘍細胞の自然死（アポトーシス）という状況を作り出せるのではないか、と思い当たったからです。

　さっそくこの思いつきを試してみ

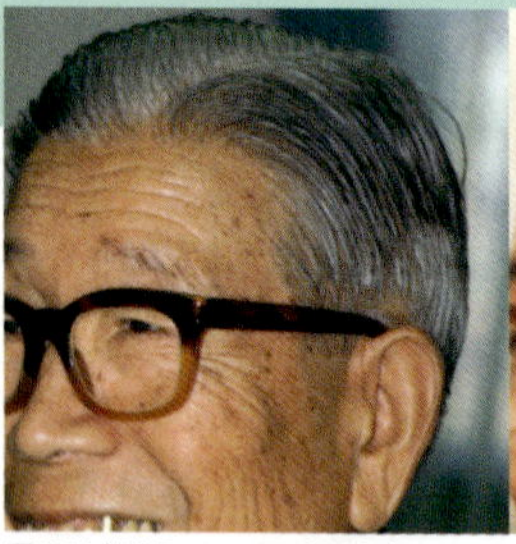
黒髪が増えている（現在）。

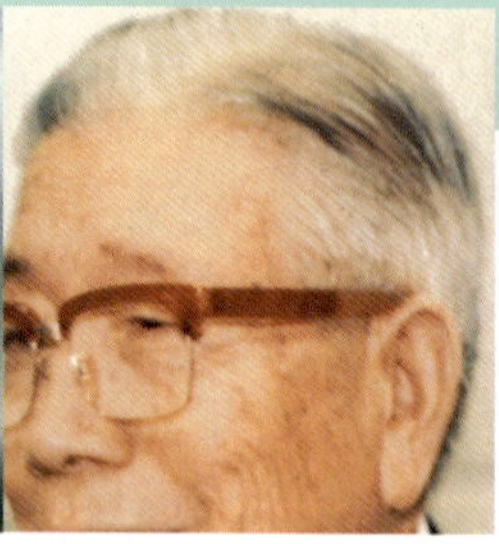
毛染めをやめて白髪が目立っていた頃。

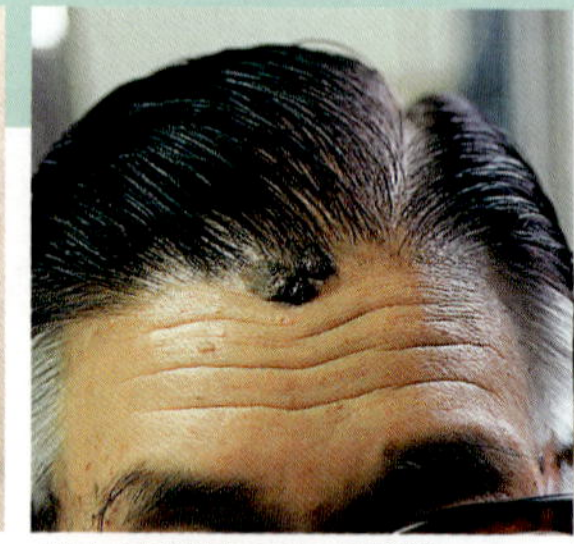
徐々に消失している状態。

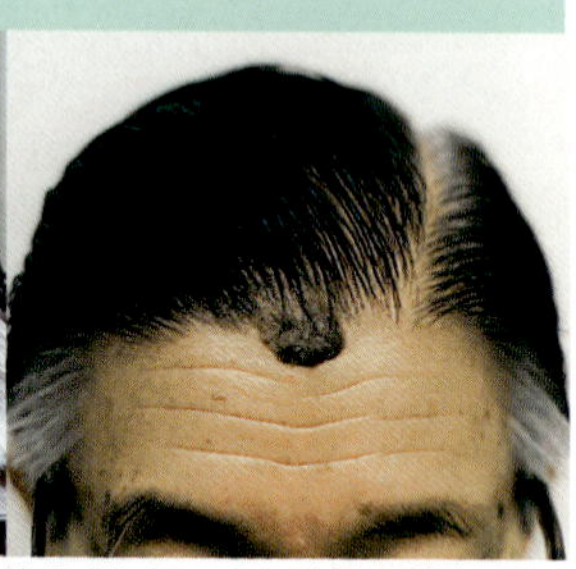
生えぎわにできた良性の腫瘍。腫瘍を取る前は髪を黒く染めていた。

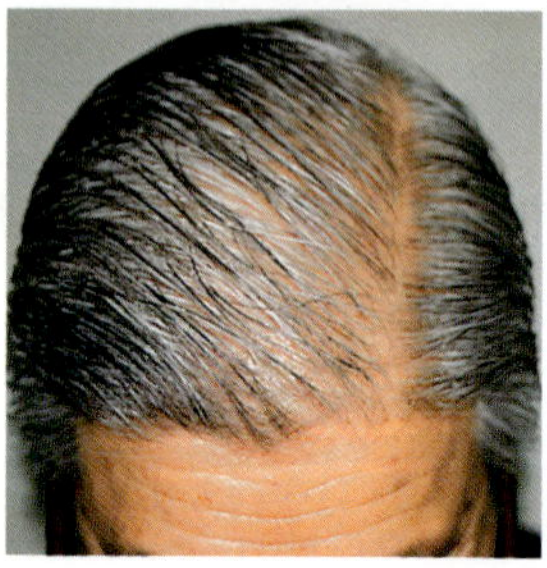
腫瘍は完全に消失しました。
髪の毛が抜けはじめた頃。

ることにしました。二パーセントのミネラル塩水溶液を毎朝、額に塗ることにしたのです。すると、三カ月たつころには腫瘍の半分が消え、次に三パーセントの水溶液に変えて塗布し続けると、四カ月目にはきれいにあとかたもなく、なくなってしまったのです。

白髪が消え、黒髪が生えた

また私は、一五年ほど前から白髪が目立つようになり、白髪染めを使っていました。そのためでしょう、かゆみと湿疹が出て、しかも抜け毛が始まりました。私はだんだん気になってきました。

白髪は老化の象徴で、ふつう「年をとったらしかたがない」と思われています。しかし、年をとると誰でも白髪が増えるというものではありません。

山梨県の桐原《ゆずりはら》村は、日本で有数の長寿村として知られています。桐原村の長寿を研究している友人の古守《こもり》豊甫《とよすけ》医師によると、ご老人たちは大変元気で、七〇、八〇歳になっても黒髪の人が多いとのことです。

ご老人たちの日ごろの食事は、麦や粟、豆などの雑穀が中心だといいます。麦にはふすまがおよそ一四パーセント含まれていますが、この比率は玄米の一二パーセントよりも高く、それにミネラルが豊富に含まれています。

そこで私は、黒髪復活をめざして、桐原村のご老人たちにならってみることにしました。ただし、食生活をまねするのではなく、ミネラルを補給するという点を実行に移したのです。

まず、玄麦で作った酢に天然ビタミンCの豊富なアセロラを漬け込み、この酢を薄めて毎日コップ一杯飲むことにしました。同時に洗髪を五日に一回とし、洗髪の後、四〜五パーセントのミネラル塩水に頭髪を浸します。また、一日に二回はミネラル塩の二パーセント水溶液をスプレーしてマッサージしました。

すると、思った通り、約六カ月後には黒髪が増えてくるのがはっきり分かりました。

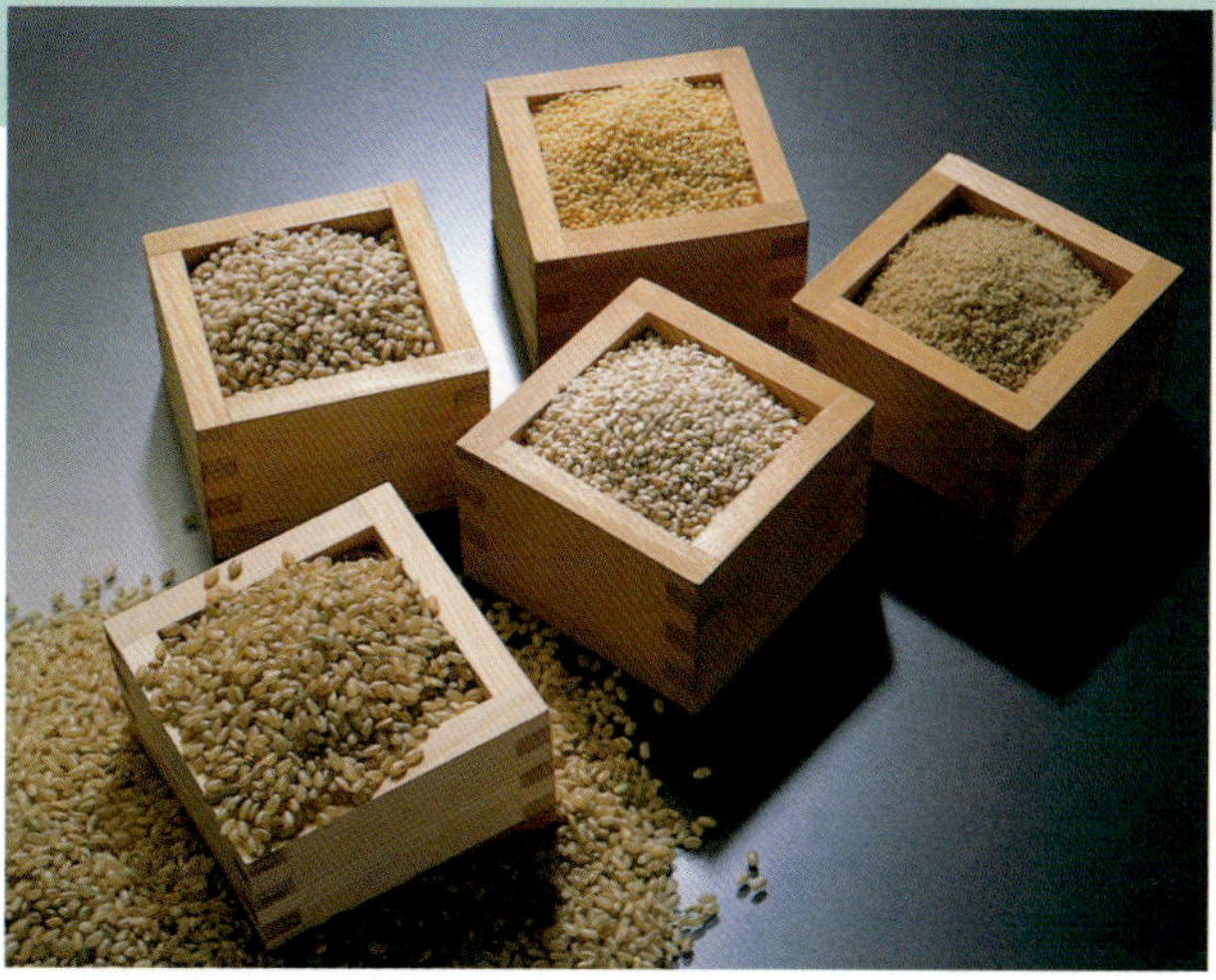

雑穀類（世界文化フォト）

髪を生やすのも土作りと同じ考えから

頭髪も作物や樹木といった植物と同じように、根元が大事であると、私は考えました。頭の皮膚もほかの部分と同じように、表面に表皮があり、その下に真皮、そして皮下組織の層があります。真皮と皮下組織の間には毛母細胞といって髪の毛を生みだす細胞があります。この頭皮と毛髪の関係を土壌と作物の関係にたとえてみるとどうなるでしょうか。

耕作地に作物が育たないのは、いわば頭に髪が生えないのと同じことです。農業で言うならば、土壌が劣化して砂漠化した状態です。土壌が柔らかく、ミネラルをはじめとする栄養バランスが適切なら、作物はどんどん生育します。熊本のクスノキやナギのように、枯れかけた樹木でさえ、よみがえるのです。根の環境が良好なら、栄養吸収が良くなり、病気や害虫も恐れることはありません。

はげた人の頭に触ってみると、固くて表皮は少しも動きません。これは頭皮という土壌が固くなっているのと同じことです。この頭皮を柔らかくするには、人間の栄養吸収をつかさどる「根」である小腸の環境を良くすることが第一です。それから、直接頭皮にミネラルを補充することも大切です。

こうした考えから実行したのが、先の育毛作戦だったのです。ミネラルバランスについては、成分分析によって適切な値を得ていました。

アトピー性皮膚炎がなくなる

これまで子どもの病気と思われていたアトピー(3)性皮膚炎ですが、最近は大人でも悩む人が増えているといいます。私の友人の娘さんもその一人で、足全体に湿疹ができて困っていました。週に一度、皮膚科に通ってステロイド薬で治療を受けていたのです。

そこで、額の腫瘍が消えたり黒髪が生えた経験

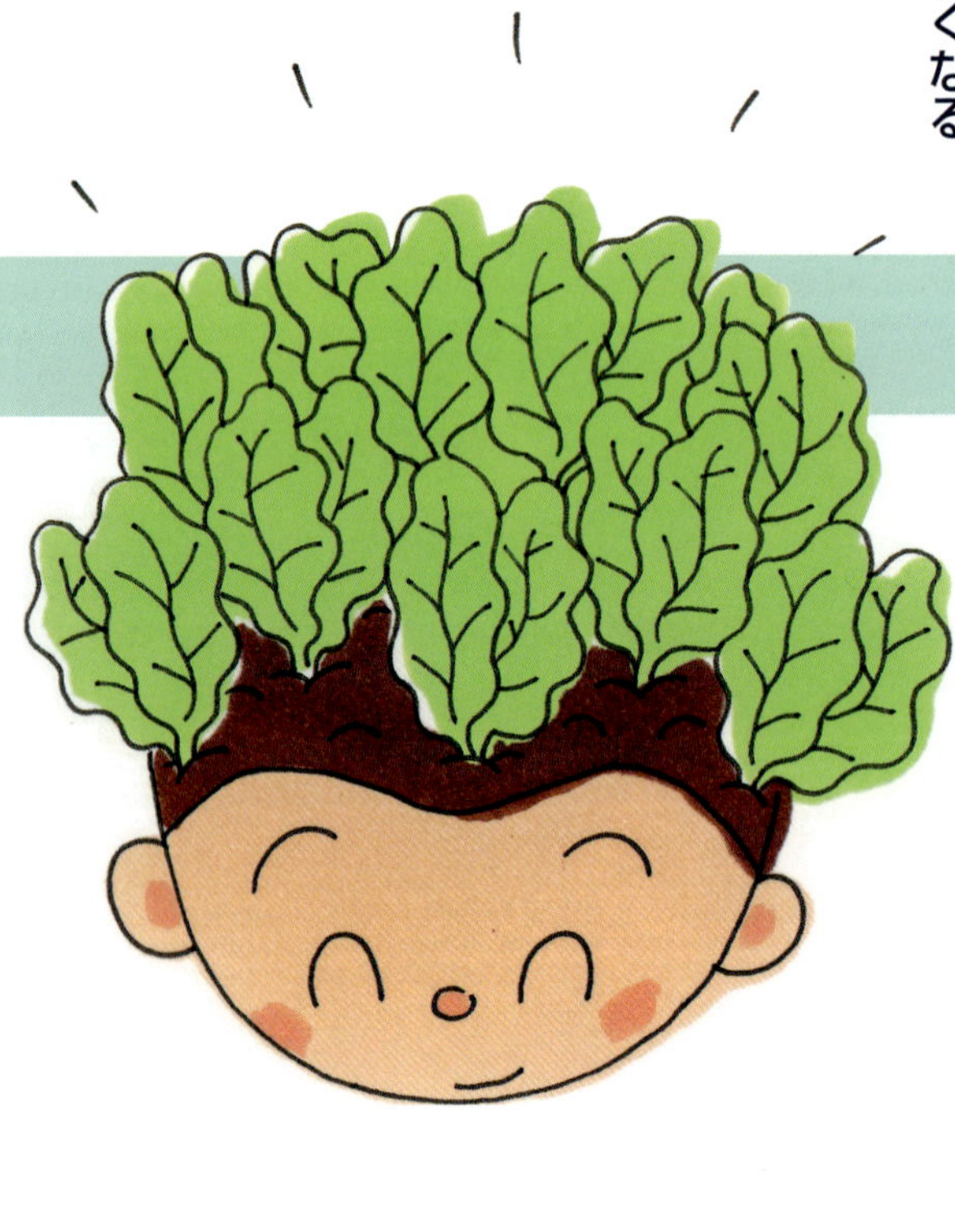

(3) アトピー
遺伝的体質が原因でアレルギー反応を起こしやすいもの。血清中に抗体の免疫グロブリンE（IgE）を多量に持っている人ほどアトピー型アレルギー反応を起こしやすい傾向がある。

を生かして、ミネラル塩で治療を試してみるようすすめました。

まず毎日のお風呂を、一パーセントに薄めたミネラル塩を入れたぬるめのお湯にします。これに二〇～三〇分つかります。そして徐々に二パーセント、三パーセントまで上げていきます。同時にコップ半分ほどのミネラル塩の一パーセント水も飲ませました。すると二カ月ほどして、皮膚炎がすっかりなくなってしまったのです。

これはミネラル塩を飲むことで、体がアレルゲン(4)を吸収しないようになったからだと考えられます。アトピー性皮膚炎はアレルギーの一種ですから、アレルギーの元であるアレルゲンを体内に入れなければよいのです。

■良いものは吸収し、悪いものは吸収しない

なぜミネラルによってアレルゲンを吸収しなくなるのでしょうか。これを植物の世界で考えてみることにしましょう。動物と植物は一見まったく違った生き物のように思えますが、実は生命としての仕組みは、非常によく似ています。

人間の体で栄養を吸収するところは小腸です。小腸には絨毛《じゅうもう》や微絨毛《びじゅうもう》という突起があり、ここで栄養を吸収しています。絨毛は、小腸の壁にあるじゅうたんの毛のように小さな突起のことで、微絨毛とはもっと小さな透明の突起のことです。微絨毛は八〇〇倍の顕微鏡でなければ見ることができません。

植物で、人間の絨毛や微絨毛に相当する部分は、根の細根や根毛です。細根や根毛で栄養を吸収しています。

健康な植物の根を顕微鏡で二〇〇～四〇〇倍に拡大して見ると、細根の表面に透明な根毛が見えます。そして健康な細根や根毛は、必要な栄養は吸収し、いらないものは吸収しないようにできています。これを根の「選択吸収」といいます。

ところが植物のミネラルバランスが悪くなると根毛の発生率が非常に悪くなり、選択吸収能力が落ちてし

(4) アレルゲン
アレルギーの原因となる物質。抗原という。

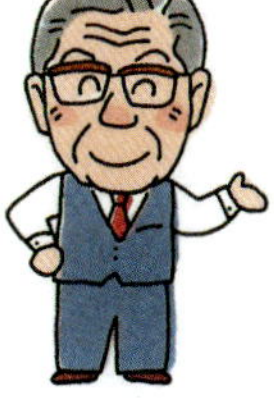

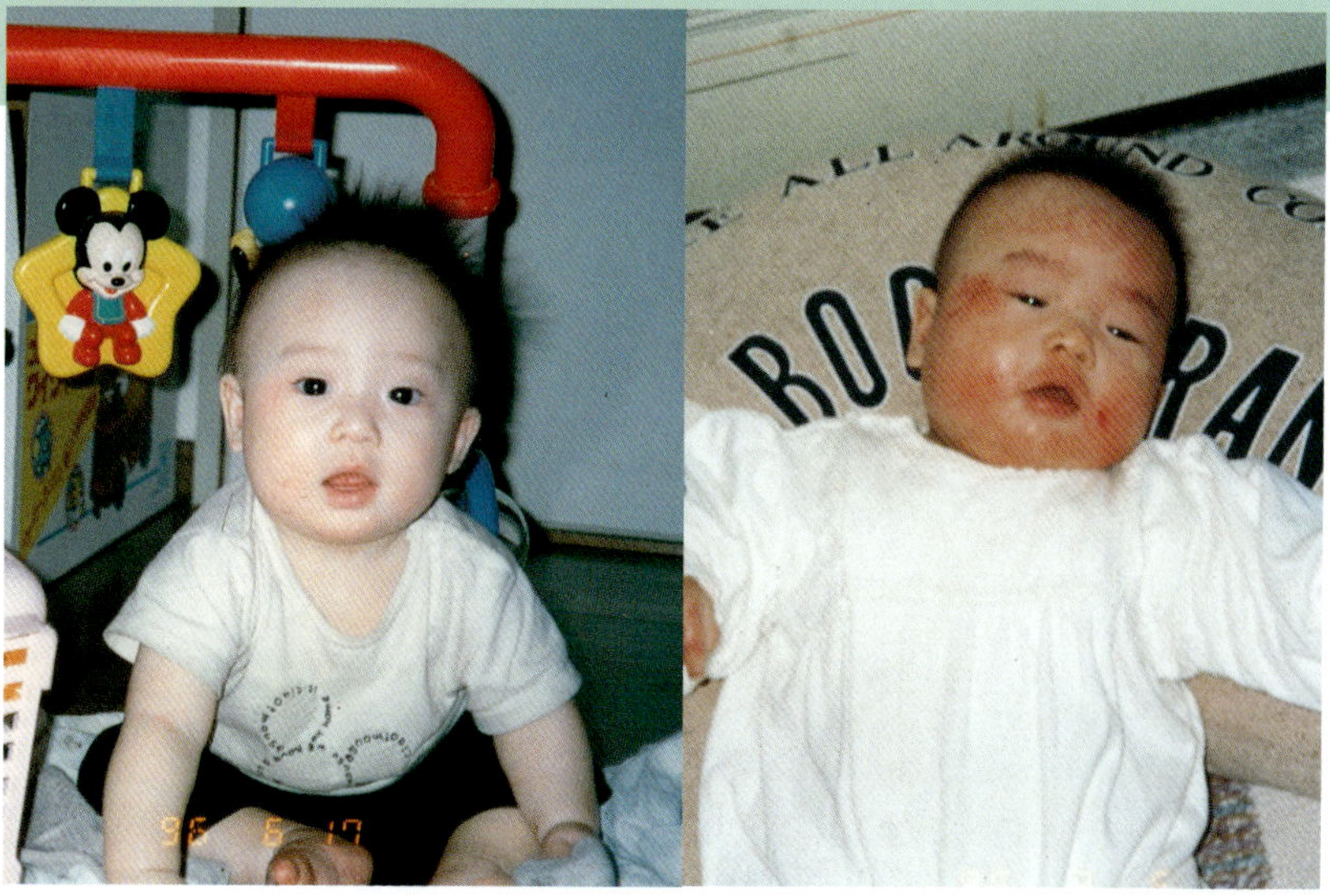

本文と同様の方法で知人の赤ちゃんにもすすめました。顔にできたアトピー性皮膚炎（右）と消失後の写真（左）です。

まいます。これが作物や樹木の成長を妨げたり、病害虫を起こしたりする原因になるのです。人間も、ミネラルバランスが悪いと、絨毛や微絨毛の働きが障害され、アレルゲンという体に都合の悪いものまで侵入してくると考えられます。反対に、ミネラルバランスが良いと、良い栄養素だけを取り込み、悪いアレルゲンは寄せ付けないという力が働くと考えられるのです。

栄養吸収能力を高める方法

植物を、①過剰に肥料を与えた場合、②適量で栽培した場合、③無肥料で栽培した場合、で比べると、根がどのように成長するかよく分かります。

①過剰に肥料を与えると、肥料の濃度が高すぎるため、根は伸びるのをやめ、細胞壁は褐色に変わります。細根、根毛の発生は少ないので、栄養の選択吸収ができず、奇形の葉が出ています。花は小さく、奇形です。

②適量施肥の場合は、細根・根毛が適当に出て、葉も正常に出ています。根もほどほどに伸びています。

③無肥料では、栄養が足りません。そこで、根は栄養をさがして異常に伸びています。細根や根毛が多量に出ていますが、栄養が足りないので、芽や葉はあまり大きくなく、また弱くなります。このような不足している状態に少しずつ栄養を与えてやると、乾燥にも、冷害にも、長雨にも強い作物ができます。

「過剰に肥料を与える」ことは、人間では食べ過ぎ飲み過ぎです。人間が糖分や脂肪ばかりをたくさん食べて、野菜や海草、雑穀といった繊維質やミネラルが足りない状態に似ています。このような人間は便秘がちであり、小腸の壁には絨毛や微絨毛が十分発生していません。反対に、糖分や脂肪をひかえ、腹七分目に野菜と玄米でビタミン、ミネラル、食物繊維を十分とると、小腸の選択吸収能力も高まります。

大阪八尾市の医学博士甲田光雄さんは、患者さんに繰り返し断食を指導し、無農薬有機ミネラル栽培の生玄米粉と青汁を飲んでもらって、が

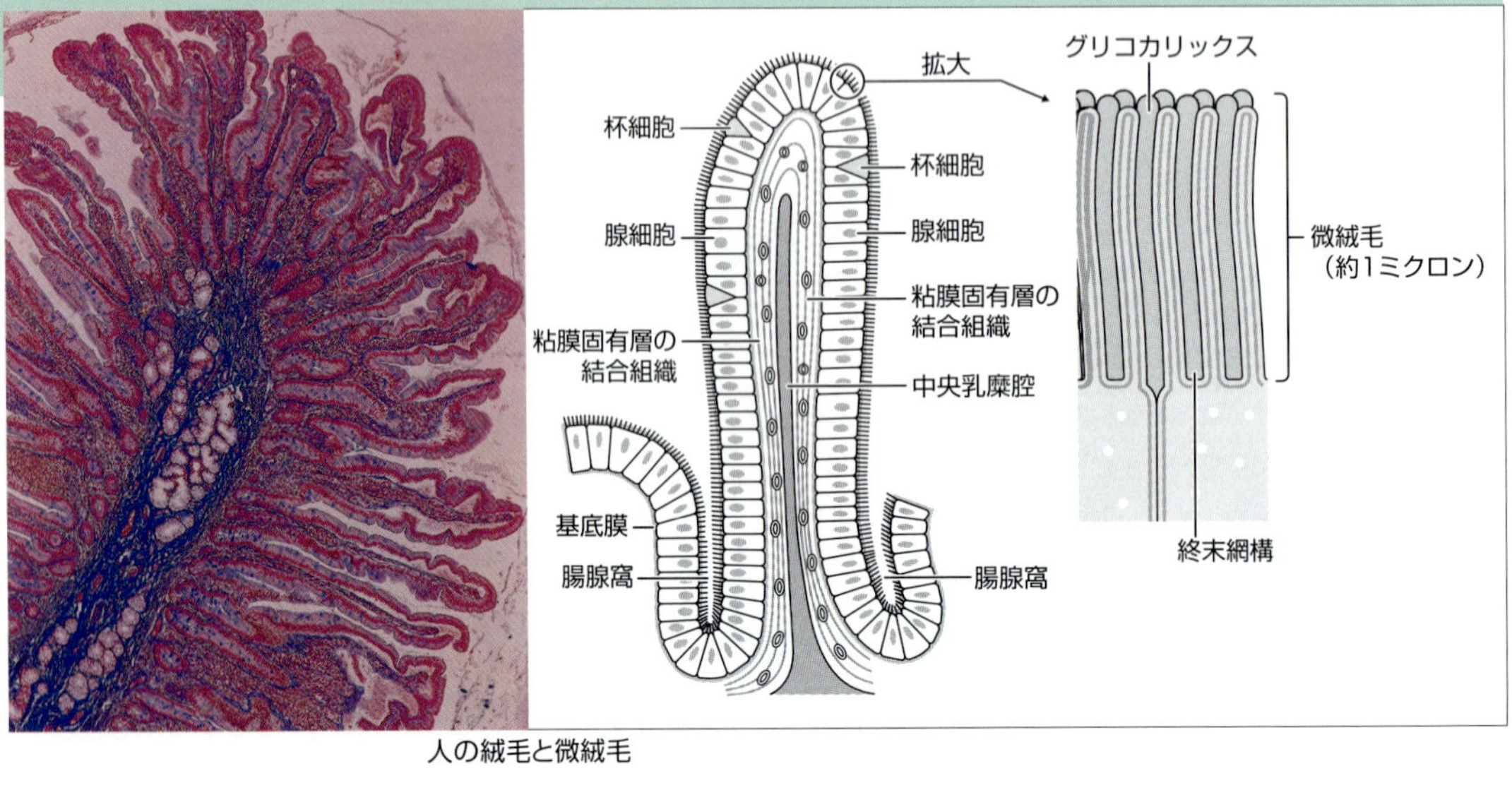

人の絨毛と微絨毛

ん、糖尿病、リウマチ、膠原病、慢性疲労症候群など現代西洋医学であまり治癒が期待できないような難病をたくさん治してこられました。甲田さんは断食という方法で腸の絨毛・微絨毛を活性化して選択吸収能力を高め、人体に不都合なアレルゲンを吸収させず、病気を治しておられるのだと思います。

■健全な生命は「意欲的」に「限界を超えて」生きる

人間と植物は異なった世界に生きていますが、生命としてこれらを見るとき、あまりにも似通った存在であることに不思議な感慨を覚えます。

植物の根に生えている細根や根毛が、人間の絨毛や微絨毛に相当することはこれまで述べた通りですが、この栄養を選択して吸収する能力は、植物も人間もミネラルバランスが健全であるということが大変重要になってきます。ミネラルバランスの健全な腸や根は、良いものと悪いものを見分ける眼を持っています。そして、良いものは「積極的」に取り入れ、悪いものは受け入れようとしません。ここに生命の原点があるように思えます。

ここで大切なのは、健康な生命は「積極的」に生きようとしているということです。これを「意欲的」と言い換えてもよいかもしれません。反対に不健康な生命は、選択吸収能力が劣るので、悪いものも入ってきます。これは受け身の「消極的」な生き方といってよいでしょう。

もう一つ大事な点は、積極的な生命は「常識を超える」という現実です。土と栄養を注意してやれば、枯れかかった老木もよみがえらせることができます。私の額から腫瘍細胞がなくなったのも、黒髪が生えてきたのも、一般の常識からはちょっと想像のつきにくいことです。しかし、ミネラルバランスの良い栄養によって、確かに「老化」から「若返り」へと時間が逆戻りしたのです。

栄養バランスによって、年齢という時間方向を逆に回転させることができると分かったことは、なんと愉快なことでしょう。

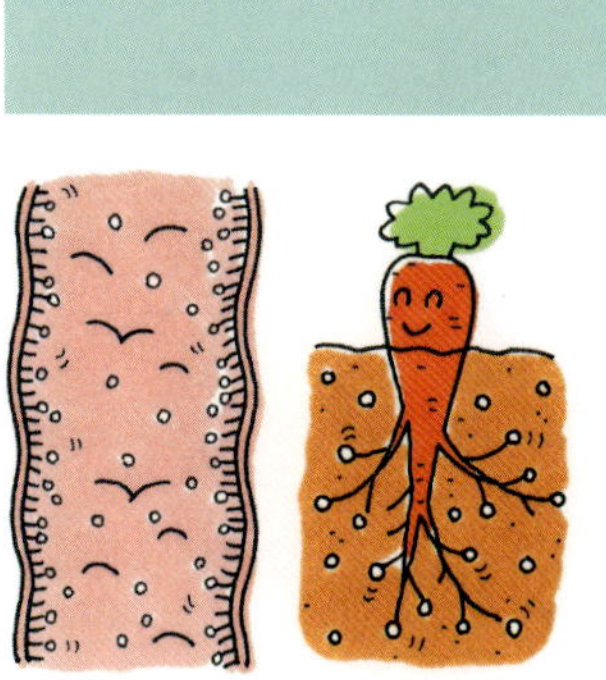

腸と根ははたらきがそっくり!

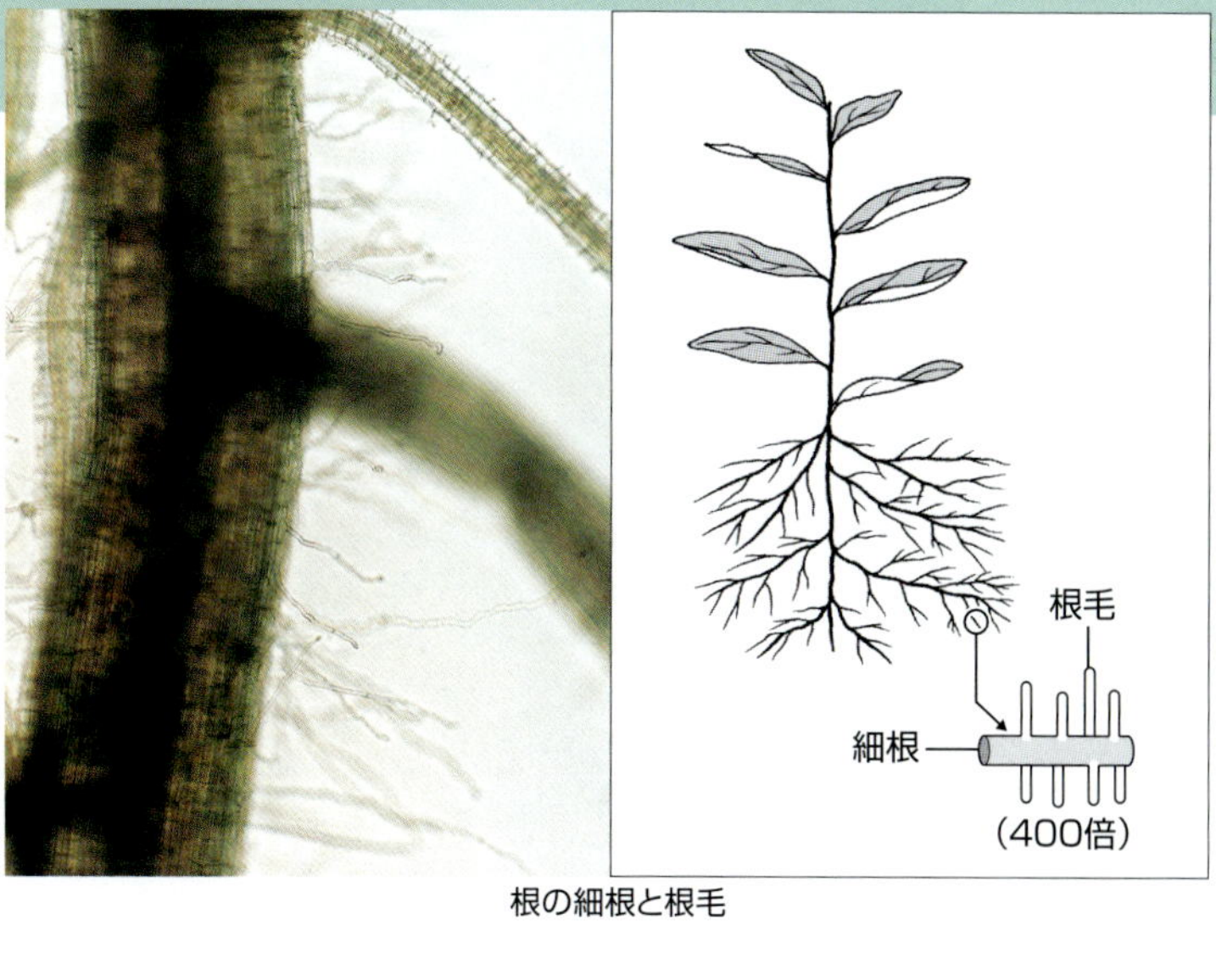

根の細根と根毛

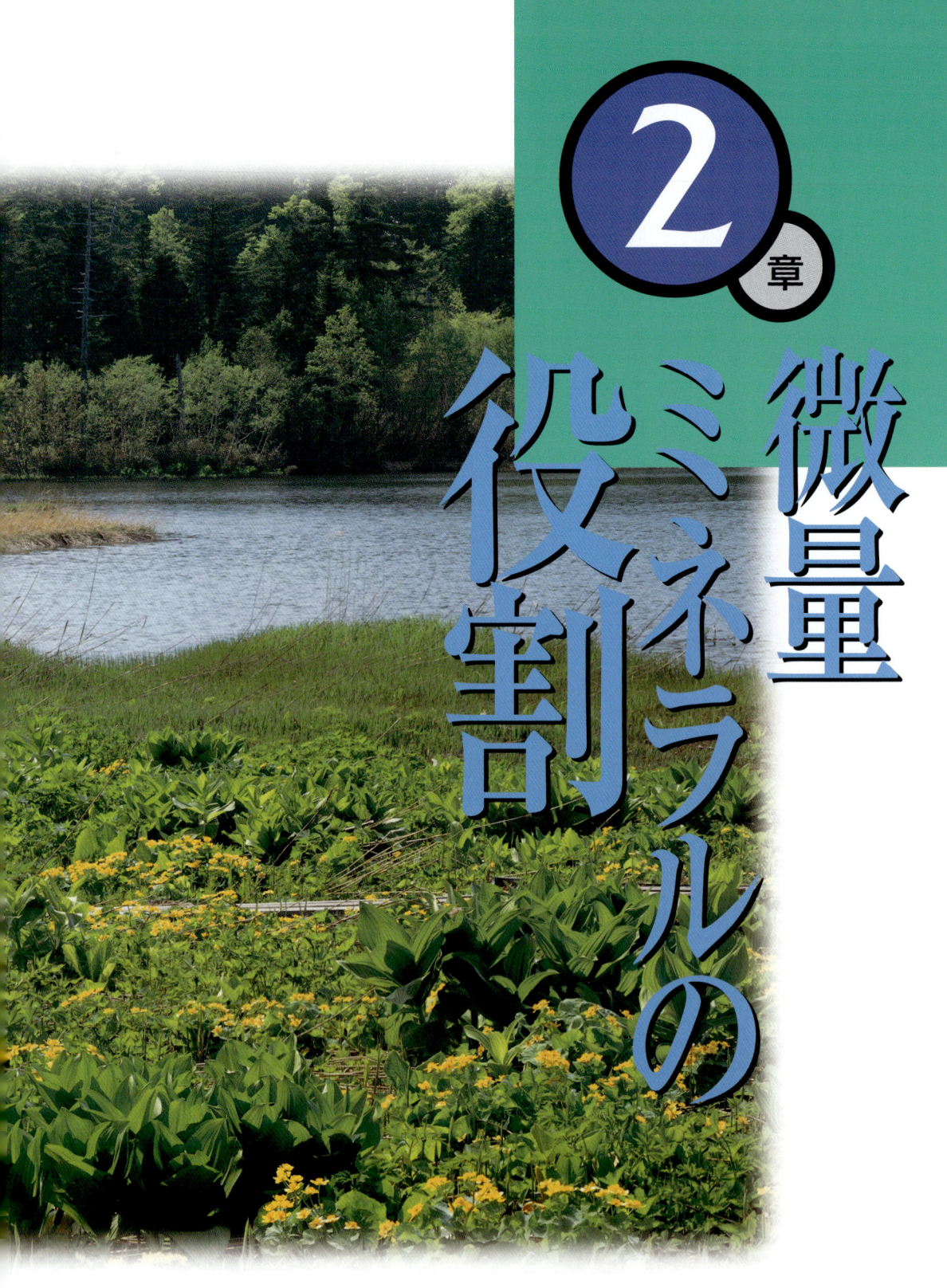

2章

微量ミネラルの役割

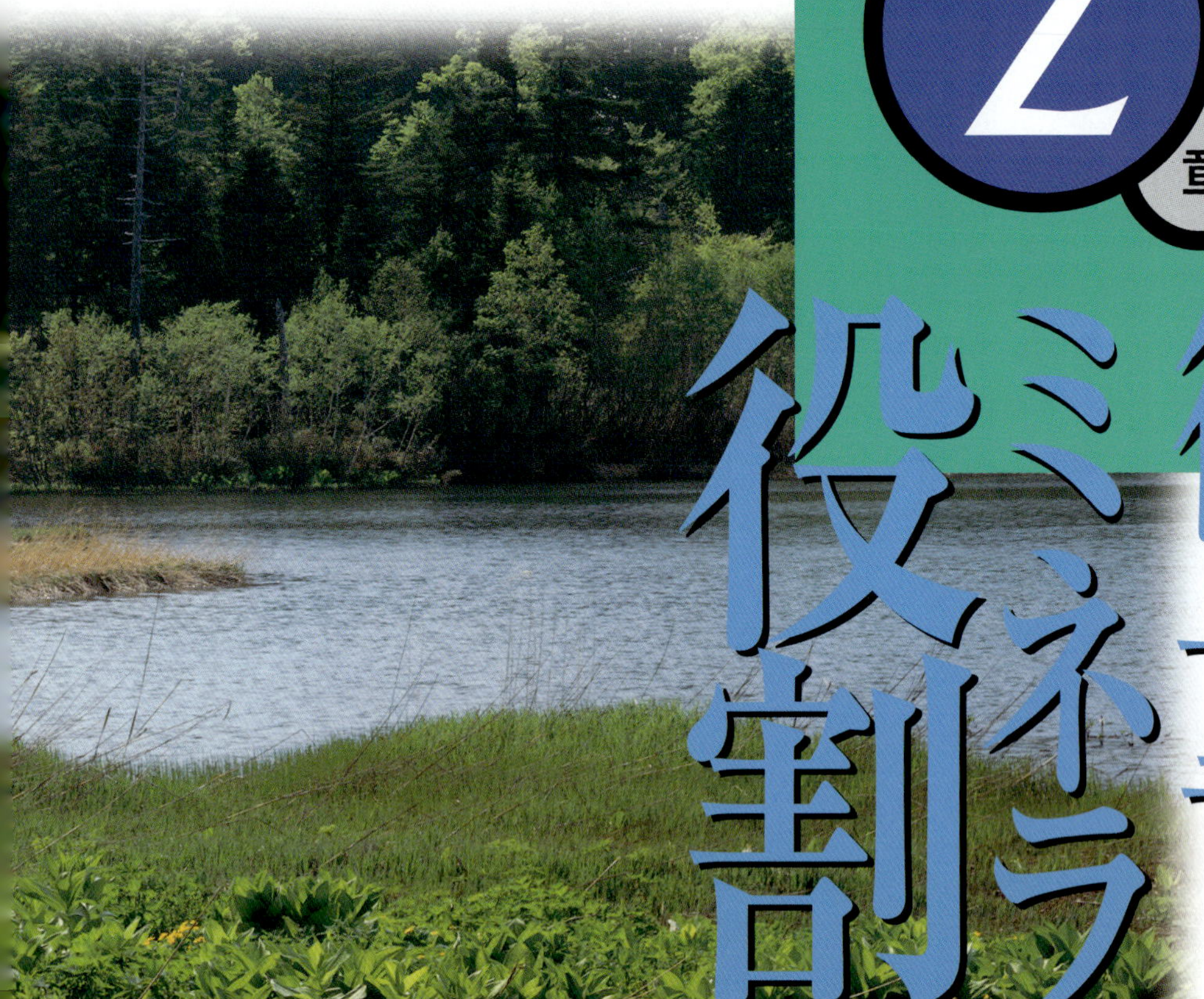

リュウキンカの咲く大沼（JTBフォト）

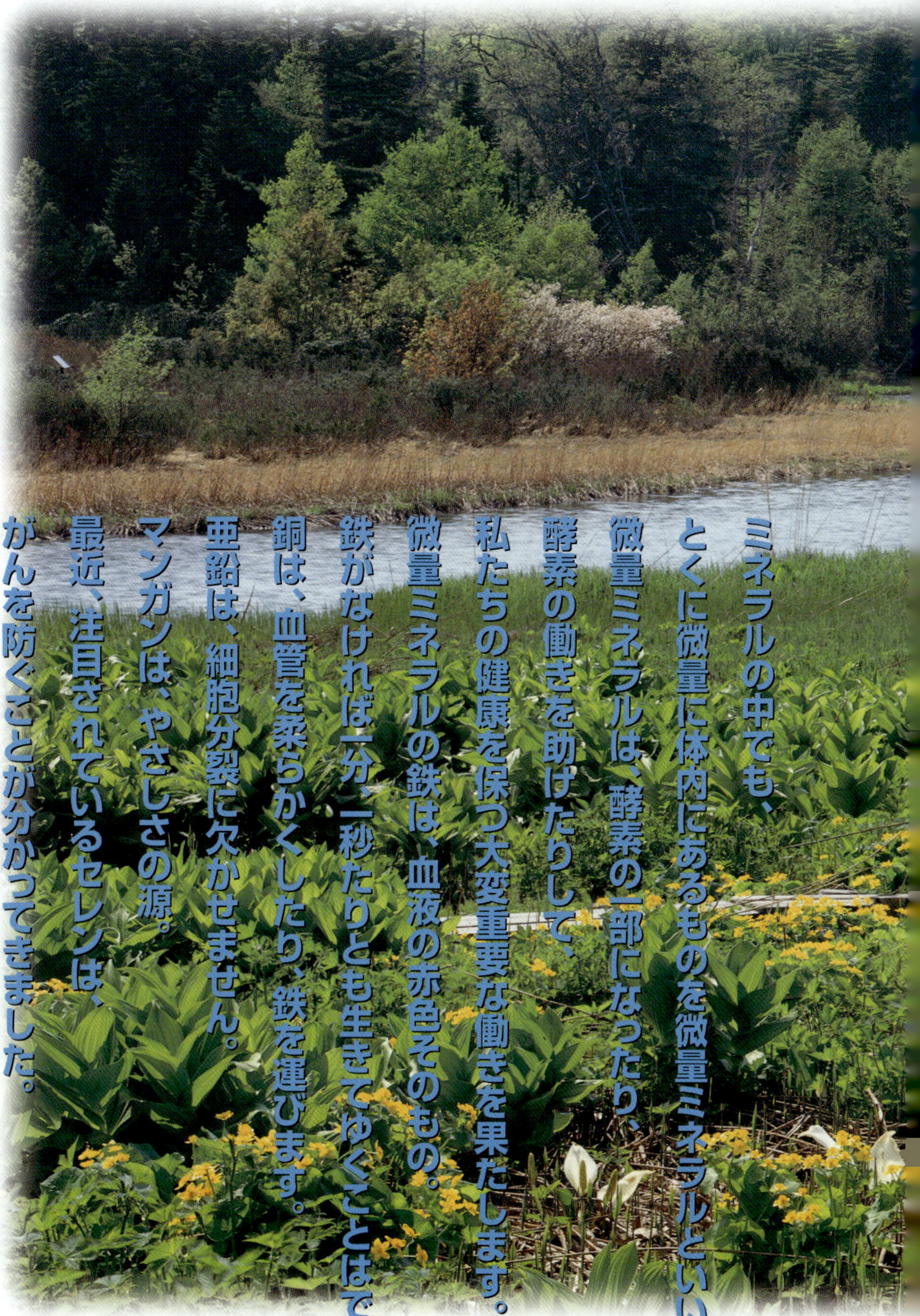

ミネラルの中でも、
とくに微量に体内にあるものを微量ミネラルといいます。
微量ミネラルは、酵素の一部になったり、
酵素の働きを助けたりして、
私たちの健康を保つ大変重要な働きを果たします。
微量ミネラルの鉄は、血液の赤色そのもの。
鉄がなければ一分一秒たりとも生きてゆくことはできません。
銅は、血管を柔らかくしたり、鉄を運びます。
亜鉛は、細胞分裂に欠かせません。
マンガンは、やさしさの源。
最近、注目されているセレンは、
がんを防ぐことが分かってきました。
このほかにも、私たちの体には、
さまざまな微量ミネラルが互いに協力し合い、
助け合って健康を守っています。

微量ミネラルのおもな働き

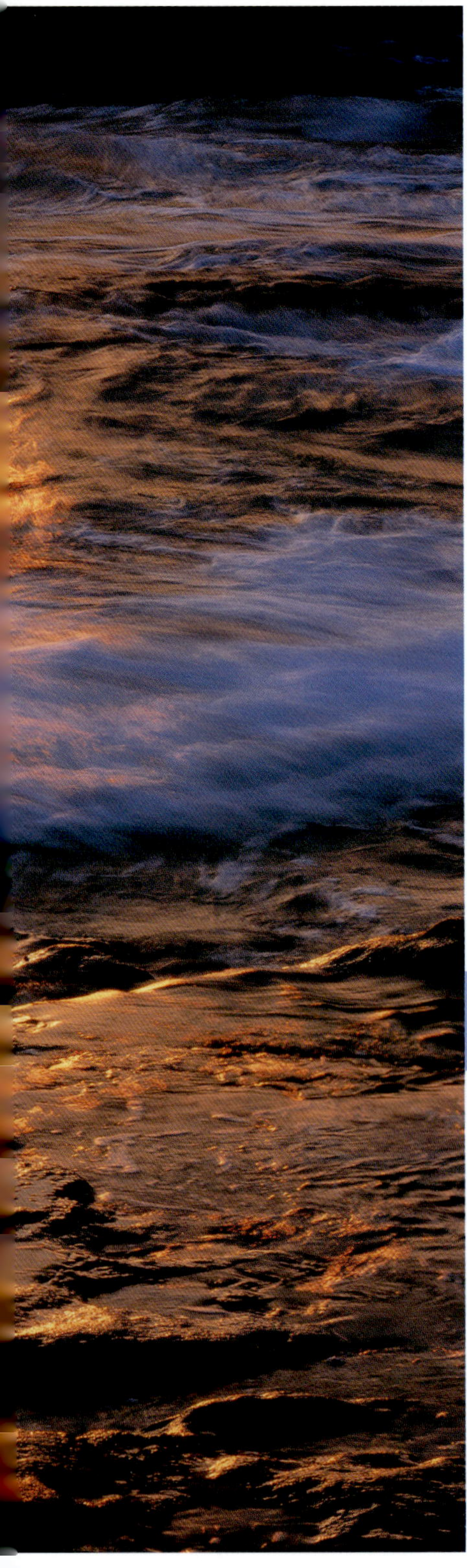

■海と大地と人間のミネラル

なぜ私たちの体には、ミネラルが含まれているのでしょう。その理由を考えるためには、生命の誕生したはるか昔にさかのぼらなければなりません。

生命は、二六億年前の原始の海の中で生まれたと考えられています。

海で生まれた生命は、水中に溶けているモリブデンや亜鉛、銅、鉄、マンガン、コバルトなどのミネラルを利用して増殖を繰り返し、進化していったのではないかと考えられています。生命が原始の海の中で生まれたことは、赤ちゃんが母の胎内の羊水で育まれていることでも想像できます。羊水は原始海水とよく似た成

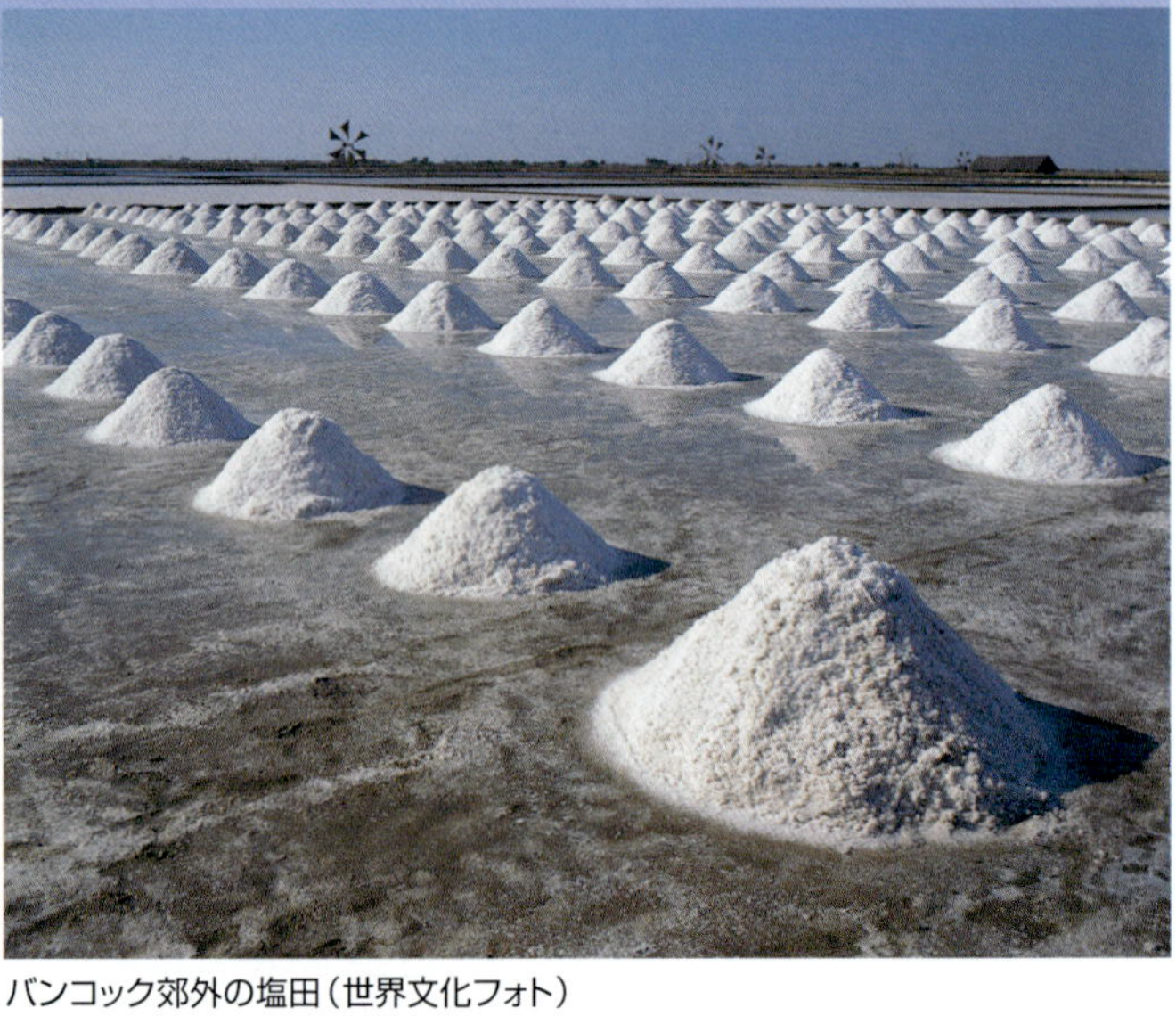

バンコック郊外の塩田（世界文化フォト）

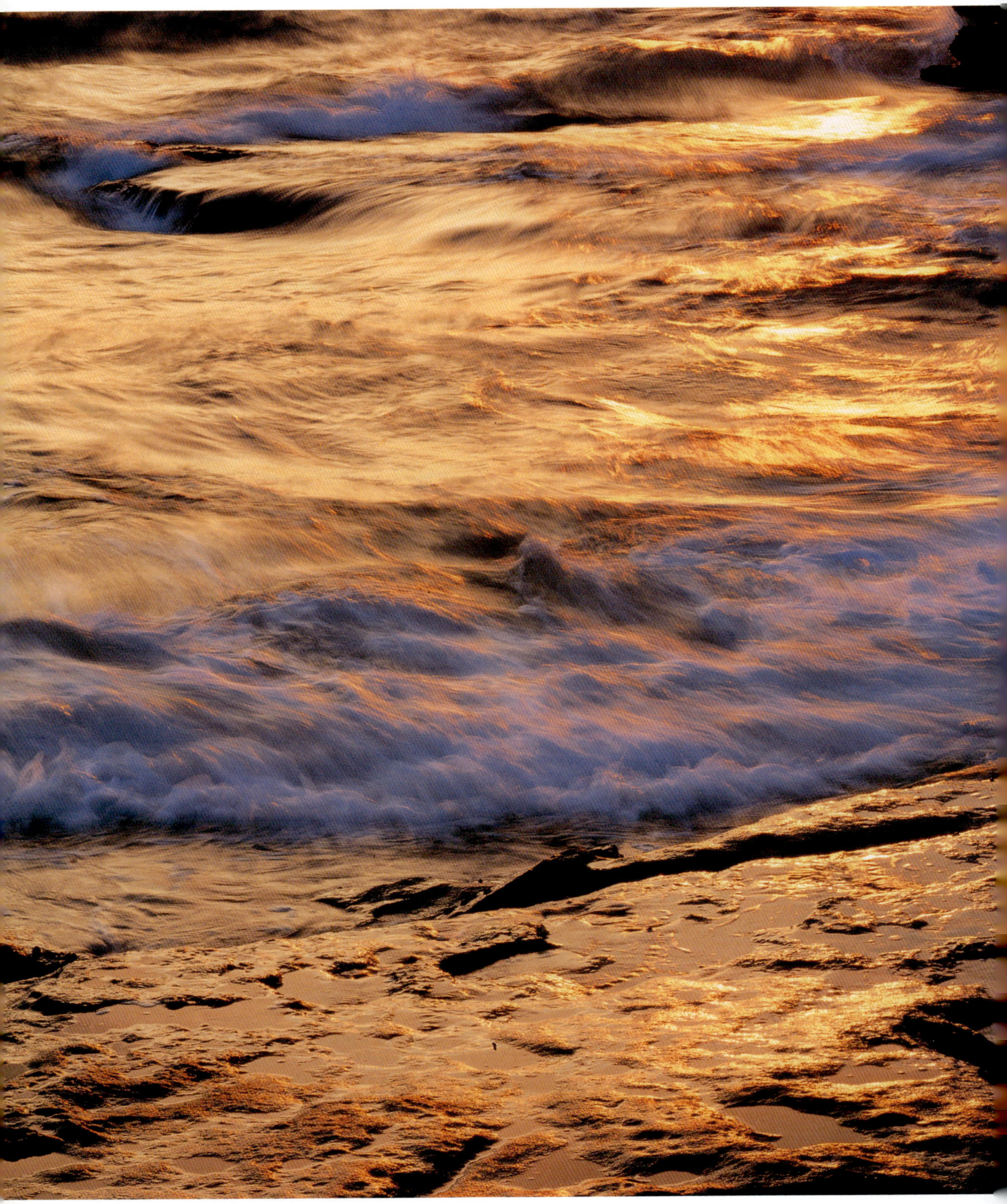

光る波打ち際、和歌山県、白浜町（JTBフォト）

■無機元素の含有成分比較

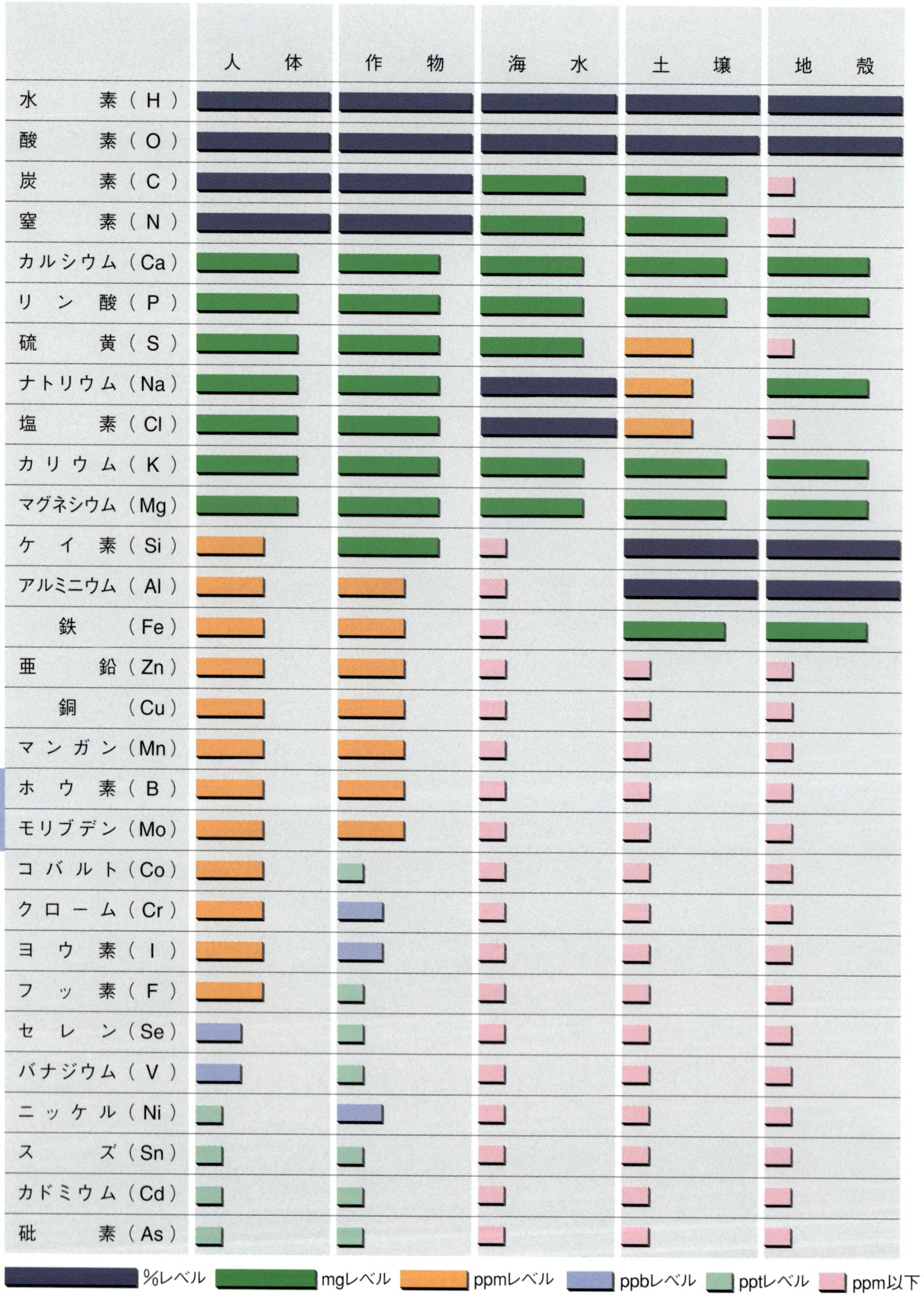

分構成をしているとされます。

進化の過程で、やがて生命の一部は陸に上がるようになりました。およそ五億年前のことです。当時の陸地は、草も木も生えず動物もいない溶岩のかたまりばかりの荒涼とした世界でした。それが緑茂る大地に変わるのは、陸地に上がった動植物の命をかけた営みがあったからです。

植物は根を張り、岩を砕きました。動植物の遺体は、他の生物の養分となり、徐々に陸地に土の堆積が生まれ、生命の住める環境が作られていったのです。

当初、地表は紫外線にさらされていました。おそらく多くの生命は紫外線によって失われたことでしょう。しかし、海中や地上の植物が繁茂するとともに大気中に酸素が増えていき、オゾン層が作られて紫外線がさえぎられるようになり、ようやく地表は生命の住める場所となるのです。

上陸した生物は、生と死を繰り返しながら、さまざまな植物、動物に分化して、やがて人間が誕生しました。人間は進化の一端に位置しているわけですから、ほかの生物とかけ離れた存在ではないのは当然ですが、さかのぼれば生命として海に生まれ大地に育ってきたわけですから、地球の分身でもあります。

したがって人間の体を構成している元素の割合と、現在の地球の海と大地を構成している元素の割合は大変よく似ています。

生命の誕生と進化に海や大地の成分であるミネラルが大いに関係したとなれば、これが二六億年たった現代人の健康にとっても影響しないはずがありません。

■微量ミネラルの必要量

ミネラルは、人体にはほんのわずかしか存在していませんが、ある一定量がないと生きていくことはできません。たとえば鉄は一日に一〇～一五ミリグラム必要とされていますが、その三〇〇倍の量が体に蓄えられていなければなりません。つまり備蓄量は三〇〇日分ということになります。亜鉛の備蓄量は二〇〇日。

■人体に対する微量ミネラルの必要量および備蓄量

有効成分	体内備蓄量	必要日数	1日の必要量
鉄	4,200mg	約300日分	10～15mg
亜鉛	2,300mg	約200日分	8～15mg
銅	72mg	約20日分	2～3mg
マンガン	12mg	約5日分	0.7～2.5mg
ホウ素(カルシトニン)	10mg	約10日分	1mg
モリブデン	10mg	約30日分	0.15～0.5mg
セレン	0.6～0.9mg	約7日分	0.05～0.2mg
クロム	4～5mg	約40日分	0.05～0.2mg
ヨウ素	13mg	約80日分	0.15mg
ニッケル	3mg	約20日分	0.15mg
コバルト	1.2mg	約240日分	0.75～0.2mg
フッ素	2.6mg	約10日分	0.2～0.6mg
塩素	95mg		500mg

有害成分	(有害成分の日数は、有害成分を含む食物を摂取して備蓄し、有害症状が現われるまでの日数)
水銀	約650日
カドミウム	約250日
鉛	約250日

銅は二〇日です。このくらいの量がいつも体内にあれば、健康な毎日を送ることができます。

しかしこれも、多すぎては害になります。セレンはがんに有効な微量ミネラルですが、過剰になると猛毒です。もちろんこのことは他の微量ミネラルについても当てはまります。

■微量ミネラルと酵素

微量ミネラルは、体の中でとくに酵素の働きを盛んにする活性基と呼ばれる物質として機能しています。酵素は、体の中のさまざまな反応を促進させる触媒（仲介役）の役割をするタンパク質で、人間にはおよそ二七〇〇種類もあると言われています。そのうちよく知られている酵素に、消化酵素があります。

私たちは食べものから栄養をとっていますが、食べものをそのままでは吸収することができません。ある程度の大きさに分解してやる必要があります。

この分解する過程を消化といい、

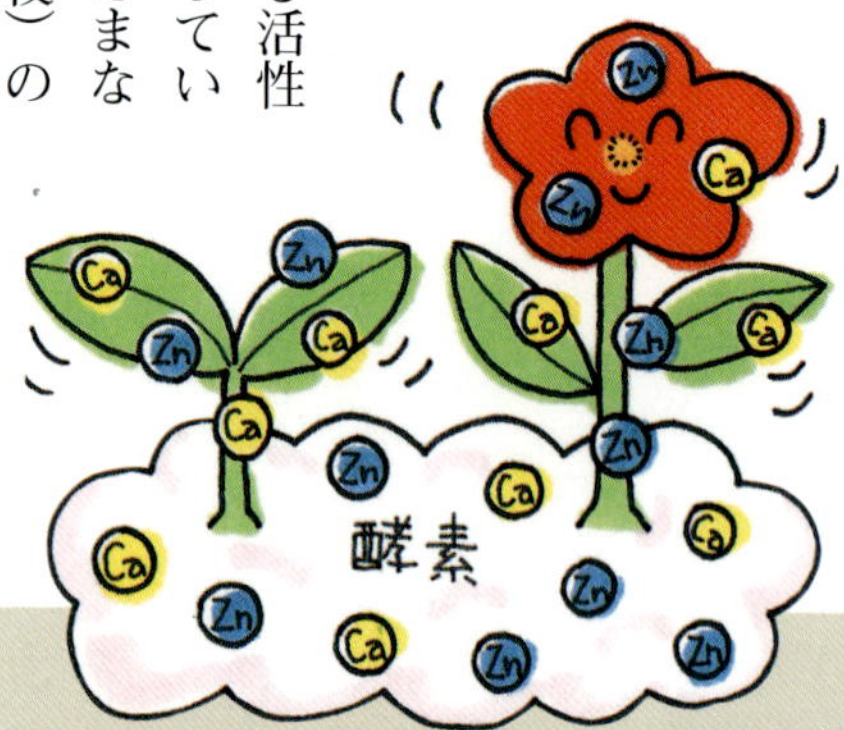

■酵素の働きと必要なミネラル

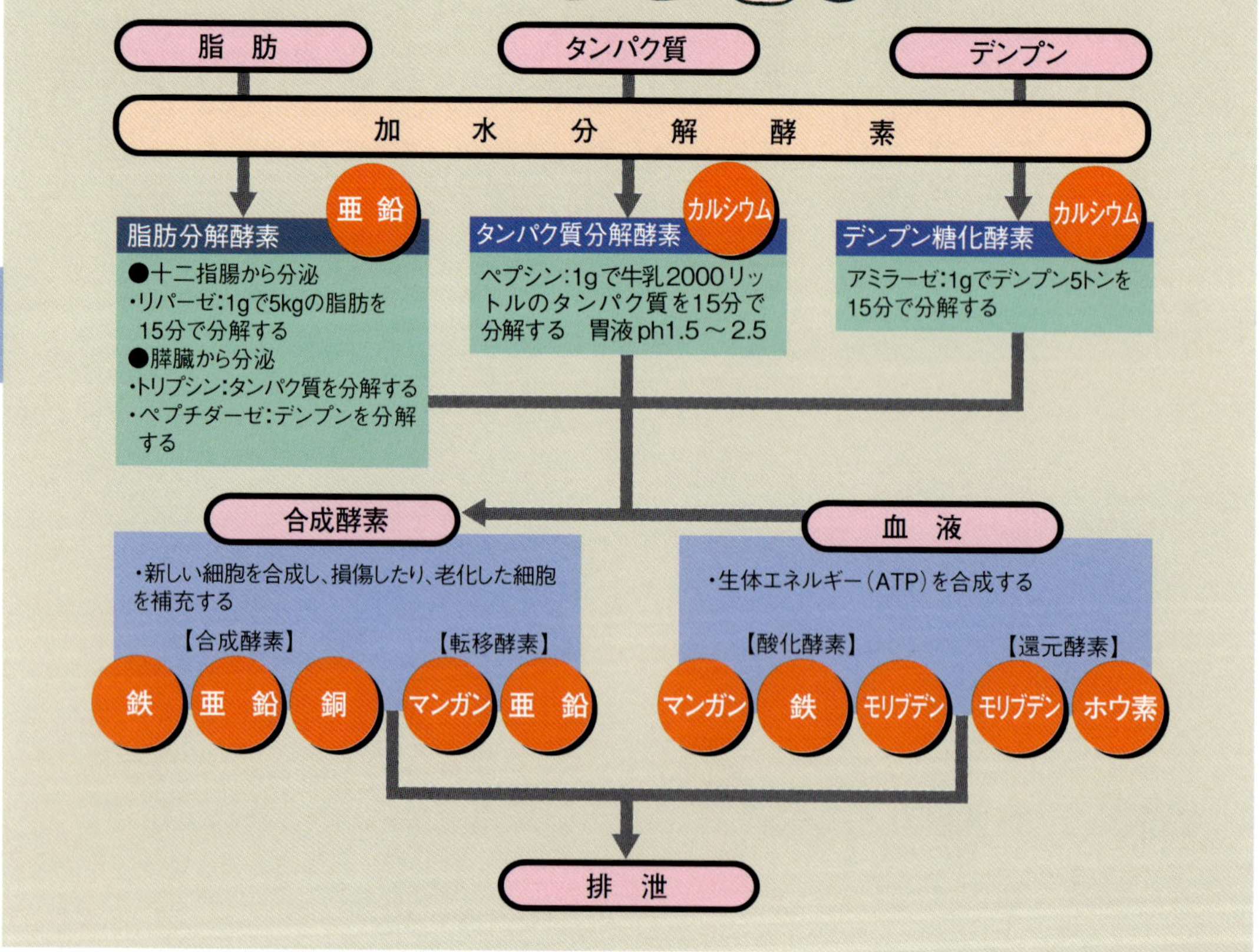

消化酵素が非常に大切な役割を果たしています。

■消化酵素の能力

消化はまず口の中で始まります。梅干しを見ると湧いてくるつば。この唾液にはアミラーゼという消化酵素が含まれていて、デンプンを溶かす力を持っています。その能力は、一グラムでデンプン五トンを一五分で溶かしてしまうほどです。

食べ物が胃に入ると、胃の中では塩酸とペプシンという消化酵素の入った胃液が分泌されます。塩酸はpHが一・五～二・五の強烈な酸性で、ペプシンは強酸性の中で働くことができる消化酵素です。ペプシンは、タンパク質を溶かす力があり、一グラムで牛乳二〇〇〇リットルのタンパク質を一五分で溶かしてしまいます。

さて、胃の中が強酸性になって十分消化されると、幽門という胃の下の出口が開いて、消化物は十二指腸に送られます。

十二指腸で分泌される消化液は、胆汁と膵液です。胆汁はpH八・二～八・五の強アルカリ液です。体の中で壁一枚へだてて、強酸性と強アルカリ性が隣り合っています。これも人体の不思議といえるでしょう。

胆汁にはリパーゼという消化酵素があって、脂肪を分解してくれます。一グラムのリパーゼは、五キロの脂肪を一五分でグリセリンと脂肪酸に分解してしまう力を持っています。

一方、膵液にも胃の中で完全に消化できなかったタンパク質を溶かすペプチターゼやトリプシンなどの消化酵素があります。食物繊維以外のほとんどの食べものは十二指腸まで消化され、次の小腸で吸収されることになります。

こういった消化酵素は、ミネラルを含んでいなければ、まったく役に立ちません。たとえばアミラーゼやペプシンの活性基はカルシウム、リパーゼやペプチターゼの活性基は亜鉛になっているので、カルシウムや亜鉛が欠乏すると、消化がスムースに行われなくなるのです。

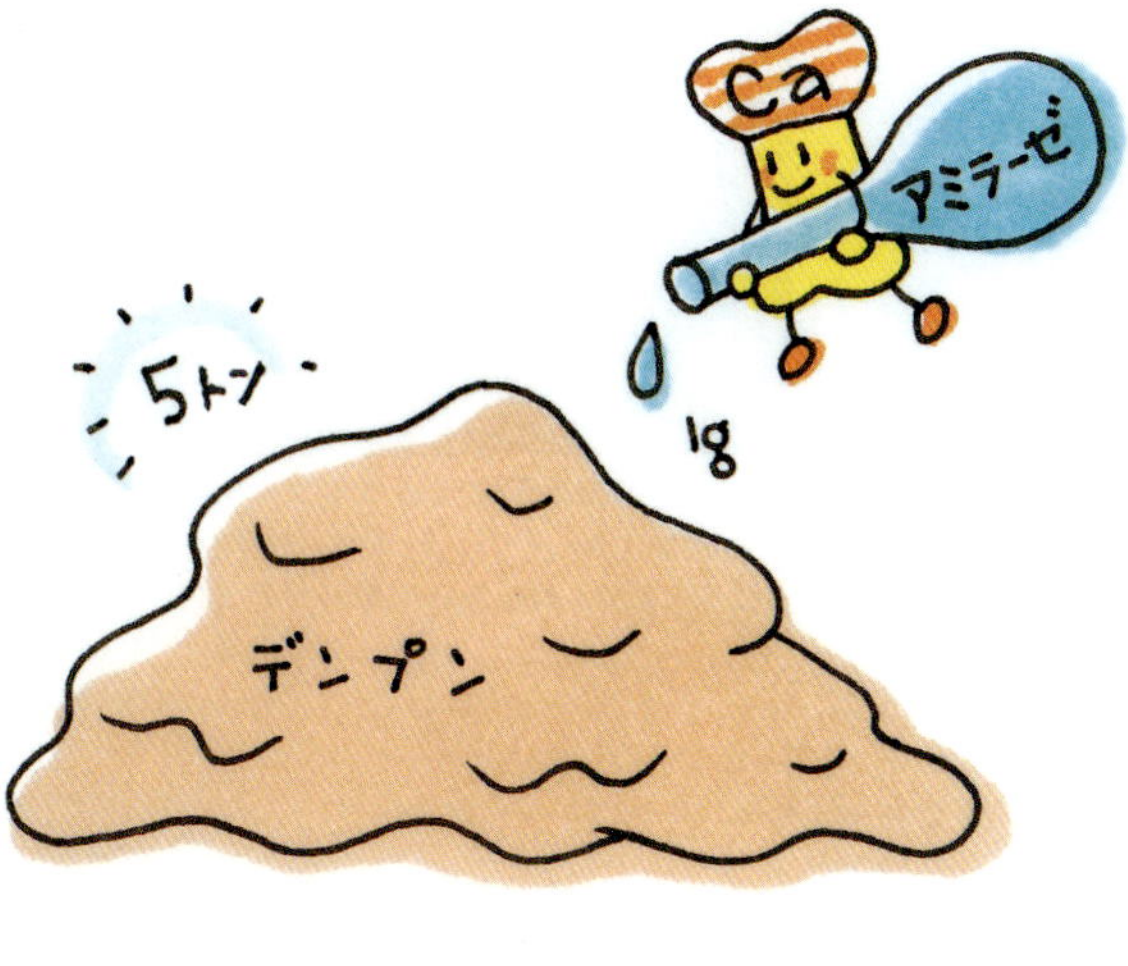

■エネルギー生産の助っ人

酵素は消化のほかにも、人体のあらゆる反応にかかわっています。酸素を使って体内でエネルギーを生産するときにも、DNAを作るときにも酵素は欠かせません。

これは同じ生物である植物にも同じことが言えます。イネが光合成をするときにも酵素が必要ですし、光合成で作ったブドウ糖を原料にしておいしいお米のデンプンを作るときにも酵素が必要です。芽を出すときにも花を咲かせるときにも、酵素は欠かせない存在です。

■微量ミネラルは老化を防ぐ

またフリーラジカルとも呼ばれている活性酸素(5)や過酸化脂質を無害化する能力を持っているのも、微量ミネラルの特長です。

活性酸素は、酸素が体内で変身し、大変攻撃的な性格に変わった物質です。細胞をこわしたり炎症を起こしたりすることが知られており、老化の原因とも言われています。体の中に食品添加物などの化学物質が入ってきたとき、あるいは生体エネルギーを作るときにも発生します。

また不飽和脂肪酸と結びつくと脂質の錆である過酸化脂質になります。過酸化脂質は成人病や老化の原因になることや、心筋梗塞、糖尿病、高脂血症の人の血液中に増加していることが分かってきました。

しかし人体には、このような有害物質を取り除く仕組みが備わっています。活性酸素や過酸

(5) 活性酸素（フリーラジカル）
体内のエネルギー生産の過程などでできる。酸素が不完全に還元され、化学的に不安定で、反応性が高く、人体に有害である。

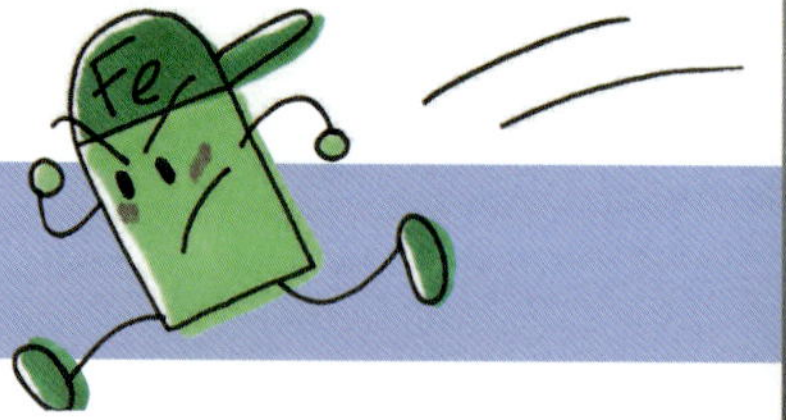

■ダイコンの内容成分指数

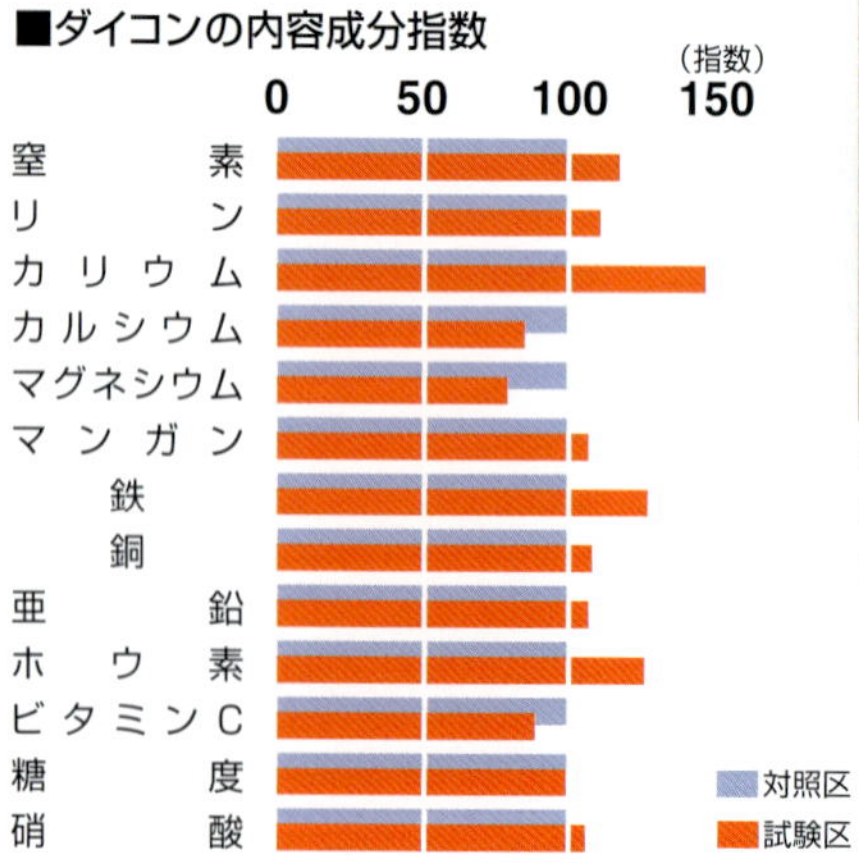

*対照区を100とした指数で示した

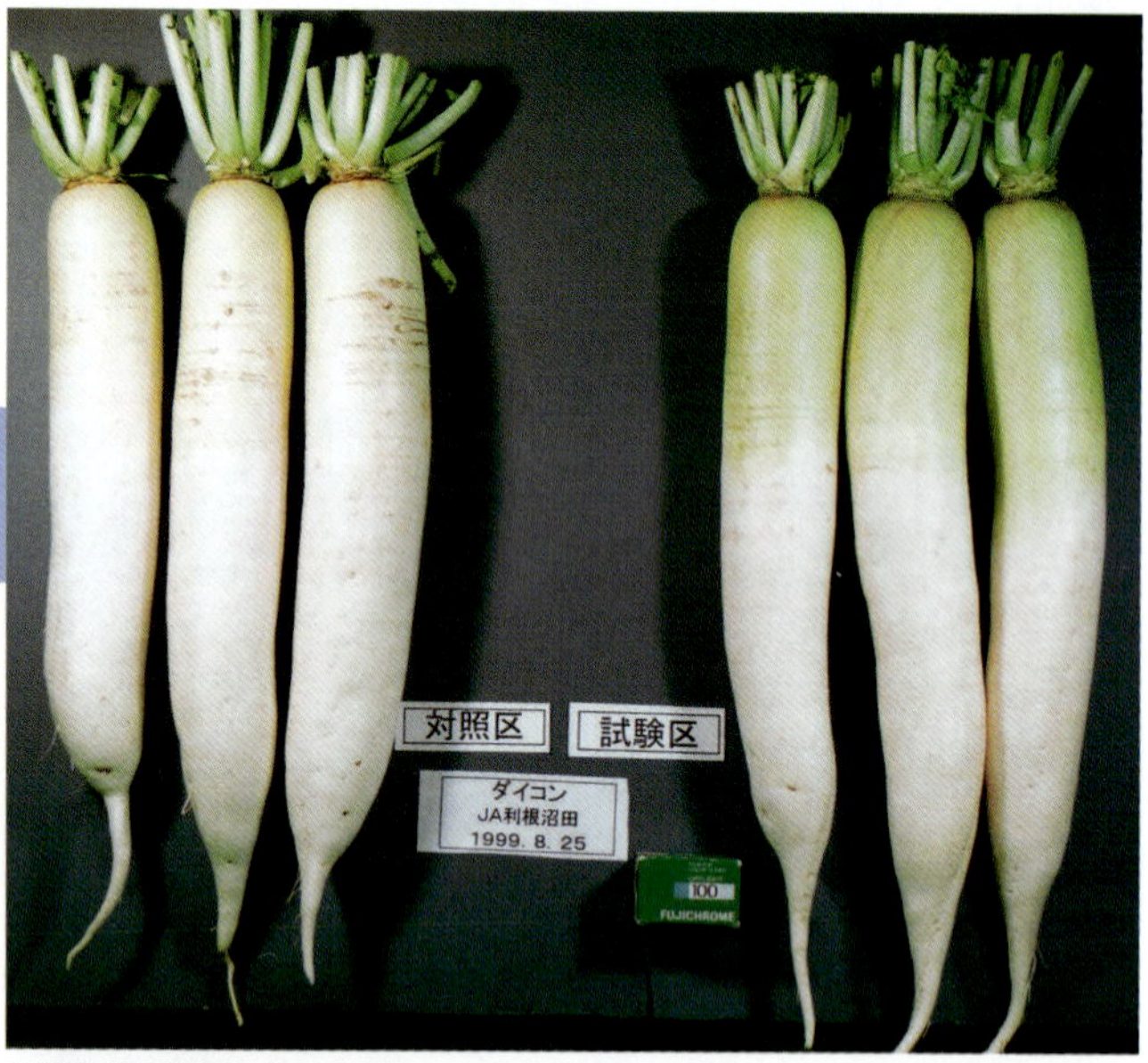

栽培土壌の微量ミネラルバランスを良くすると、作物（右）も全体に微量ミネラルの指数が上がり（グラフ）ます。ダイコンは肌に光沢があり小ひげ（小さな根）が小さくなります。煮たときに軟らかく、繊維を感じません。

化脂質といった体の中のギャングをやっつけるのが、SOD（スーパーオキシドジスムターゼ）と呼ばれる酵素です。SODにはいくつもの種類があり、その一部には亜鉛や銅、マンガンが活性基として働いています。

微量ミネラルの役目は、酵素やSODの活性基としてばかりではありません。体の中のさまざまな場所で働いています。次は、代表的な微量ミネラルがどのような仕事をしているのか具体的に見ていくことにしましょう。

鉄は酸素の運搬人

■女性のミネラル

鉄道や建物の鉄筋、調理に使う鉄器など、鉄は私たちが大変よく利用する金属です。それだけ地球上に大量に存在しているということでもあり、微量ミネラルのうちでも体の中に比較的多く含まれて重要な役目を果たしています(6)。

よく知られている役目は、血の成分としての鉄でしょう。女性が妊娠すると、病院で鉄分の不足を告げられ、貧血用の赤い薬をもらう人がよく見受けられます。女性は生理や妊娠、出産などで血を失う機会が多いので、貧血も起こりやすくなります。そこで鉄の錠剤を補充し、血液の合成を助けるというわけです。

体重が六〇キロの人の体には、約四・二グラムの鉄があるとされています。そのうち三グラム程度は血液中の赤血球に含まれています。赤血球にはヘモグロビンという血色素があり、その中核にある鉄の原子が酸素を運ぶ主役なのです。

■鉄と酸素はくっつきやすい

どうして人間の血液には鉄が必要

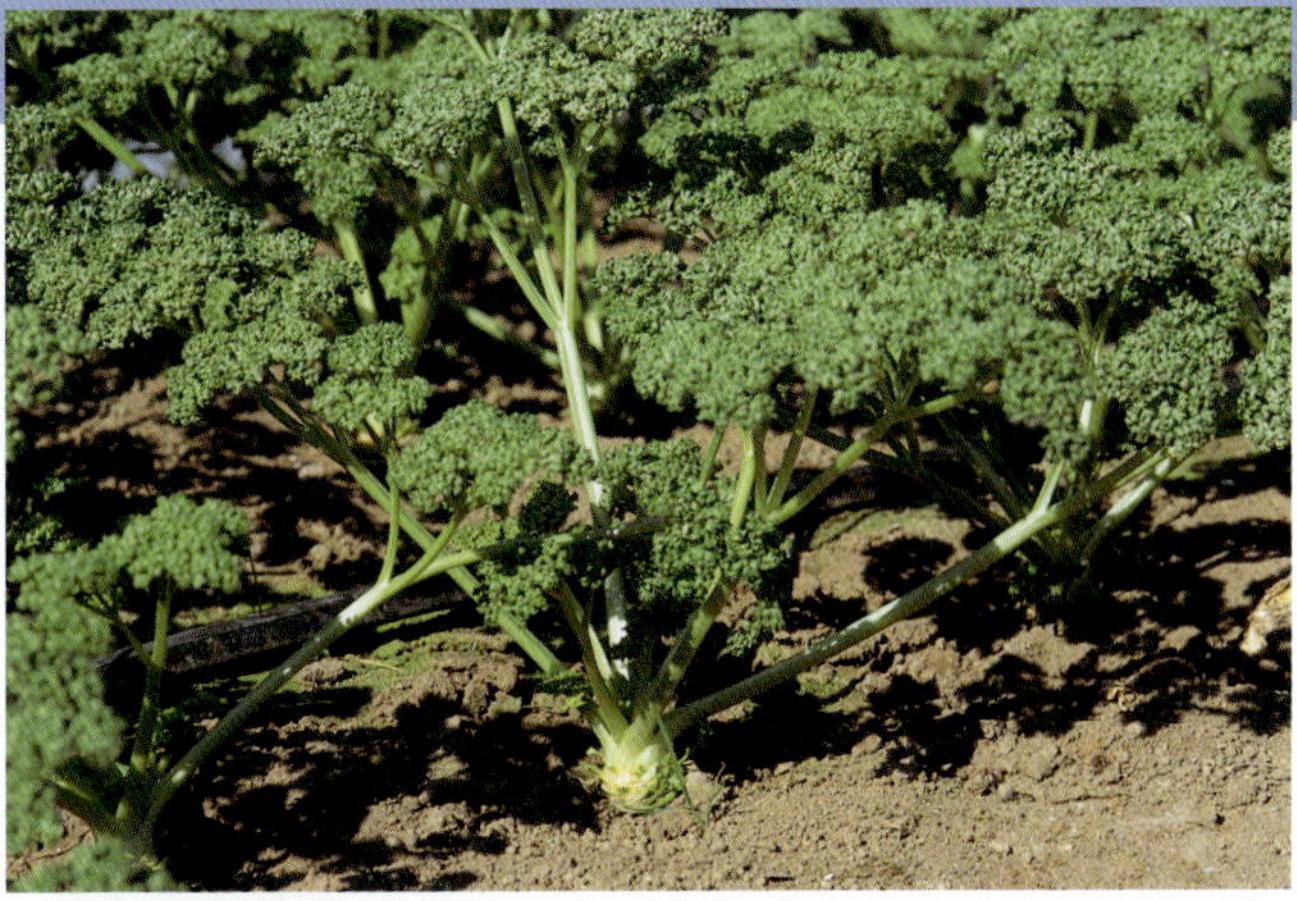

中嶋農法で高木宏泰さん栽培のパセリ（熊本市）。たくさん食べてもあきない。

(6) 鉄が多く含まれる食品（mg／100g）
煮干いわし18mg、キクラゲ（乾物）44mg、乾燥青のり32mg、水前寺のり300mg、乾燥ひじき55mg、番茶38mg

なのでしょうか。

ナイフでも包丁でも鎌でも、放っておくとすぐに錆がきてしまいます。錆は鉄が酸素に触れて、酸化された状態のことです。そこで鉄の表面に薄く油をひいてやると、油の被膜によって鉄と酸素が触れないので錆がきません。このように鉄は酸素を見つけると、すぐにくっつこうとする性質を持っているのです。

生物の多くはこの鉄の性質を利用して、酸素を取り込んでいます。人間の肺は膨らんだり縮んだりする小さな風船のような袋がたくさん集まっている臓器です。肺を構成しているこの小さな袋を肺胞(7)といい、直径は〇・五ミリ、その数約三億個と言われています。私たちが息を吸うと、肺胞にたくさんの空気が入ってきます。

肺胞には、びっしり毛細血管が張り巡らされていて、肺胞の空気中の酸素は毛細血管から血液の中に取り込まれます。反対に血液中にたくさんある二酸化炭素は肺胞の空気中に放出されます。これが肺によるガス交換です。

血液中に取り込まれた酸素は、すぐにヘモグロビンの鉄と結合し、動

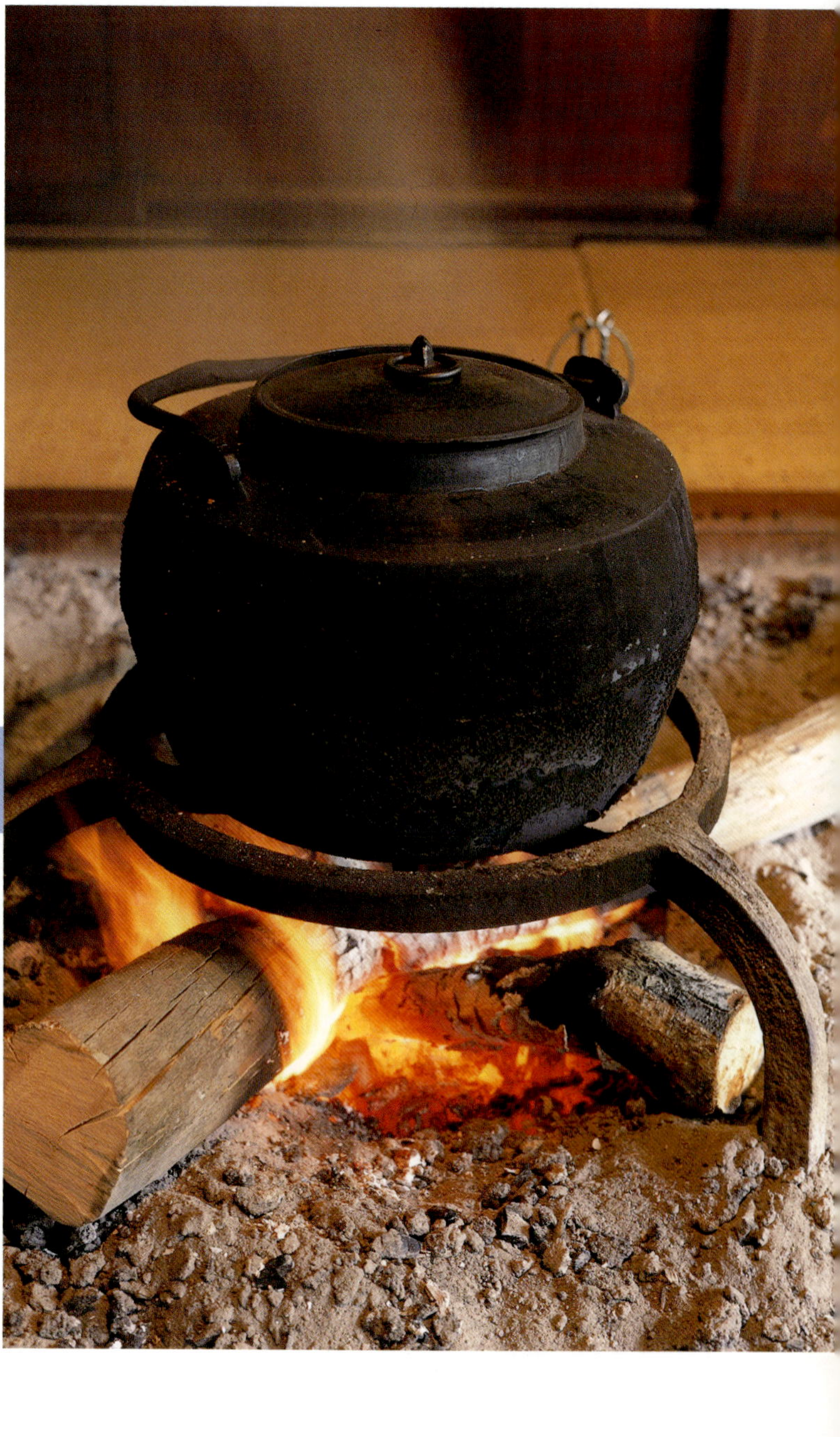

白川郷、民宿の囲炉裏（孫右衛門）、岐阜県（JTBフォト）

(7) 肺胞
肺胞がふくらむと、肺胞の粘膜は厚さ1000分の1～1000分の2ミリ（0.1～0.2ミクロン）の薄さにもなる。粘膜には1000分の8ミリ（8ミクロン）の毛細血管が張りめぐらされている。

脈によって体のすみずみまで巡回し、酸素を必要とする細胞に渡されることになります。

■生体エネルギーに欠かせない酸素

動脈を流れるヘモグロビンが運んできた酸素は、各組織の細胞に受け取られ、細胞内のミトコンドリアの中でATP（アデノシン三リン酸）という生体エネルギーを作るときに利用されます。心臓を動かしたり、腕に力を込めてものを持ち上げたりできるのも、この生体エネルギーのおかげです。生体エネルギーを作るときに発生する二酸化炭素は、酸素と引き替えに血液中に溶け込み、今度は静脈の流れに乗って肺にまで運ばれ、酸素と交換されることになります。

■鉄器の効果

では、体に鉄が十分に保持されていないと、どういうことになるでしょう。階段を駆け上がると動悸が激しい、立ちくらみがする、朝の寝起きが悪い、疲れやすい、顔色が悪い、集中力がなくなる。こういった現象は、鉄欠乏性貧血で現れやすい症状です。

私たちの体は、鉄が不足すると内臓などに貯蔵されている鉄を使って、なんとか血液の鉄は使わないようにします。それでも足りないと、いちばん大事な赤血球の鉄が使われるようになります。こうなると慢性的な鉄欠乏性貧血です。

最近若い女性に、鉄欠乏性貧血が増えています。これはダイエットの流行で食事の内容をよく吟味せず、量だけを抑える傾向があるためか、鉄を含む野菜などが不足しがちだからでしょう。

こういった現象は最近のことで、昔は鉄はあまり欠乏しませんでした。昔はご飯を炊くのも、味噌汁を作るのも、お茶をわかすのも、みんな鉄の釜や鍋や鉄びんなどの鉄器です。日常の食生活の中で鉄が自然に補給される仕組みになっていました。ところが今は鉄に代わって、アルミニウムがさかんに使われ、鉄器

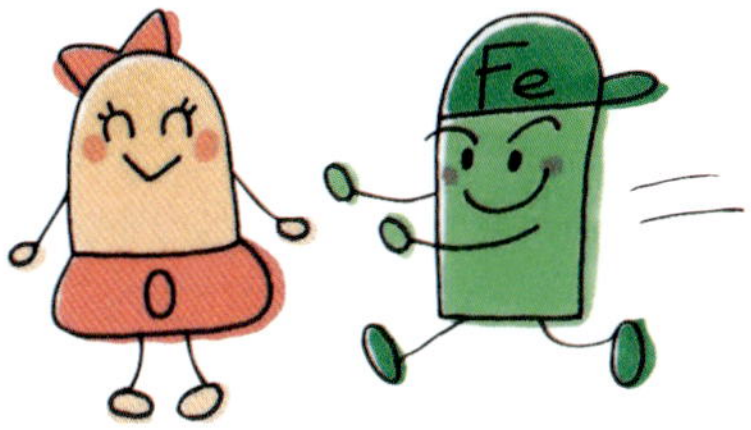

はあまり見あたりません。食べものや栄養剤などからの補給だけになっています。

鉄の包丁、鍋、釜を使って調理をして、食べて鉄が体内に増えるかどうかという実験を行ったところ、実験の後では血清鉄が一二〇パーセントに増えており、鉄器の良さを見直す結果となりました。

造血にはほかのミネラルも必要

熊本の体力研究所が熊本と宮崎の女性マラソンランナーを対象に、六年間かけて調査した結果、次のことが分かりました。

彼女たちの平均体重は約五〇キロで、血清鉄は平均三・六グラムありました。ところが宮崎のランナーが一万メートルで世界記録に準じる好記録を出したとき、血清鉄はなんと五・五グラムだったのです。つまり、酸素の供給量がものすごく増えていたということです。

ところが反対に体調をくずして走れなくなったときの血清鉄の量は、なんと二・二グラム。プラス一・九グラムで世界記録、マイナス一・四グラムで普通の人になってしまったというわけです。これをスポーツ医学会で発表したから、みんな「これだ！」と、飛びつきました。「鉄が記録を作るんだ」と解釈されたのです。

それでスポーツ選手に鉄剤を補給するよう指導されましたが、あまり血清鉄は増加しませんでした。全部オシッコから出てしまったのです。

鉄は単体では効きません。造血には鉄が一〇に対して、銅が一の割合で必要です。また、亜鉛とも関係が深いことが分かってきました。バランスを欠いた栄養は身になりません。

鉄が人の体で大切な働きをしていること、そしてミネラルバランスが大事なことがお分かりいただけたと思います。

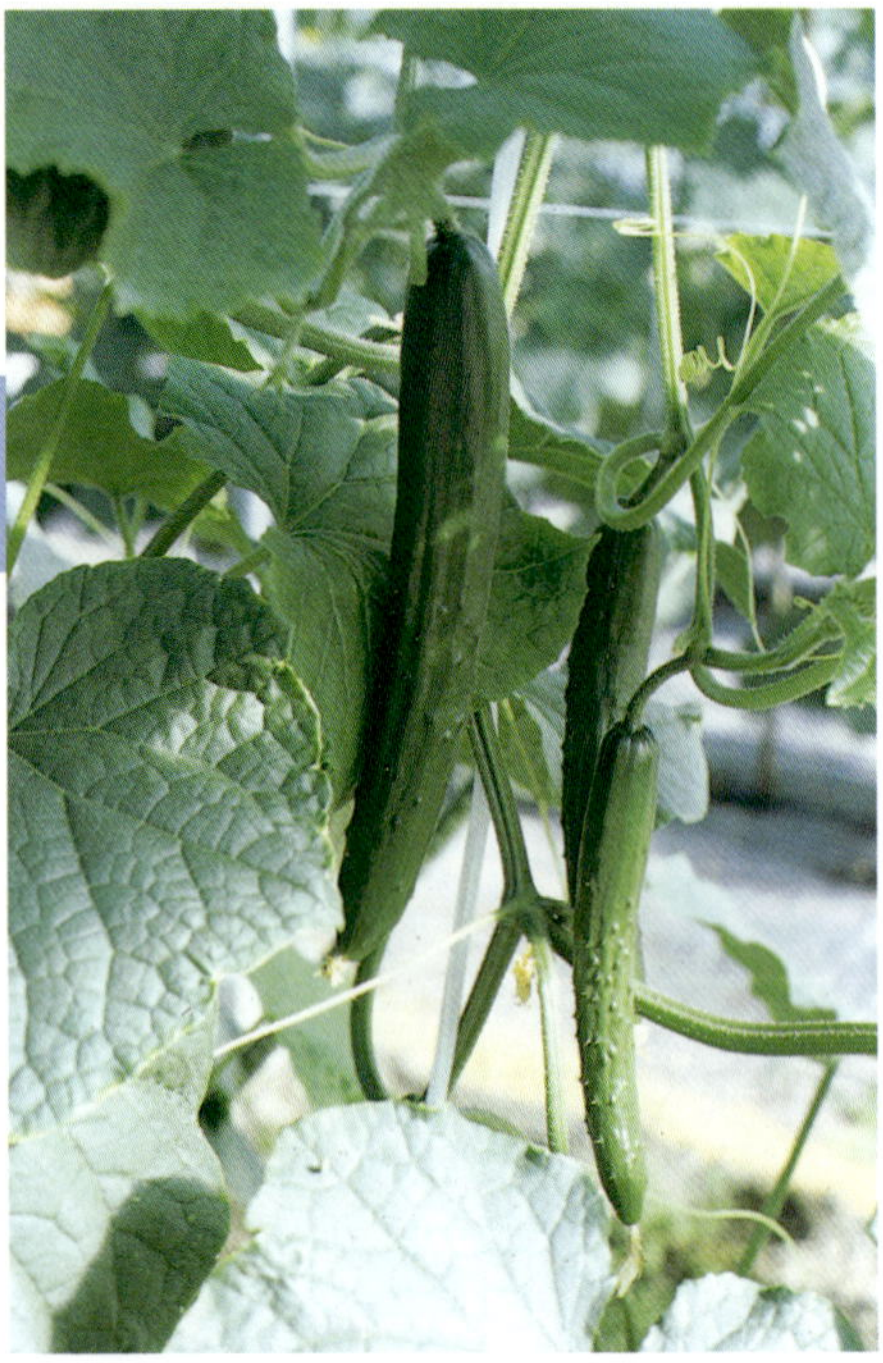

中嶋農法で本田博徳さん栽培のキュウリ

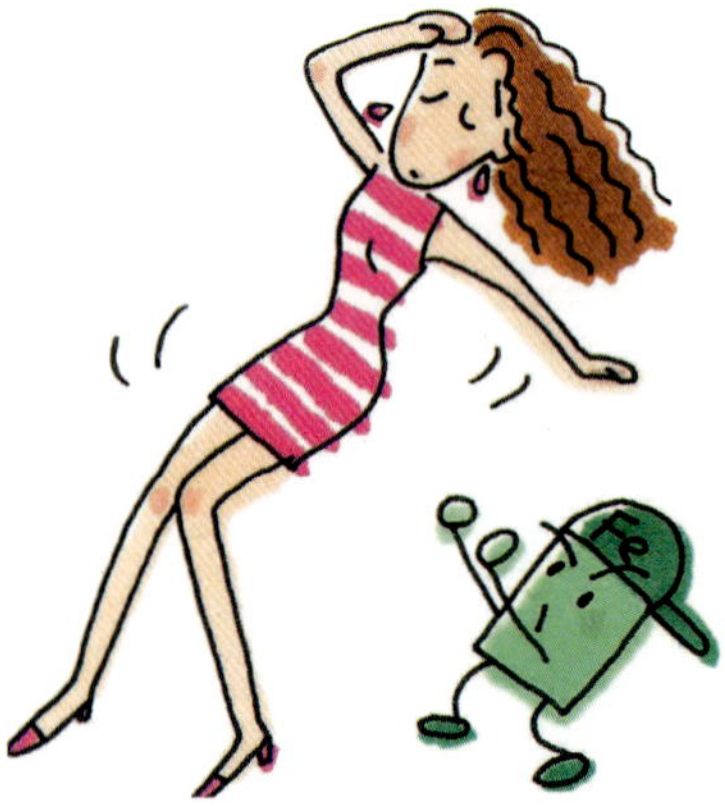

■葉緑素にはマグネシウム

植物には人間のように血液は流れていません。しかしヘモグロビン（血色素）に非常によく似た構造の化合物があります。葉緑素です。葉緑素は空気中の二酸化炭素と結びついて、光合成を行っています。

ヘモグロビンの中心には鉄が結びついていますが、葉緑素では代わりにマグネシウムがその役目をしています。人間の血の赤色は、植物では緑色であるといってよいかと思います。

ですから植物にマグネシウムが不足すると、古葉の方から葉緑素が抜けて色が薄くなり、黄白化してきます。これは、人間に当てはめればちょうど貧血の症状です。

ちなみに、イカや貝はヘモグロビンによく似たヘモシアニンというタンパク質が酸素を運んでいますが、この中心には鉄の代わりに銅が結合しています。銅が酸素と結合すると、ブルーに変わります。海に住むイカや貝の血色素は青色です。

植物の葉緑体（左）と、正常な赤血球（右）（PPS通信社）

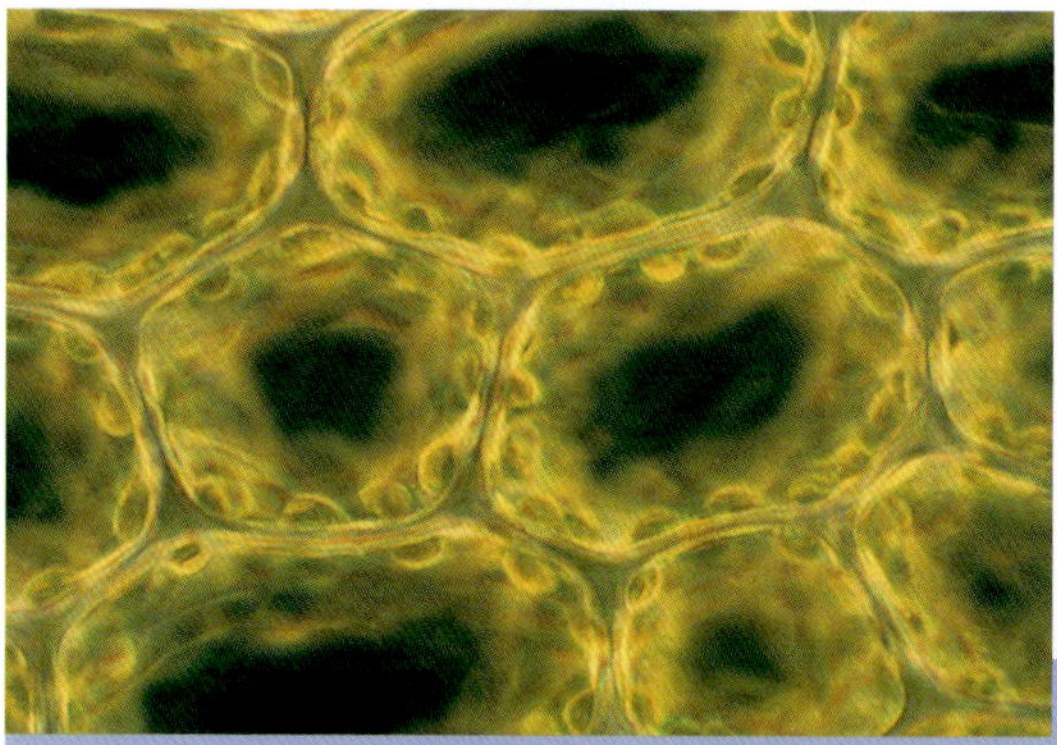

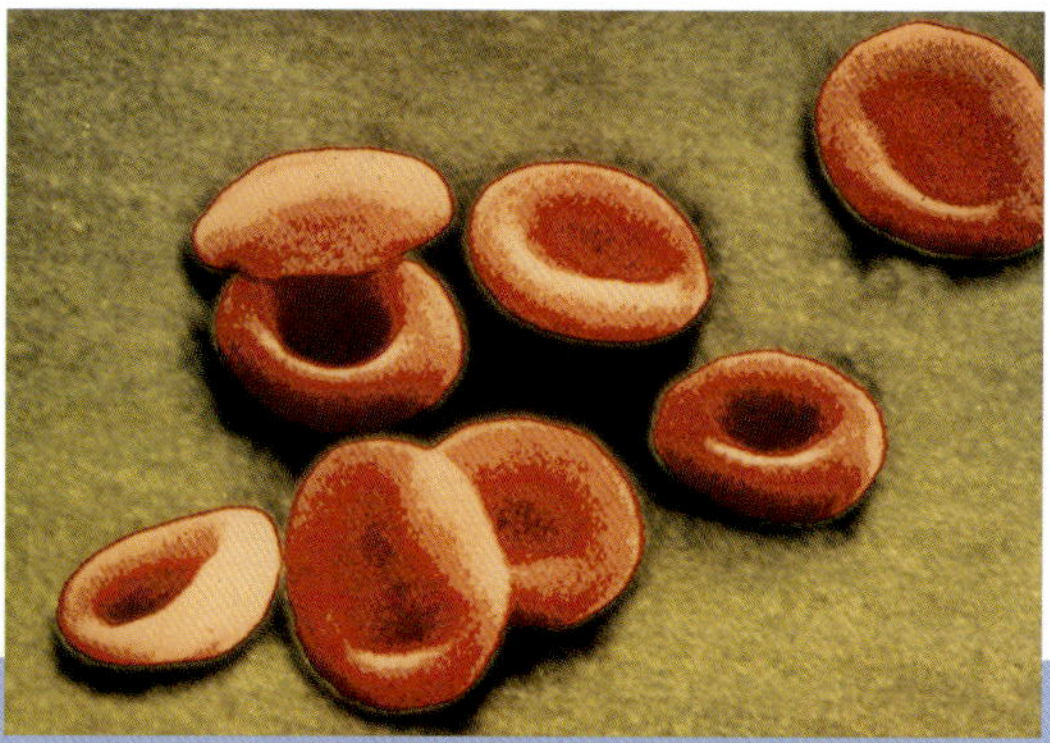

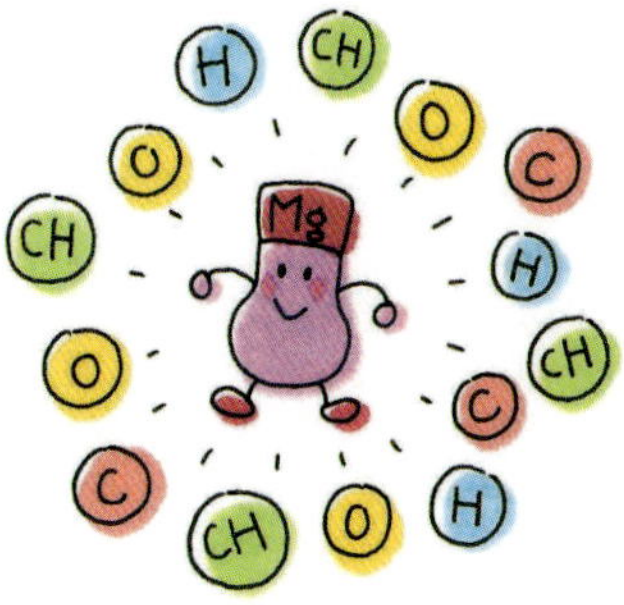

マグネシウムが中心にある葉緑素

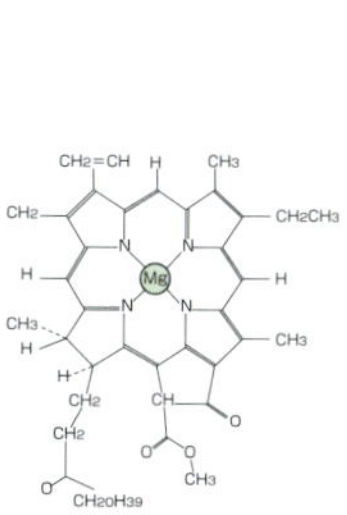

葉緑素の分子構造

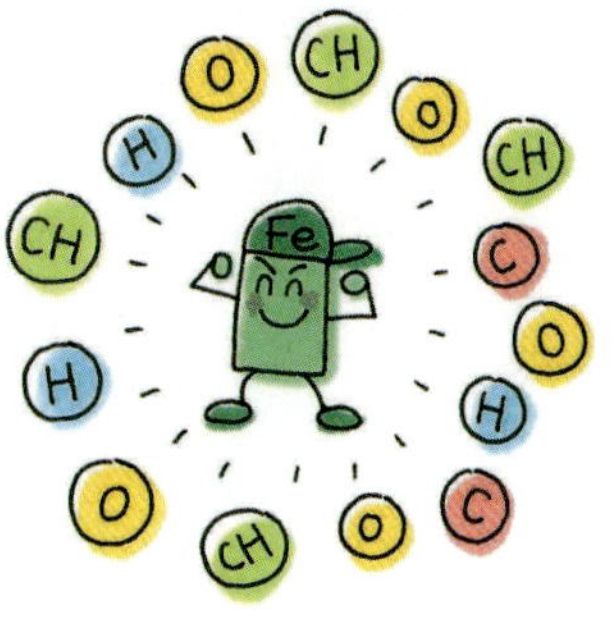

鉄が中心にあるヘモグロビン

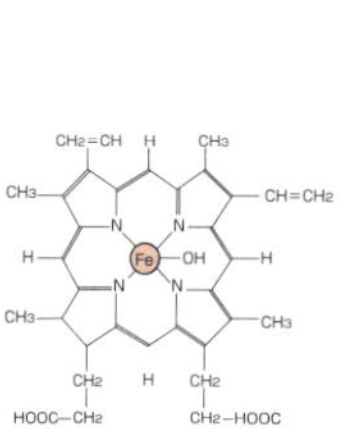

ヘモグロビンの分子構造

銅は血管を柔らかくする

■銅を食べる

ヨーロッパに行くと、よく料理の付け合わせに、ピクルスというすっぱいキュウリの酢漬けが添えてあります。ある家庭料理にピクルスが出てきたので、なぜあんなに青いのかと思い、主人にたずねてみました。「それはキュウリといっしょに銅のコインも漬けてあるから」との答え。「大人は一年間に一枚の銅貨が必要なんだ」と、話してくれました。

日本には、ヨーロッパのように銅を食べる習慣はありません。しかし銅を飲む習慣はありました。昔、銅《どう》壺《こ》という銅でできた湯わかし器があったのをご存知の方もいらっしゃるでしょう。長火鉢の隅に埋めてあって、これでわかしたお湯でお茶を入れていました。私の子どもの頃にはありふれた用具でした。銅壺のお湯で銚子の燗をして、一週間に一度はそのお湯でお茶を入れていたのを覚えています。どうして銅壺のお湯を使うのか子ども心に不思議に思ったものです。

今、銅器を使う家庭は少なくなっています。「緑青[8]をふくから手入れが大変なんだ」と言う人もいます。銅は鉄よりもずっとさびにくい金属ですが、手入れをせずに放っておけば、緑青ができてしまうのは当たり前です。

緑青はそんなに危険でしょうか。もちろん大量に飲めば危険ですが、ちょっとなら、ごく微量なら薬になる金属なのです。

■動脈硬化を防ぐ

血管の裏側には、エラスチンという柔らかい弾性細胞組織が、整然と配列しています。血管がゴムのよう

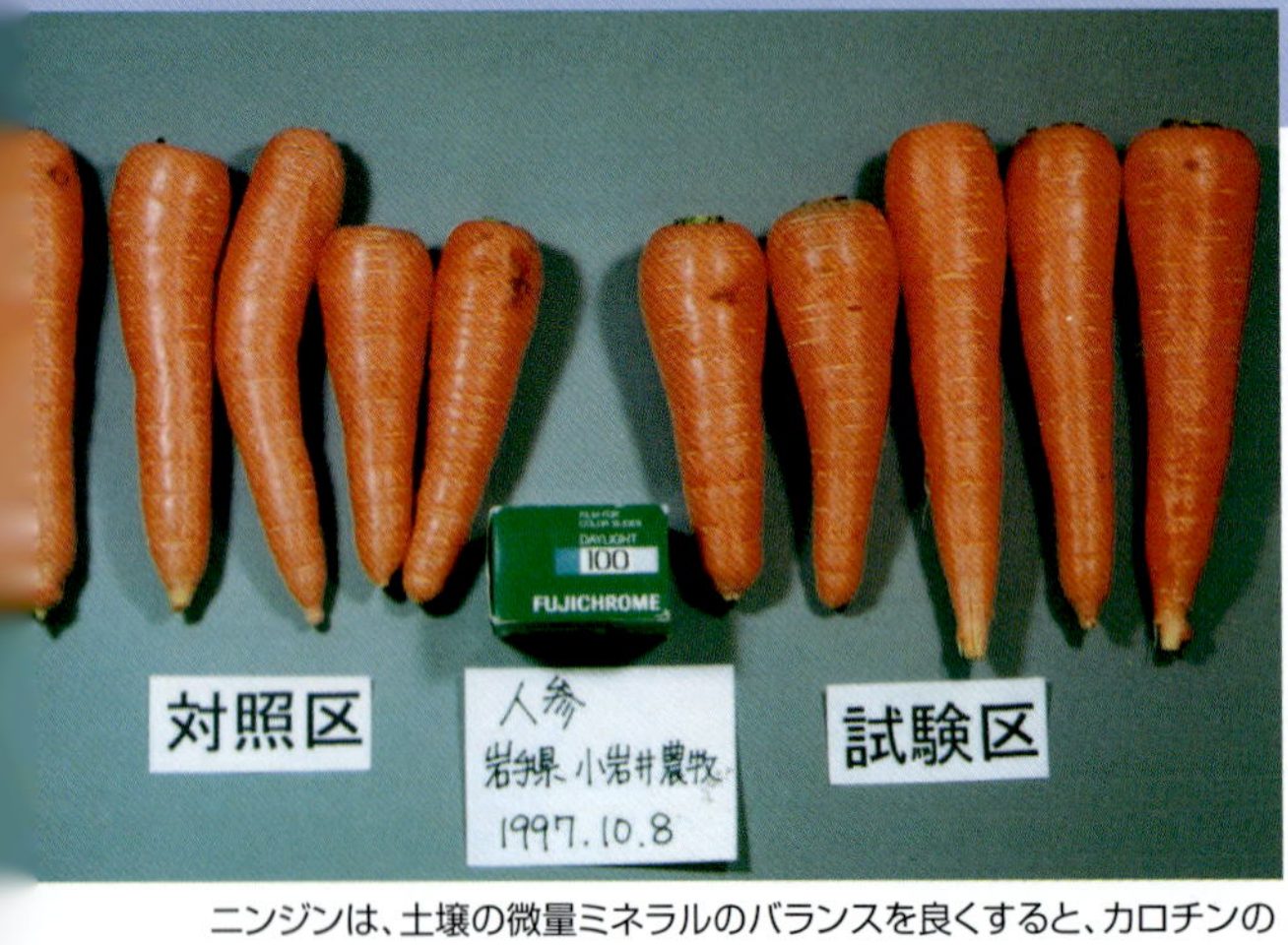

ニンジンは、土壌の微量ミネラルのバランスを良くすると、カロチンの含有量が増え、銅と鉄の量も増えています。芯のやわらかいニンジンができます。

■ニンジンの内容成分指数

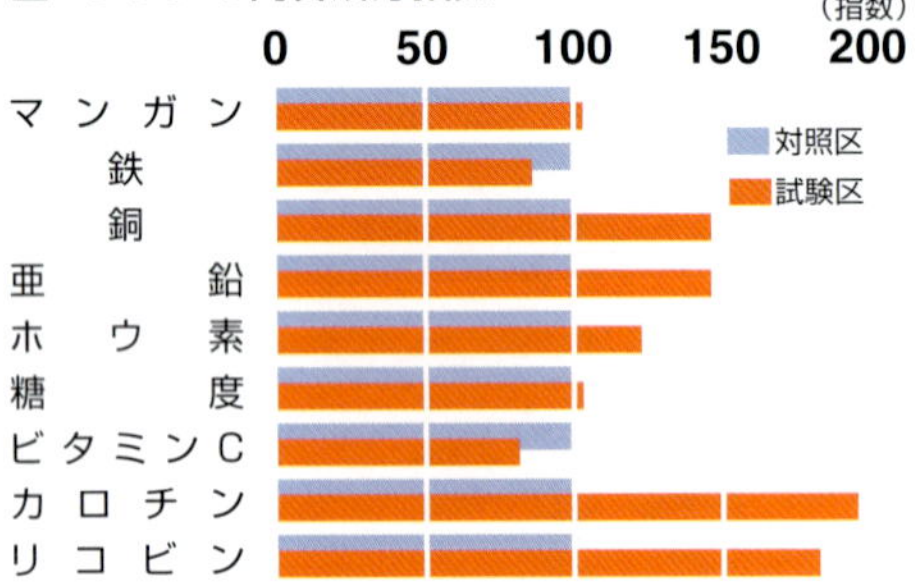

*対照区を100とした指数で示した

に柔らかく、体の動きや血液の流れにしなやかに対応できるのは、この弾性細胞組織のおかげです。ところが銅のイオンが不足すると、このエラスチンが正常に配列されなくなってしまいます。そして、血管壁に悪玉コレステロールがたまり、その結果、動脈硬化が起こると、血管は古びた針金のように折れやすくなります。

厚生省の調べによると、平成二年の四月から五月までの二カ月間に亡くなった三〇歳から六五歳までの人は、六、五二九人でした。そのうち七九七人は、発病して一週間以内に亡くなっています。そしてその七三・六パーセントは、発病して六時間以内に死亡しており、これは全部、心筋梗塞と脳梗塞によるものです。

心筋梗塞や脳梗塞は、動脈硬化などによって血管が詰まり、そこから先に血が通わなくなって組織が死んでしまう病気です。脳の血管が詰まったのが脳梗塞で、心筋の血管が詰まったのが心筋梗塞です。銅を十分にとって、エラスチンが健全にできていれば、血栓も起こりにくくなります。

脳梗塞や心筋梗塞は日本に多い病気ですが、隠岐島は少ないことが知られています。これにＷＨＯ（世界保健機関）が注目して、疫学調査をした結果、海産物のタコに銅がたくさん含まれていて、これを日常的に食べているから脳梗塞、心筋梗塞が少ないのではないかと発表されました。

タコをあまり食べない西洋の人は、ピクルスでコインの銅を摂取しました。これが西の知恵なら、銅壺のお湯でお茶を飲む[9]のは、東の知恵といえましょう。

造血のために鉄ばかり与えても血は増えないことは、鉄のところでお話ししました。造血には銅も必要となります。セルロプラズミンという銅を含む酵素は、吸収された鉄を血液の中で運搬する手助けをしていますが、銅が足りないとその酵素の働きがにぶり、鉄が必要なところに運ばれなくなってしまうのです。

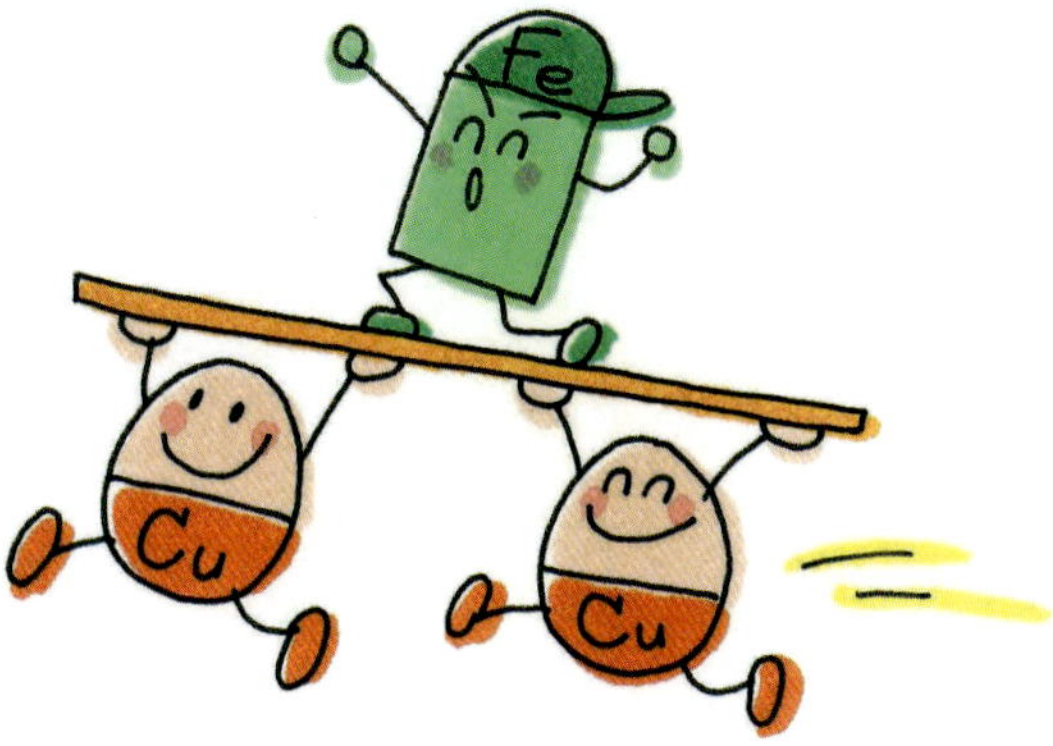

(8) 緑青（ろくしょう）
銅に生じる緑色のさび。昔から毒性が強いとされてきたが、実際にはほとんど毒性はない。緑色の顔料としても用いられる。

(9) 銅が多く含まれる食品（mg／100g）
カキ（貝）11.7mg、ウメ11.3mg、ゴマ1.92mg、大豆油2.1mg、アーモンド1.4mg

■野菜の成長を調整する

植物にとって、銅は成長の調整役です。銅が不足すると、タンパク質の合成がスムーズに行われなくなり、これが原因でアブラムシが寄ってきます。

また成長抑制ホルモンの合成にも差し障りが出てきます。馬鈴薯（ジャガイモ）など、五〇～六〇センチで成長が止まるところ、一・五～二メートルも伸び過ぎてしまい、根塊の方に栄養が行かなくなってしまうのです。

反対に過剰だと、戦前の足尾銅山の公害のように、鉱毒で作物が成長しません。土壌の中に銅が四五ppm[10]以上になると、ホウレン草などは発芽できなくなります。

性のミネラル、亜鉛

■細胞分裂の仕掛人

亜鉛は、成人男性には二～三グラム含まれています。とくに皮膚にいちばん多く、およそ二〇パーセント。臓器では前立腺および精巣に多く、精液、精子に多量に含まれます。

亜鉛は銅や鉄と同じように、いろいろな酵素の活性基として働いていますが、その中でもとくに細胞分裂に関係する微量ミネラルです。[11]

私たちの体は、六〇兆もの細胞でできており、細胞は毎日のように分裂を繰り返し、新しい細胞が生まれています。肝臓では肝臓の細胞が生まれ、皮膚では皮膚の細胞が生まれ、正確に再生されています。しかし、細胞が新しく生まれるとき、亜鉛が不足していると、がん細胞になる場合があります。

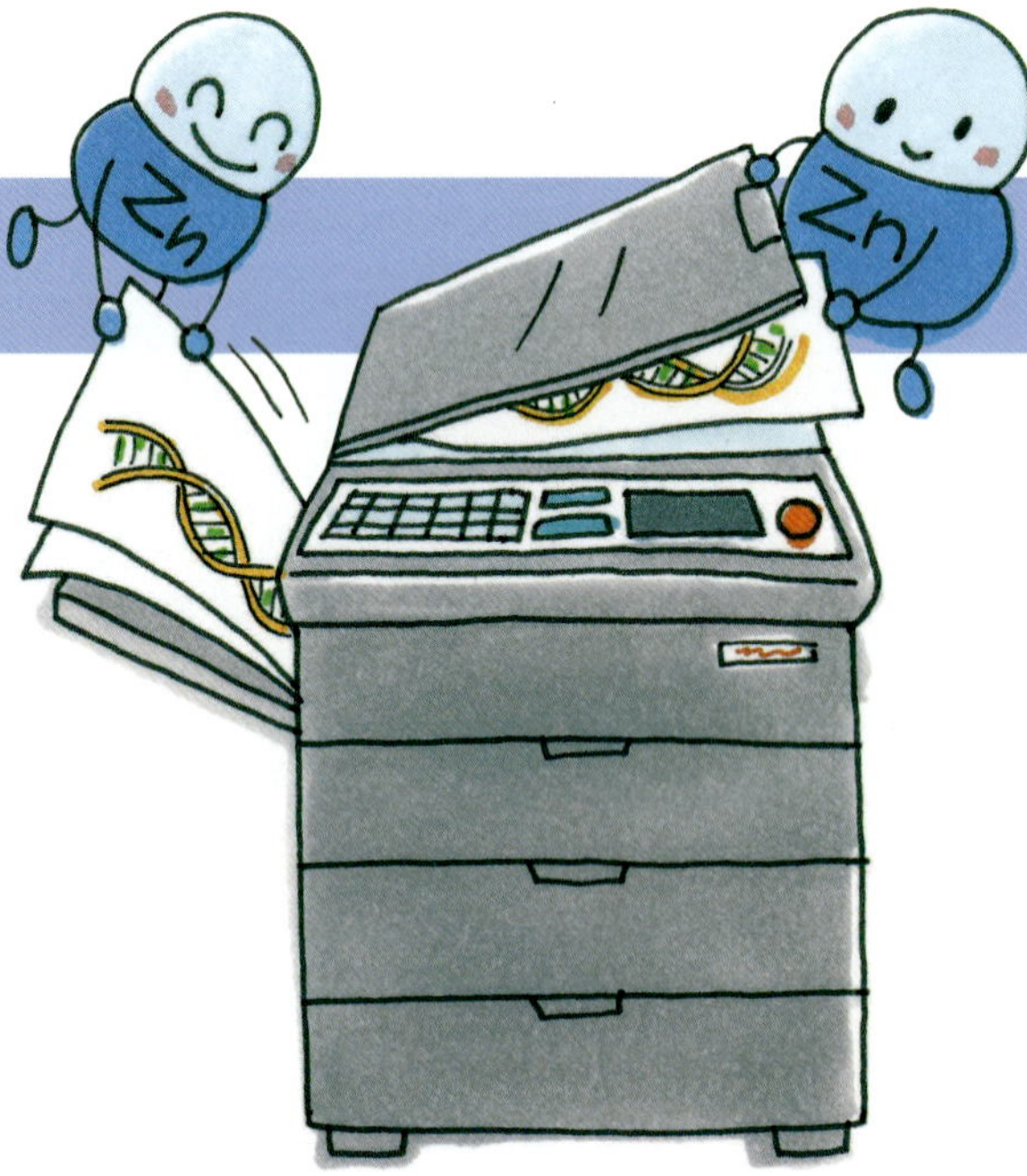

(10) ppm　（ピーピーエム）
百万分のいくつかを示す語。濃度になどについて用いる。

(11) 亜鉛が多く含まれる食品（mg／100g）
牛肝臓８.８ｍｇ、カキ（貝）１４８.７ｍｇ、ユバ（生）7.88mg、凍り豆腐7.31mg、アズキ5.8mg、豚肉4.08mg、パセリ、ショウガなど。

■DNAを合成する

細胞はタンパク質でできていますが、同じ場所にきちんと同じ細胞が複製されるのは、細胞核の中のDNAとRNAによってきちんと統制されているからです。

DNAはタンパク質製造のための情報が並んだ二本のひもで、らせん状に巻かれて染色体の中にぎっしりと詰まっています。このDNAのタンパク質情報の一まとまりが遺伝子です。

細胞分裂が始まると、DNAの二本のひもがほどけ、そのうちの一本がRNAによってコピーされます。次に細胞核の外の細胞質にあるリボソームというところに運ばれて、遺伝子の命令どおりにタンパク質ができます。つまり、細胞分裂するときには、遺伝子の中にあるDNAという設計図をRNAというコピー機が複写して、リボソームという生産工場でタンパク質を作るというわけです。

DNAは四種類の塩基(12)が組み合わさってできています。四種類の塩基を組み合わせてDNAが合成されるときには、DNAポリメラーゼという亜鉛を含む酵素が必要です。RNAも四種類の塩基でできていますが、RNAを作るときにも、RNAポリメラーゼという亜鉛の酵素が必要になります。

■すべすべ肌の保証人

皮膚や精子は体の中でいちばん細胞分裂を行っていなくてはならないところです。とくに精子は、射精してなくなると、すぐに次の精子を作ってスタンバイしておかなければ、人類の繁栄には結びつきません。したがって精子を作るところには、亜鉛が集中しているというわけです。

皮膚の表面は角質層という表皮細胞が角質化して集まっているところです。角質層は毎日垢となってはがれて、新しい細胞と入れ替わっていますが、全部入れ替わる期間、つまり一つの表皮細胞が生まれて死ぬまでの一生はだいたい二八日とされて

(12) 4種類の塩基
DNAを作っている塩基は、アデニン(A)、グアニン(G)、チミン(T)、シトシン(C)、RNAを作っている塩基は、アデニン(A)、グアニン(G)、シトシン(C)、ウラシル(U)。

■枝豆の内容成分指数

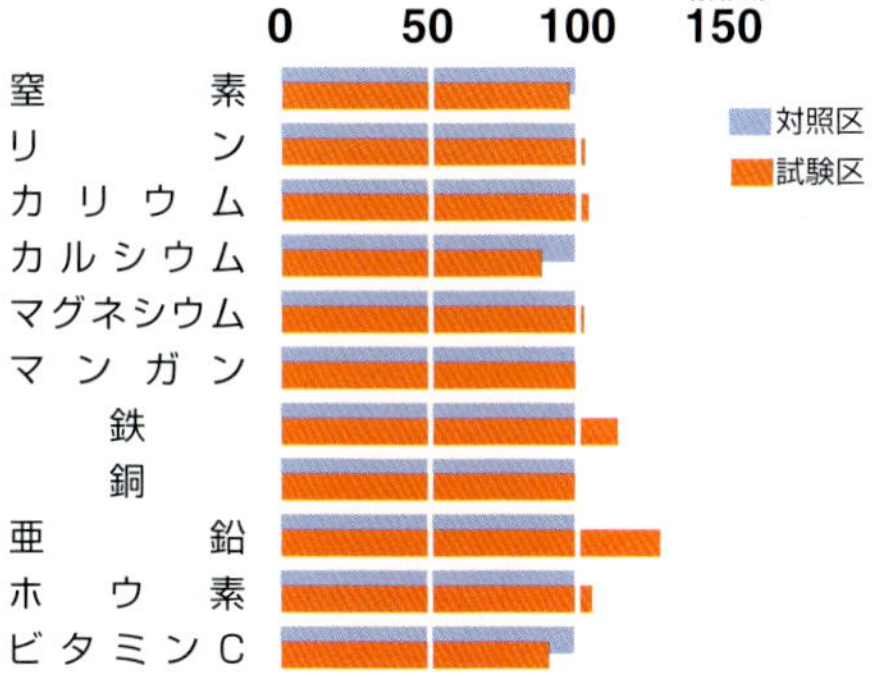

*対照区を100とした指数で示した

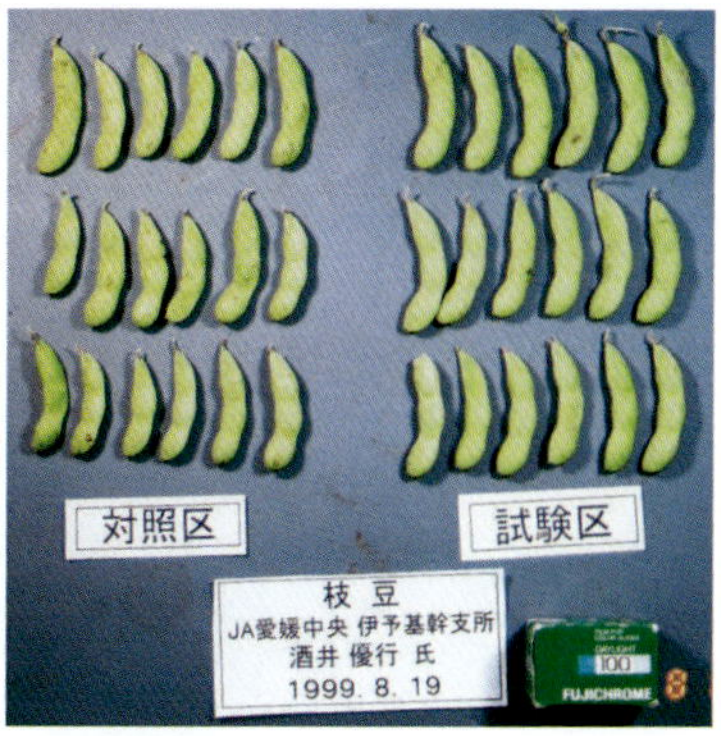

ミネラルバランスの良い試験区の枝豆は、ひとさやに3〜4粒の実を付けます。改良なしは2〜3粒のものが多い。

います。

赤ちゃんは、どんどん新陳代謝を繰り返し、成長しています。赤ちゃんの肌は比較的短い期間で入れ替わるので、いつもすべすべ肌です。この代謝期間が長くなると、角質層がいつまでも皮膚表面にとどまることになり、小ジワの原因となります。

肌ばかりではありません。内臓も筋肉も骨もみんな細胞単位で新陳代謝しています。この新陳代謝に欠かせないのが、亜鉛の酵素なのです。

■男性のミネラル

前立腺というのは、膀胱のすぐ近くにある精液工場です。また睾丸（精巣）の中では精子が作られます。この精液や精子を作るときには、亜鉛が必要になってきます。射精するときには、精子は精液といっしょに発射されますが、精子は亜鉛の含まれた精液の中ではじめて活発に動き回ることができるので、亜鉛がないと精子も元気にならないということになります。さかんに動いて卵子めがけて突き進んでいくのが元気な精子。元気のない精子は、なかなか卵子にたどり着けません。

亜鉛は別名「性のミネラル」と呼ばれていますが、とくに男性のセックスにとっては欠かすことができません。

ところが最近、亜鉛欠乏による少精子化が指摘されはじめました。一回の射精で三～五ccの精液が射出されますが、だいたい一cc中に一億個の精子があるとされています。このくらいの量があれば、授精に影響ありません。それが近ごろ五〇〇〇万～六〇〇〇万にまで少なくなってきています。これより少ないと授精能力の低下とみなされ、二五〇〇万以下になるともう授精させられない状態です。

セックスレス・カップルという性的な関係のない男女が増えているのは、亜鉛欠乏によって男性の精子の活動が衰えたことも、理由の一つかもしれません。

■子どもの成長に欠かせない

細胞分裂に深く関係する亜鉛は、

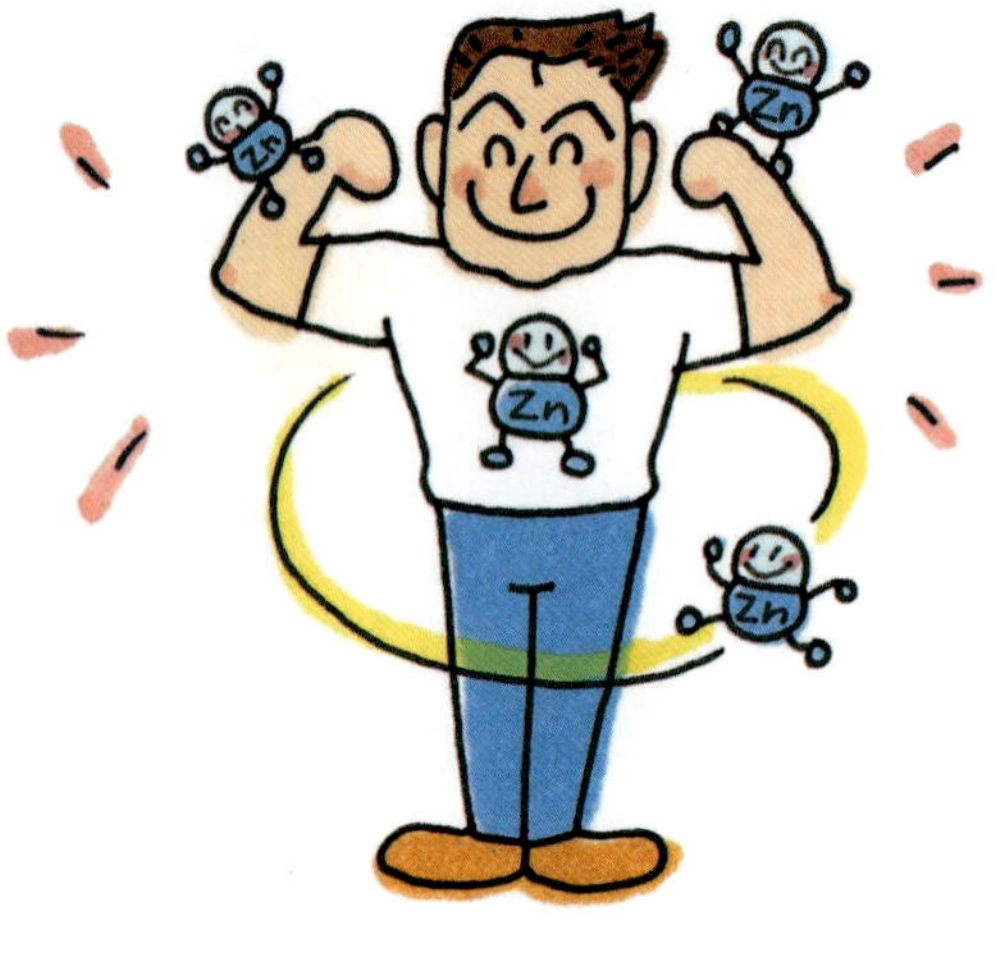

子どもの成長にも欠かせない微量ミネラルで、亜鉛の不足は、発育不全をまねきます。

亜鉛が成長に関係していることの証明として、有名なエピソードがあります。イランに小人の集団がありました。風土病とされてきたのですが、アメリカの医師が尿と毛髪と血液を検査した結果、亜鉛の欠乏症ではないかと考えられました。そこでグルコン酸亜鉛を投与すると、小人の集団がすべて治って、正常な身長になったのです。この事実は国際的に話題になり、亜鉛と成長の因果関係が深く認識させられたニュースでした。

■免疫力で病原菌をやっつける

亜鉛は免疫にも、大変深くかかわっていることが分かっています。免疫とは、体の中に入ってきた病原菌を攻撃したり、異物を排除して、体を守る働きのことです。

病原菌は、皮膚表面の角質層からは入りにくく、粘膜や傷口から体内に侵入します。風邪をひく直前には、唇がかさついたり、咽が乾いたりした経験はないでしょうか。これは病原菌が体内に入りやすくなっている状態です。粘膜がしっとり湿っていて正常ならば、リゾチームやラクトフェリンといった殺菌物質があったり、病原菌などが住みつきにくいpHになっています。また病原菌に取り付いて活力を失わせたりする抗体も分泌されています。

もしも病原菌が粘膜のバリアをすりぬけて入ってきても、体にはさまざまな免疫システムが備わっています。まず侵入箇所にすばやく駆けつけるのは、貪食細胞。これは病原菌を食べてしまう好中球やマクロファージといった細胞です。

生まれたての赤ちゃんは、産道を通るときの摩擦で赤くなっています。これは外界から赤ちゃんを守るマクロファージの赤色です。

■免疫を司る亜鉛

貪食細胞の次にやってくるのは、さまざまな種類のリンパ球です。リンパ球が登場すると、これは人間界

■ハクサイの内容成分指数

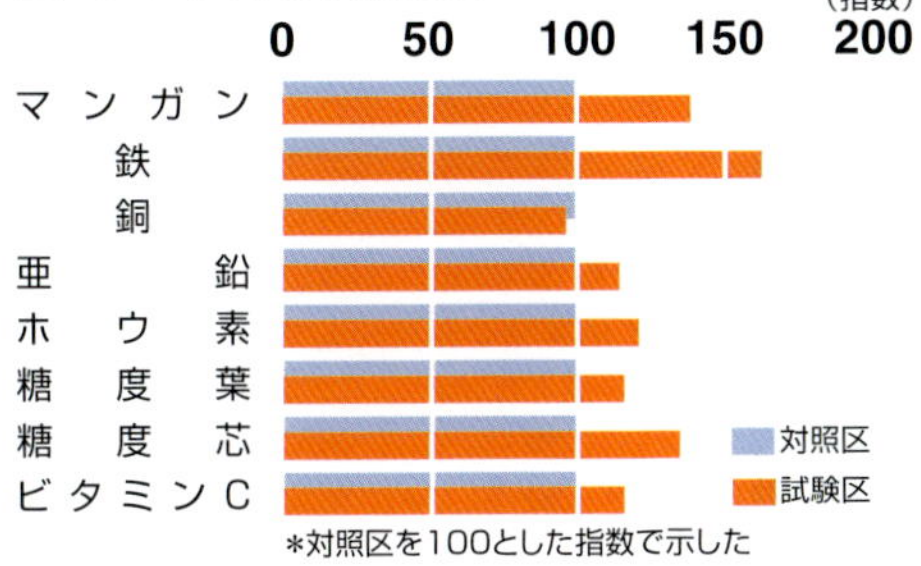

*対照区を100とした指数で示した

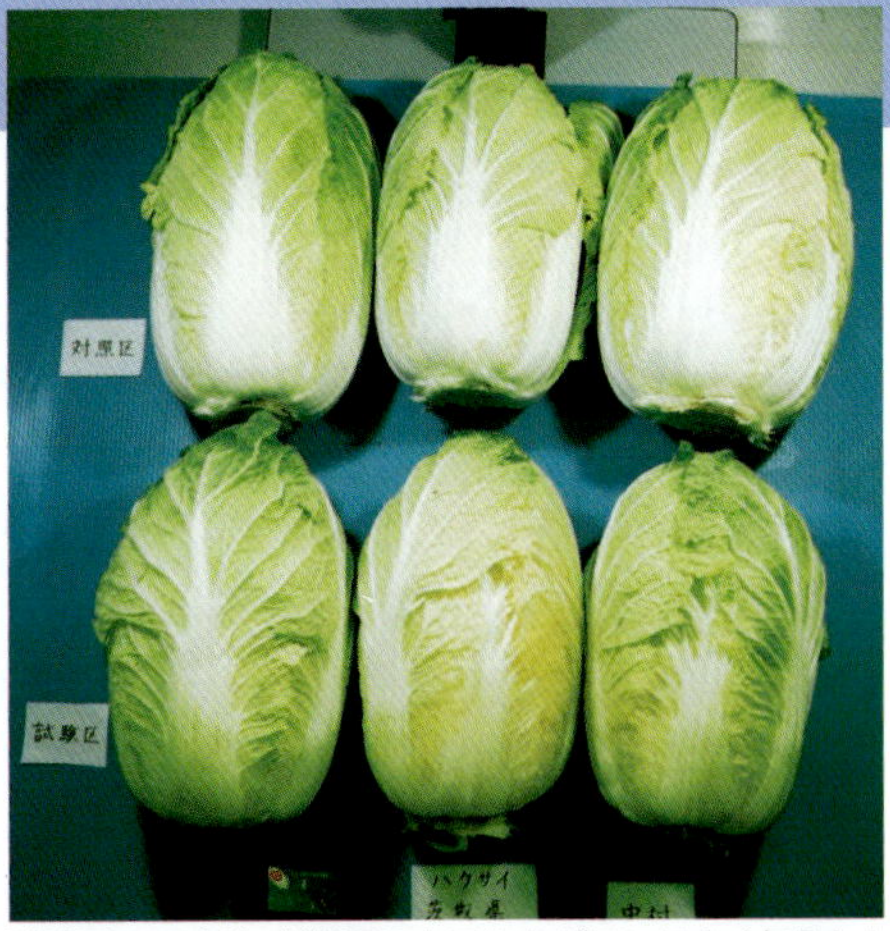

試験区のハクサイ（微量ミネラルをバランスよく与えたもの=下）は、全体に大きく、しっかりとした玉を作り、甘味も増しました。鉄、マンガンの指数が高くなっています。

の戦争と同じ様相を呈してきます。まずマクロファージの報告を受けて病原菌を特定し、抗体を作るのがB細胞というリンパ球です。よく働くのがナチュラルキラーリンパ球、通称NK細胞です。抗体が病原菌に取り付くと、それを目印にいっせい攻撃が始まります。攻撃するのはT細胞の面々。病原菌が寄生している細胞を壊して増殖を抑える細胞傷害性T細胞（キラーT細胞）。後方部隊には抗体を生産するヘルパーT細胞。抗体を作りすぎないよう生産を抑えるサプレッサーT細胞。免疫機構は、戦闘のための役割分担を厳密にこなしながら、侵入して増殖する病原菌を駆逐します。

　このような免疫の本拠地が、胸の中央にある胸腺です。胸腺は、T細胞の形成や分化を担い、免疫戦争を遂行するT細胞を教育する学校の役目も果たしています。

　T細胞は、病原菌が入ってきたら、全員が出ていって戦うのではありません。インフルエンザならインフルエンザウイルス専門のT細胞があって、そのT細胞が分化して数を増やしながら攻撃します。胸腺では、T細胞に自分が攻撃する相手を識別する能力を教えていますから、T細胞が成長する過程で胸腺が働かないと、攻撃する相手が分からなくなってしまうのです。ところが亜鉛が不足すると胸腺の働きが半減し、T細胞の働きが不十分になるばかりか、免疫の重要な役割を果たす抗体の産生も悪くなります。

■赤ちゃんに亜鉛を

　精子と卵子が結合して接合子になると、さかんに細胞分裂をして成長します。そのとき、亜鉛が重要な働きをしますから、赤ちゃんがお腹の中で大きく成長するにつれて亜鉛の必要量が増加します。不足すると未熟児や奇形児が生まれやすくなります。赤ちゃんは生まれるとき三〇〇〇グラムくらいあるのが普通でしたが、近ごろは二〇〇〇～二八〇〇グラムくらいが普通になってきているといいます。亜鉛不足による低体重でなければよいが、と願わずにいら

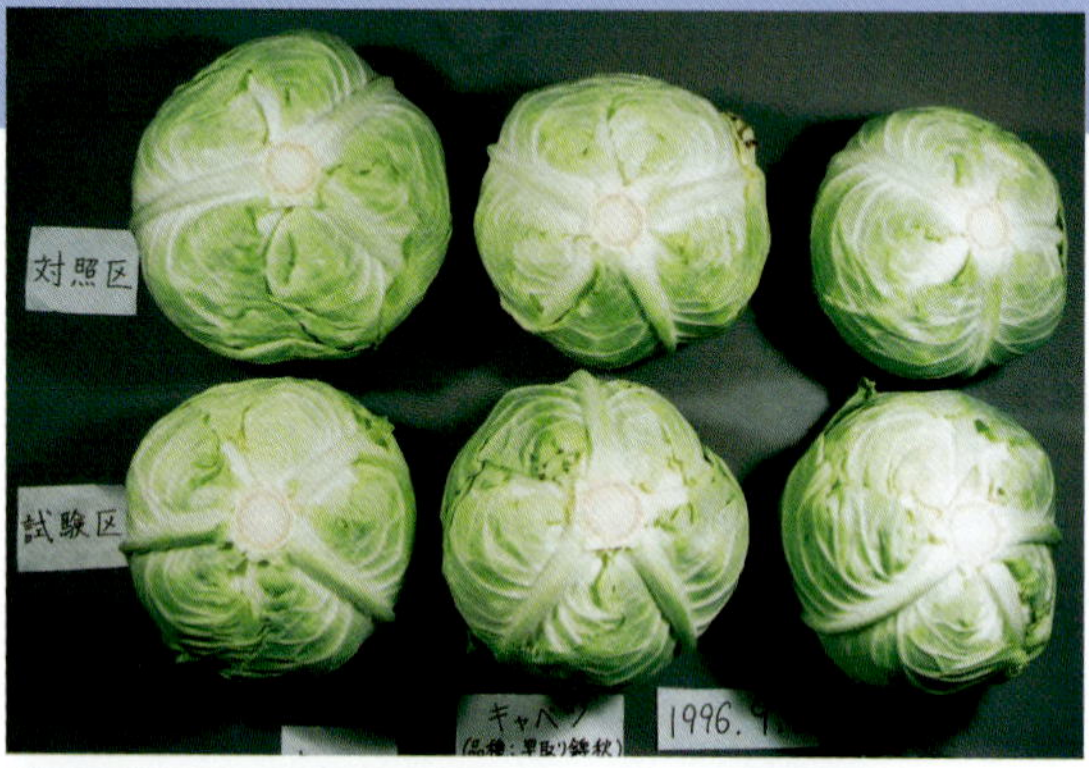

試験区（微量ミネラルをバランスよく与えたもの＝下）のキャベツは、マンガン、鉄、銅の含有量が増えています。甘味も増しています。対照区のキャベツは切り口がすぐに赤く変色します。タテに割った断面は試験区のものは葉が密で、比重も20％増え、糖度も高くなります。

■キャベツの内容成分指数

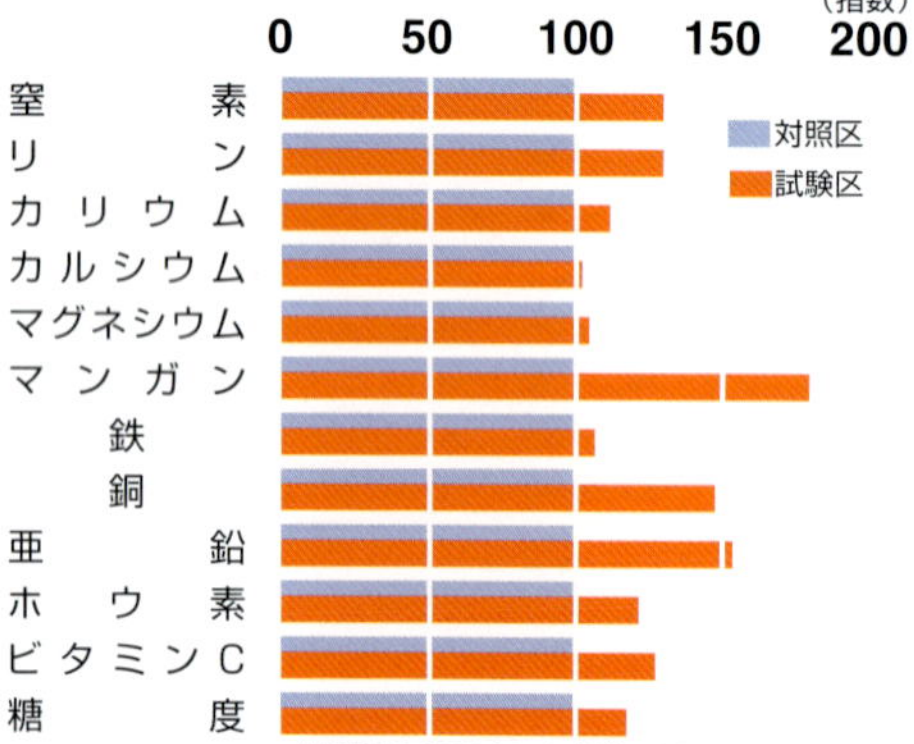

＊対照区を100とした指数で示した

れません。
私は、妊婦さんに亜鉛の錠剤や亜鉛含有の健康食品を服用するよう勧めています。お母さんになられた方のお話を聞くと、生まれた赤ちゃんはおっぱいとオシッコ、ウンチ以外は泣くことなく、すやすやと眠り、笑い顔をよく見せてくれてありがたいとのことです。また、喜んでおっぱいを飲んで、健康に育っていると、感謝されます。

赤ちゃんはお母さんのお腹にいるとき、羊水に包まれているので外界の病原菌とは隔てられていますが、いったん生まれると、大至急免疫機能を持たなければなりません。そこでお母さんの初乳には、普段の二〇倍もの亜鉛がたっぷり入っています。もしも大人が飲むと、亜鉛の過剰摂取でお腹が痛くなってしまうほどです。もちろん赤ちゃんには、初乳をぜひ飲んでもらわなければなりません。

ところが心配なのは、初乳が出なくなっているお母さんが多くなっていることです。

この原因としては、現代社会のストレスという心の問題や、肉食中心の食事の問題もあるでしょう。心配事を離れ、動物性食品を少なくし、穀物と野菜中心の粗食にするとおっぱいが出はじめることがよくあります。

おっぱいはお母さんの愛情の象徴。おっぱいをふくんだ赤ちゃんの安らいだ顔を見ていると、こっちも思わずほほえんでしまいます。赤ちゃんの健康はおっぱいから生まれると肝に銘じてほしいものです。

しかし最近はおっぱいが出ないどころか、子どもを虐待する母親も増えてきたといいます。次のテーマは、母の愛情とミネラルの関係についてです。

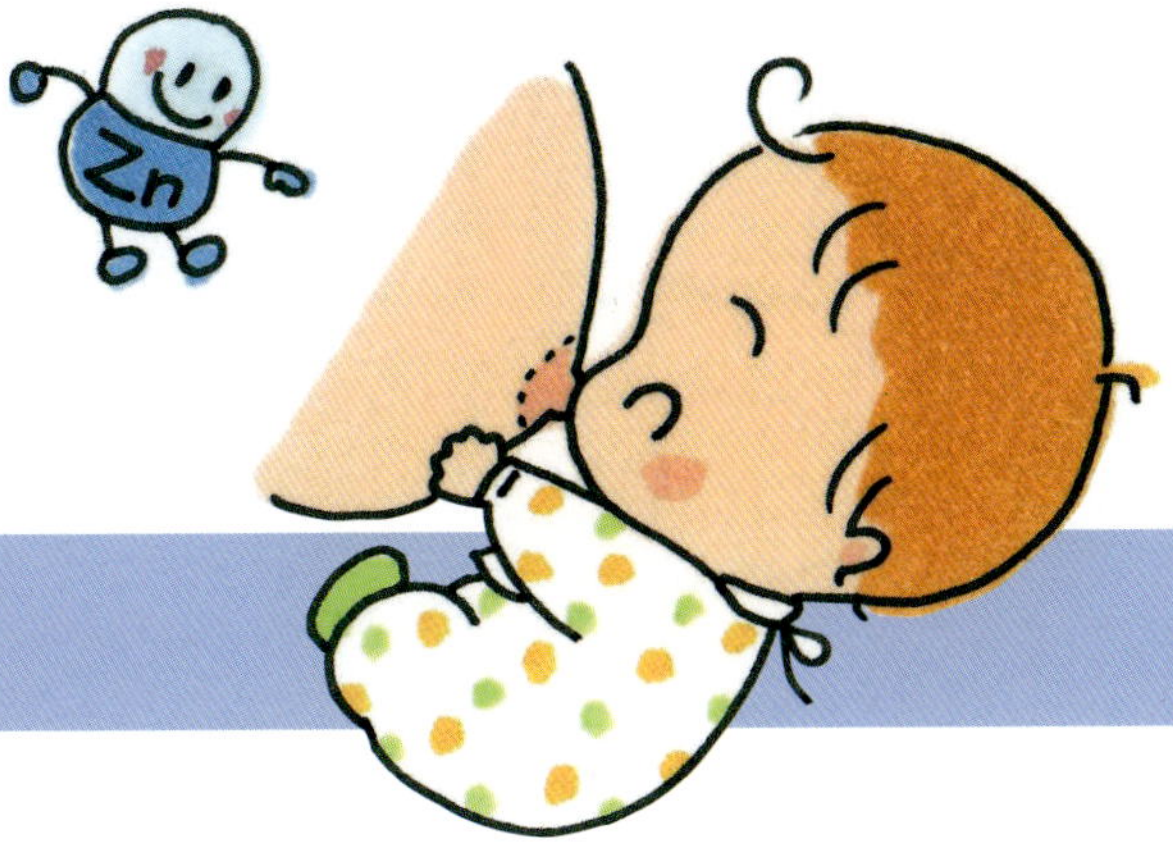

■2S〜5L割合調査結果

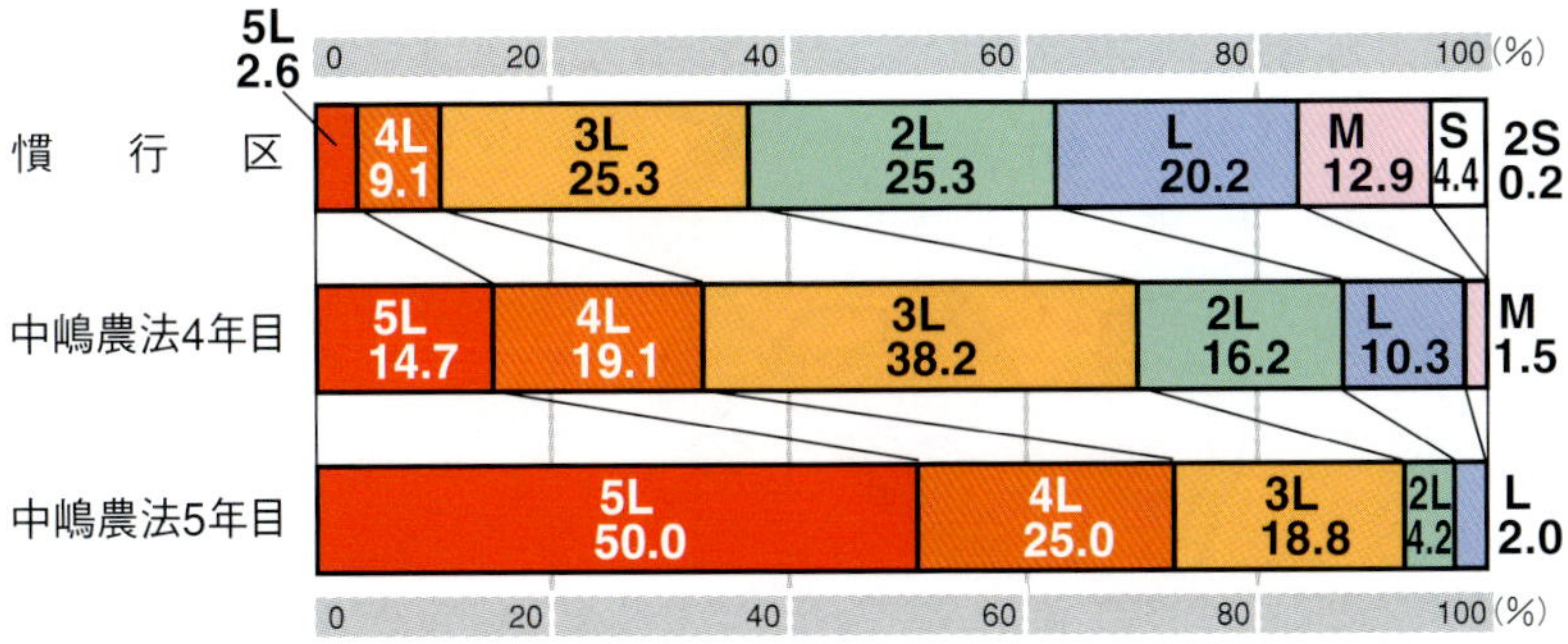

埼玉県のナシ産地の成果。ミネラルバランスを良くする中嶋農法5年目で大玉（5L）が大幅に増えました。

愛情の塩マンガン

■子宮の発達とマンガン

北海道にはたくさんの乳牛がいますが、ある年受胎率が低下して困ったことがありました。毎年一頭ずつ子牛を産むはずが、三年に二頭くらいしか産みません。原因を探っていくと、どうも栄養不良であると分かりました。微量ミネラルのマンガンが不足していたのです。

マンガン不足で受胎率が下がった雌牛は、決まったように搾乳を嫌がります。乳を搾るために人が近寄ると蹴るので近づけません。そういう牛は、子宮の発育も不健全です。

北海道だけではなく、酪農地帯ではマンガン不足がよく見られます。牛の餌である牧草の肥料として、牛の糞尿をばらまきますが、そうすると土壌が酸性に傾きがちです。そこで中和するために、今度は苦土[13]（酸化マグネシウム）石灰をまいて、pHが七～七・五まで高くなってしまうことがあります。すると、マンガンを吸収する最適土壌はpH六台ですから、土壌にマンガンがあっても牧草に吸収されなくなってきます。飼料の牧草にマンガンがないから、牛がマンガン不足になってしまうのです。

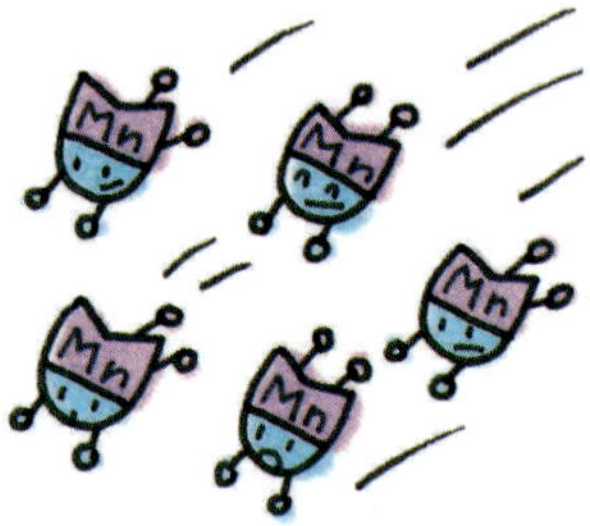

■マンガン不足で愛情不足

マンガンが不足した牛は、子牛をかわいがりません。母牛が子

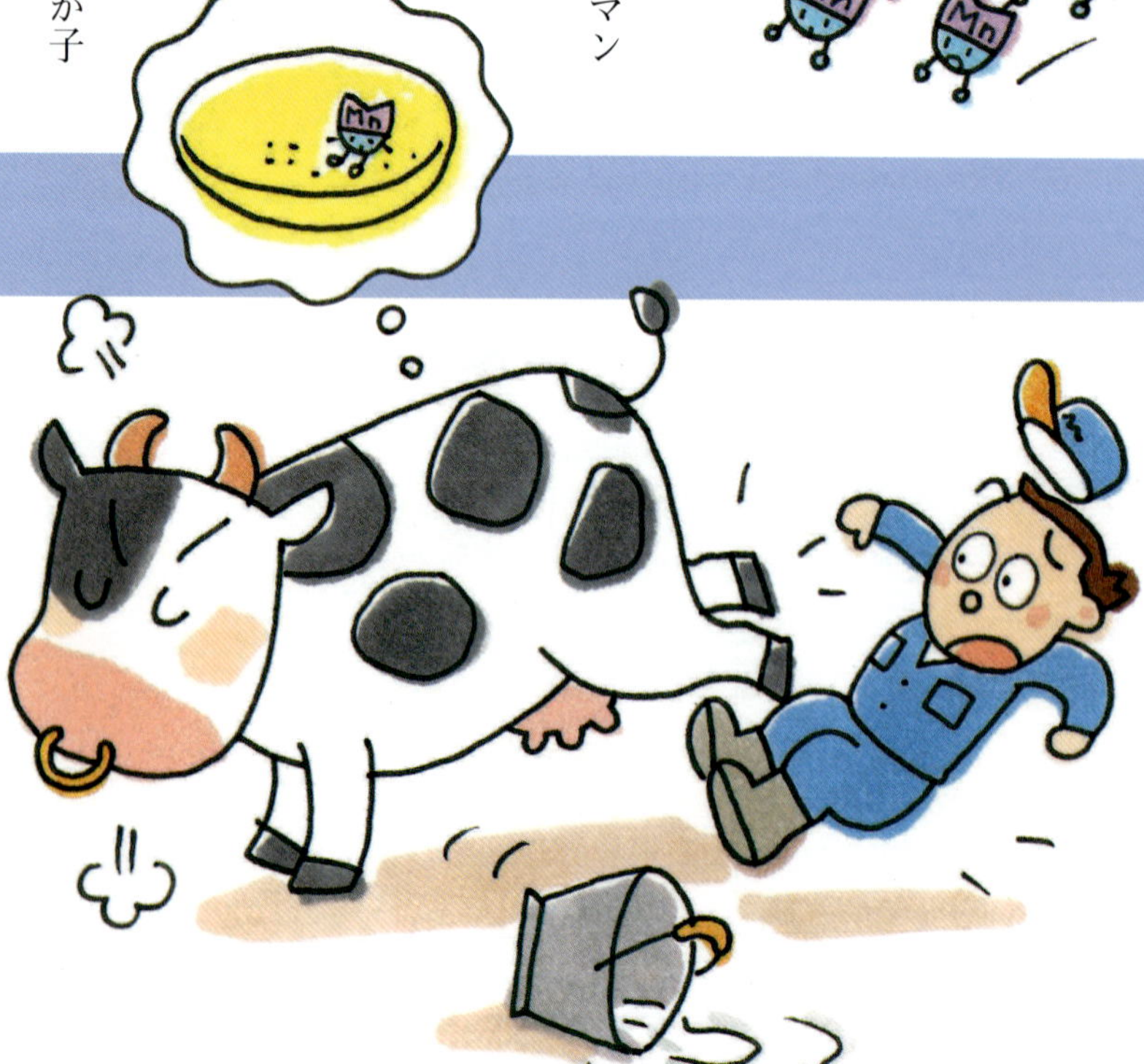

牛を圧死させたりすることもあります。マンガン不足の土地で作物を作って食べていれば、人間にもマンガンが欠乏し、女性は性的な触れ合いを嫌がるようになることがあります。これは一種の不感症症候群です[14]。

また、赤ちゃんがかわいく感じられない、泣いてうるさいとぶってしまう、あるいは無性に叩きたくなる。そんな心当たりのあるお母さん、育児ノイローゼになる前に、マンガン不足かもしれないと考えてみてほしいと思います。

心筋症やがんを防ぐセレン

■今、注目のセレン

中国の克山地方で克山病というセレン不足によると考えられる心筋症が動物に集団発生していたことがあります。一種の風土病ではないかと思われていましたが、ある獣医が作物の種を、薄めたセレンの水溶液に浸してから、畑にまくようにしたところ、それ以後、その地方の動物には心筋症が出なくなりました。

微量元素学会で成人病と微量元素の関係を調査し、がんとセレンの関係が明らかになっています。血液中の血清セレンが〇・二五ｐｐｍになると、がんは消えていくということです。反対にセレンが欠乏すると白血球の殺菌力低下をもたらすので、血清セレンが〇・一五ｐｐｍ以下になると、がんは増殖するという結果が得られています[15]。

亜鉛もがんに影響していますが、これも免疫力に関係しています。銅も欠乏すると、抗体の生産力が落ちることが確認されています。また、カルシウムを大量に投与すると、大腸がんが抑制されたといいます。

■微量ミネラルとがん

元素名	知られている所見
セレン	①多くの人のがんとセレンの量が負の相関（疫学調査） ②動物の発がんをセレンが抑える（動物実験）
亜鉛	①欠乏で人のがんが増加（疫学調査） ②欠乏で動物のがんが増加（動物実験）
カルシウム	①大量摂取で人の大腸がんを抑制（疫学調査）

(13) 苦土
酸化マグネシウムの俗称。苦土石灰は、酸性度の改良としても役立つ。

(14) マンガンが多く含まれる食品（mg／100g）
キクラゲ（乾物）7.00mg、浅草のり5.90mg、パセリ5.98mg、オートミール3.37mg、ゴマ3.30mg

(15) セレンが多く含まれる食品
腎臓3.53～3.97ppm、魚（淡水）1.48ppm、魚（海産）1.54ppm、肝臓0.30～0.58ppm、全卵1.01ppm、小麦0.01～3.0ppm、小麦ふすま0.1～3.0ppm

3章

ミネラル野菜の秘密

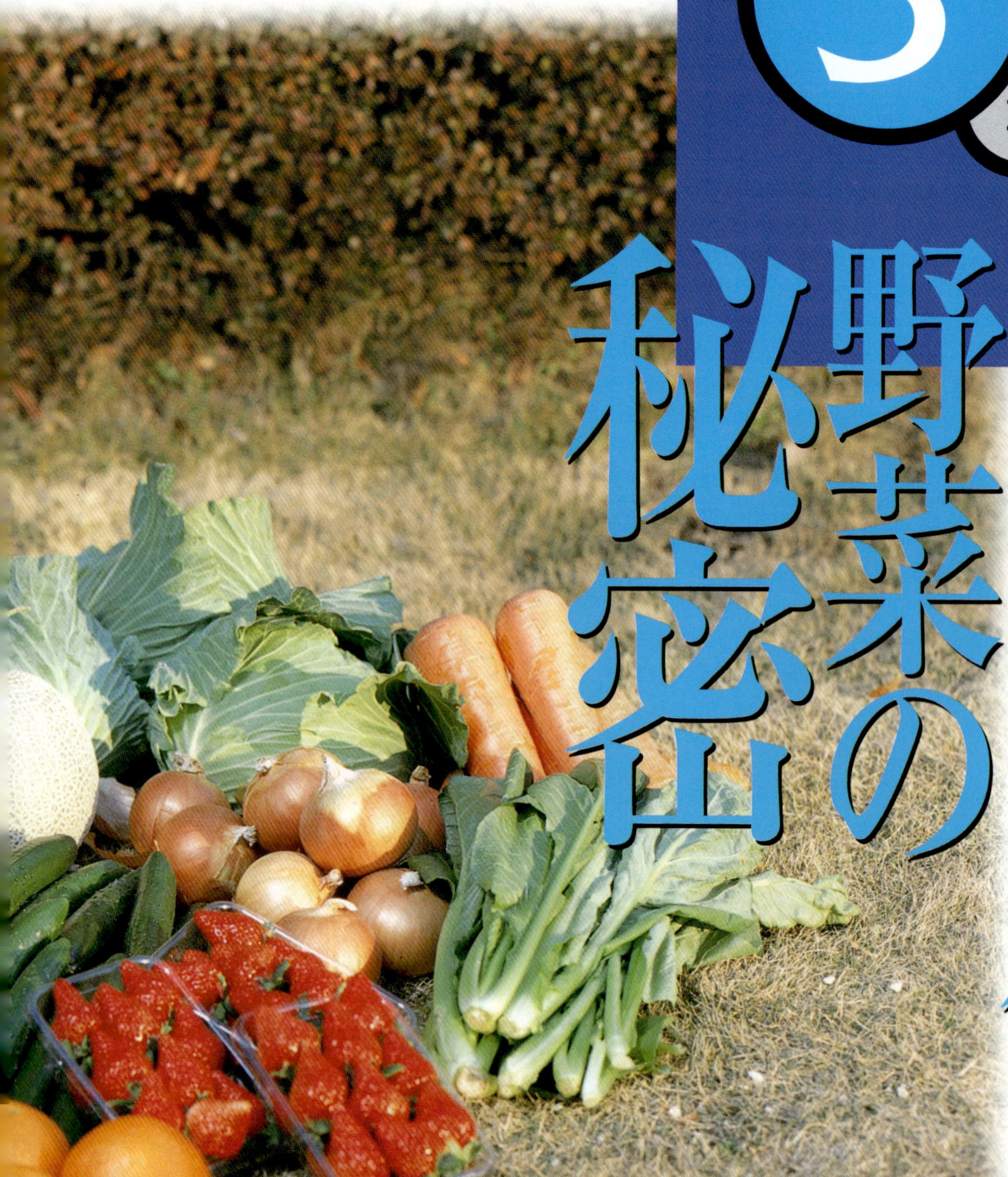

中嶋農法でとれた野菜、果物

今、食べものに微量ミネラルが不足しています。
それは、作物を育てる土に微量ミネラルが少なく、
バランスも悪くなっているからです。
土に微量ミネラルがバランス良く含まれ、
作物の育ちやすい環境が作られれば、
少しくらいの干ばつや、冷害、病気、害虫に
やられることはありません。
農薬も大量の化学肥料も使う必要はなくなるのです。
健康な作物は、とてもおいしく感じます。
甘味があって、こくがあります。
健康な作物を食べると、人間も健康になります。
ここでは、作物と人間のおどろくべき共通点と、
作物と人間の健康の秘密を解説したいと思います。

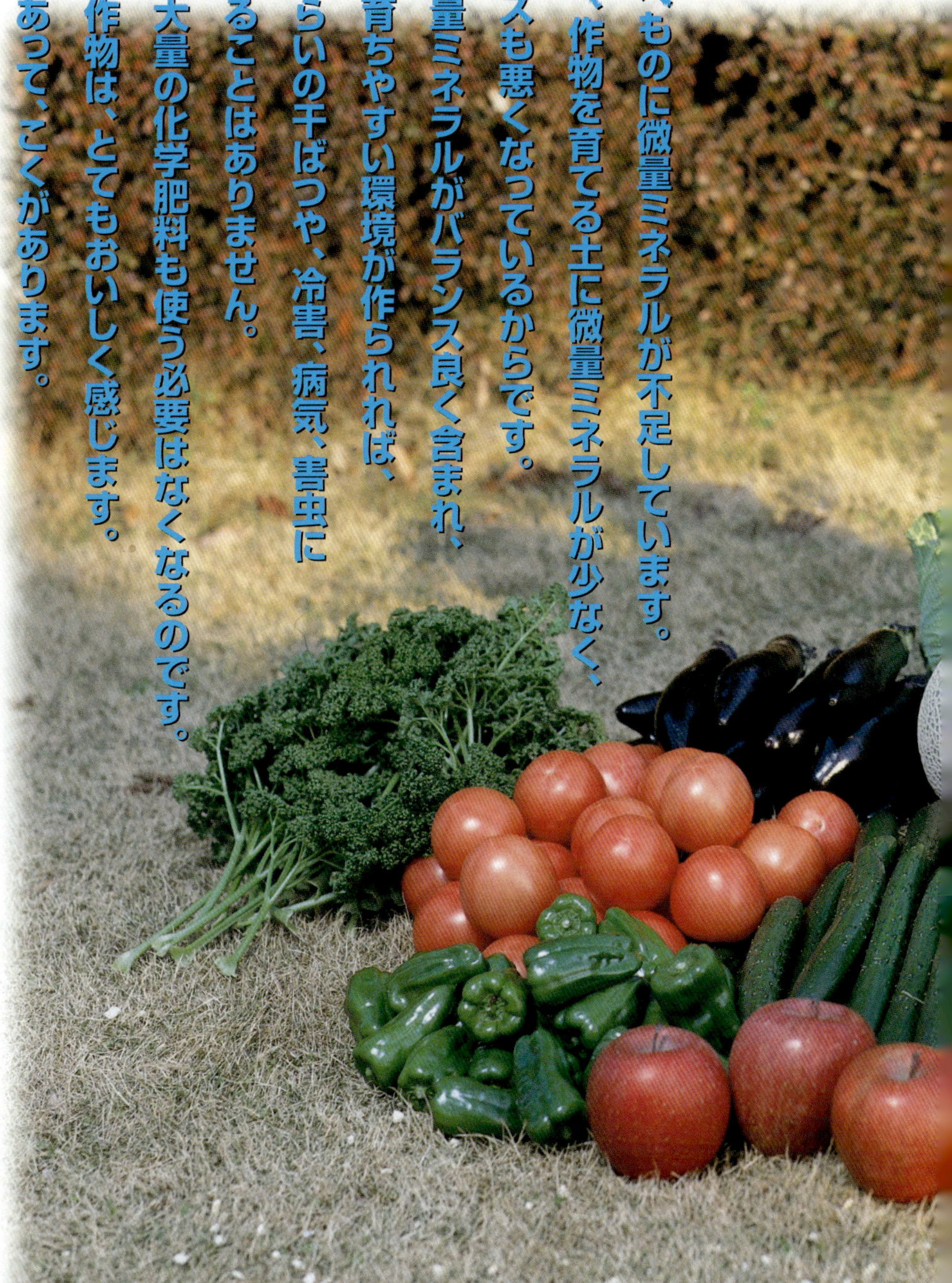

本物の野菜が求められている

病気を抱えて働く現代人

日本は世界でいちばんの長寿国と言われています。平均寿命は、男性が七七・一六歳、女性が八四・〇一歳（一九九八年度）です。しかし、これは健康な高齢者が増えたという意味ではありません。

日本病院協会に加盟する二五〇〇の病院が、一九九二年一月一日から一二月三一日までの間に人間ドックや職場などで検診した一六七万人の統計をとり、厚生省の予防医学委員会で分析したところ、次のような結果が得られました。

検診結果は大きく三つの段階に分かれています。「異常なし」をA。「軽度の異常が認められるが日常生活に差し支えなし」をB。「身体に異常が認められた」をCとします。

AとBを合わせると約二〇パーセント。残りの八〇パーセントの人たちは異常ありとなっています。どこかに病気を抱えながら働いている日本人の姿が目に見えるようです。

では、六〇歳以上の人たちの健康状態はどうなっているのでしょうか。

この調査によると、六〇代以上の人で検診結果がAに該当する人は一人もいませんでした。Bは、六〇代で二・九パーセント。七〇代で一・九パーセント。八〇代は該当者なしとなっています。

一九九八年で六五歳以上の人が二〇四五万人と発表されました。その中で、寝たきり高齢者一二〇万人、老人性痴呆症が一六〇万人いると推定されています。二〇二五年を予測すると、六五歳以上が三二〇〇万人、人口の二五パーセント、四人に一人が高齢者で、寝たきり高齢者二

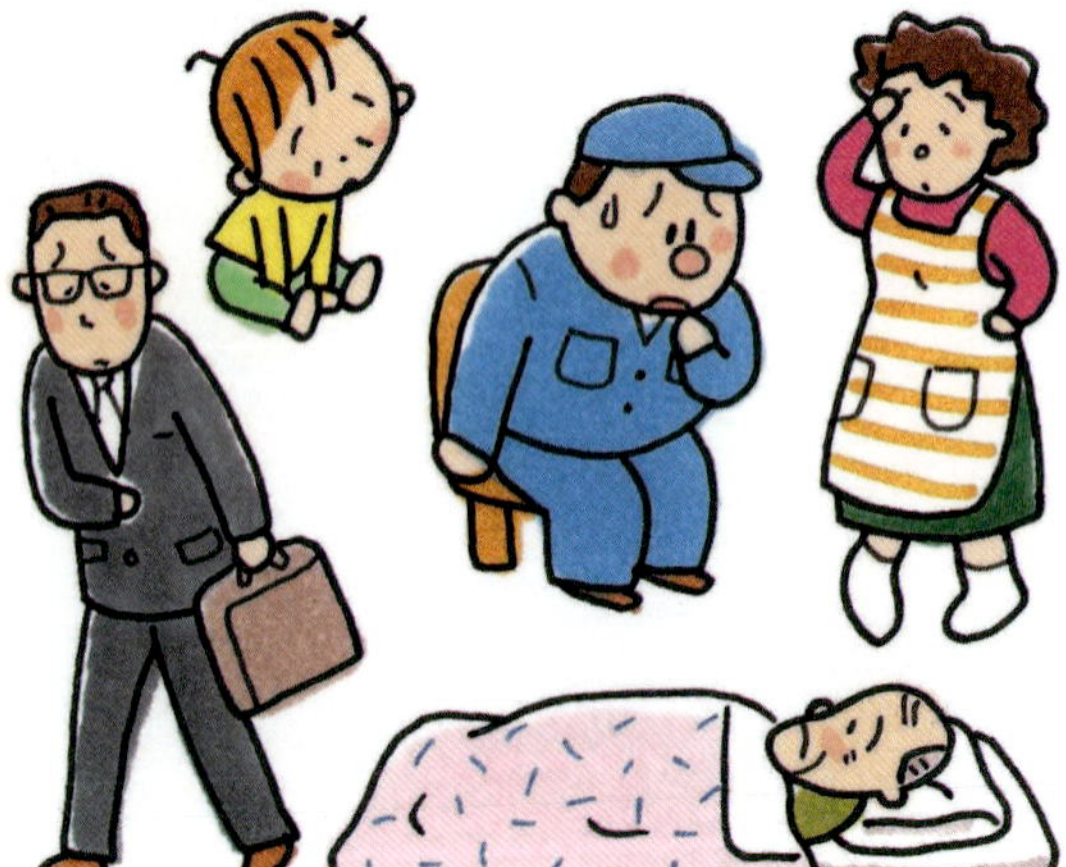

三〇万人、老人性痴呆症三一四万人と発表されています。現状から計算すると、老人一人当たりの年間医療費が六八万五〇〇〇円、一四歳以下は一人当たり五九〇〇〇円になります。

出産数は過去には年間二七〇万人あったものが、現在は一二三万人、半分足らずになっており、今後も減少していくとみられています。

長寿の願いというのは九〇歳、一〇〇歳まで人生を楽しみながら健康に生きることです。しかし現状は、要介護老人が増え続け、一方若者は将来も減り続けることがわかっています。介護する人も介護を受ける人も高齢化に入り、病苦にあえぎながら老後を過ごすという、困った事態を迎えようとしています。

■微量ミネラル不足で野菜嫌い

このような半健康社会の背景には、栄養の貧しい野菜を食べているため、人の体がアンバランスな栄養状態になっているということがあるのではないかと想像しています。それに農薬などの弊害が加われば、人体はますます健康から遠ざかっていきます。

かつて微量ミネラルは食べものにバランス良く含まれていました。ところが現在、毎日口にする食べものから微量ミネラルは姿を消しています。とくに作物には、窒素分などが大量に含まれ、微量ミネラル含有量は明らかに減ってきています。

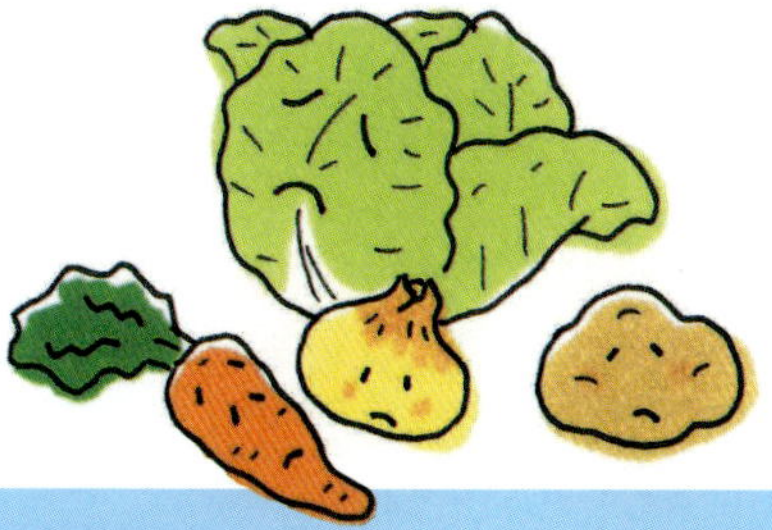

栄養のバランスが崩れ、微量ミネラルが不足すると、人も野菜も健康な状態ではいられません。疲れやすく、風邪を繰り返し、抵抗力も落ちてきます。作物は病気になったり害虫が付きやすく、日持ちも悪くなります。そのため農薬が多用され、野菜や果物は安心して食べられる時代ではなくなってきました。

「最近の野菜はまずくなった」という話をとくに高齢の方からよく伺い

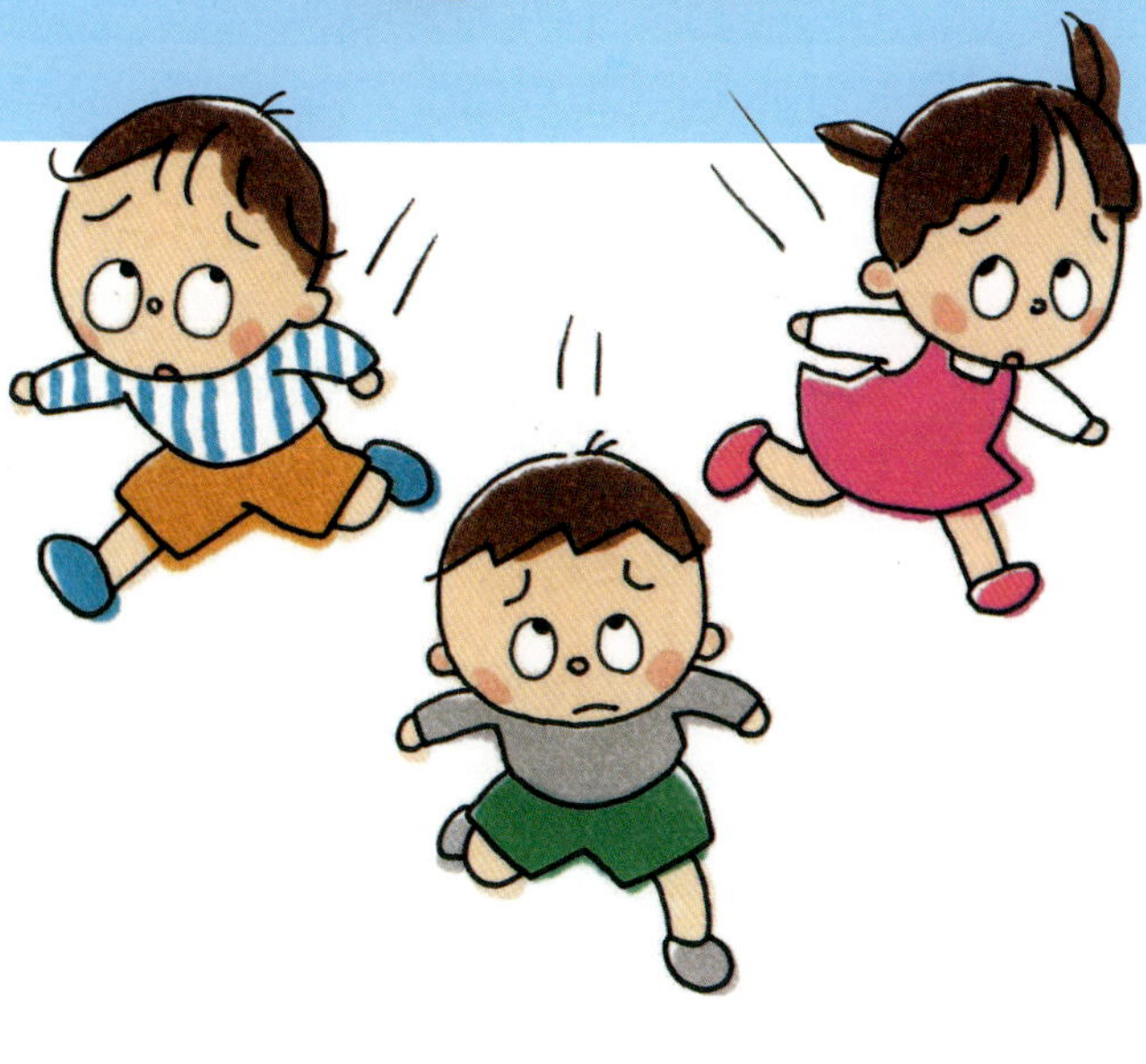

ます。野菜嫌いの子どもも増えています。人はのどが渇けば水がおいしく、疲れたあとは甘い物が欲しくなるように、自分の体が欲している食べものをおいしいと思うものです。

ところが野菜にミネラルのバランスが悪くなると、どうしてもおいしく感じることはできません。こうしてますます野菜嫌いが増えていきます。

■本物の野菜で健康な老後

最近の野菜に香りが少なくなっているのに気づいた人も多いと思います。作物の香りには、フィトンチットという、害虫を遠ざける植物の防衛成分が含まれています。香りの少ない作物は害虫にやられやすいのです。

栄養のバランスがとれている野菜は、生体防御が働くので、病気にならないばかりか害虫も付きません。当然、農薬も不要です。「本物の野菜」とは、おいしく食べて私たちにバランスの良い栄養を与えてくれ、安心して口にできる野菜のことです。

がんや生活習慣病、老人病なども本物の野菜を食べていればかかりにくくなるでしょう。健康な老後を過ごすためにも、本物の野菜が求められています。

ミネラル野菜はタフ

■零下二〇℃に耐えるホウレン草

北海道の旭川市に近い東川町。ここで栽培されているホウレン草は、微量ミネラルを十分に含んだ栄養バランスの良い本物野菜です。旭川の冬はマイナス三〇℃以下にも冷え込むので、これまでは、暖房したハウスでなければ野菜はできないと思われてきました。しかし土壌も栄養状態も完全な野菜ならば、冬でも無加

■微量元素と免疫能

元素名	欠乏による免疫異常
亜鉛	感染増加、リンパ球の機能低下、その他多くの免疫能の低下
銅	感染増加、抗体産生低下
セレン	白血球の殺菌能低下
鉄	感染増加
ヨード	感染増加、白血球機能低下

1993年度　日本微量要素学会誌より抜粋。
東京大学医学部教授、和田攻氏記載のもの

■現在までに報告のあった成人病と微量元素の関係

成人病	欠乏が関係する	過剰が関係する
がん	セレン	
動脈硬化	クロム	
心筋梗塞	セレン	
糖尿病	クロム	
痴呆	セレン、クロム、亜鉛	アルミニウム
高血圧	セレン、銅	亜鉛
免疫不全	亜鉛、銅、セレン、鉄	
味覚低下	亜鉛	
行動異常	亜鉛、銅、リチウム	
むし歯	フッ素	

温のビニールハウスで青々とした葉を茂らせることができます。もちろん無農薬。

外気がマイナス三〇℃にも下がると、ハウスの中はマイナス二〇℃です。そのような夜はさすがにぐったりしていますが、昼になると立ち上がって正常になり、収穫できるようになります。栄養たっぷりのサラダホウレン草です。これが前例になって、北海道では穂別町や南幌でも無加温ハウスで冬の野菜栽培が始まりました。

■嵐に負けないミネラル野菜

北海道穂別町の五つの小学校では、モデル農園を作っていました。普通の肥料を入れただけの土壌と、微量ミネラルと通気性や透水性にすぐれた土壌で作物を作り、収穫してその違いを体験学習していたのです。ところがある年の八月に、北海道には珍しく台風がやってきて、モデル農園のキュウリ、ピーマン、ホウレン草を軒並み倒してしまいました。

「今年は収穫できなくて残念だった」と話していたところ、五校のすべての農園で、微量ミネラルを入れた土壌の方だけは、しばらくしてすべての野菜が立ち上がってきました。しかもその後、霜が降るまで実り続けたといいます。また、大変おいしく食べられたとのことでした。

台風のおかげで、土作りの大切さを教育する結果になったと、先生方も大変喜んでおられました。

■北海道の土、今昔

北海道もかつては大変肥沃で栄養バランスのとれた土壌でした。北海道の農業にくわしい八〇歳以上の有識者の人たちに、昔の十勝地方の農業のようすを尋ねてみたことがあります。

「入植されて最初に何を作りましたか？」

「アズキです」

「肥料はどのくらいやりましたか？」

「肥料は使いません」

「農薬はどうですか？」

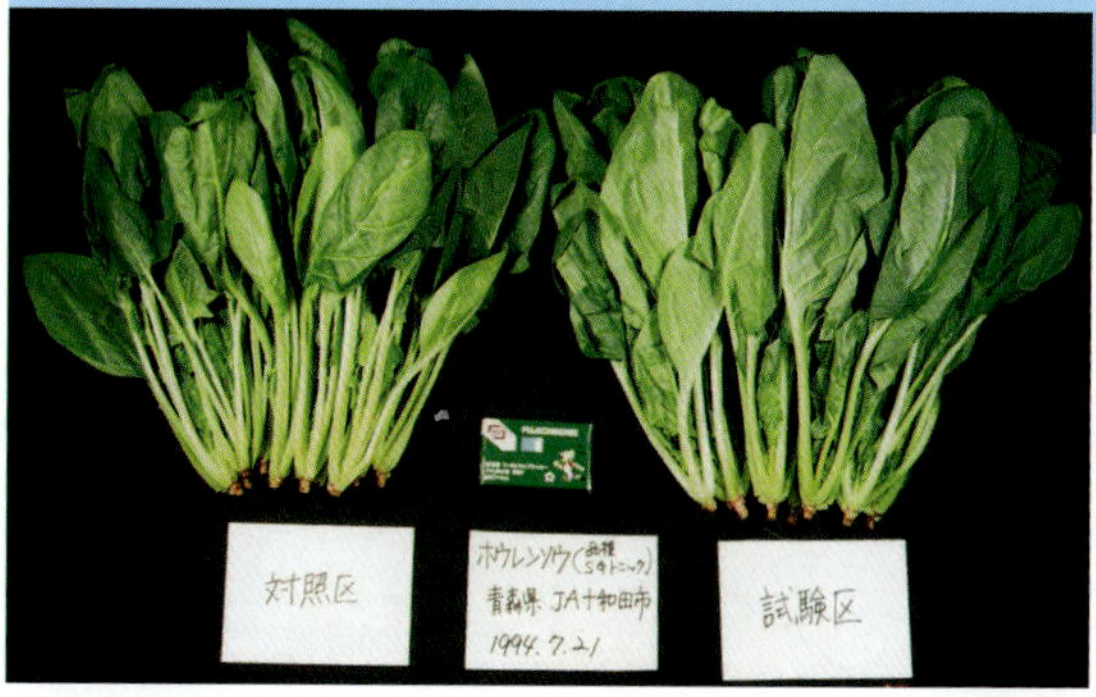

バランスのとれた土壌のホウレン草（右）は、葉の色もよく、甘味も増して日持ちも良くなりました。微量ミネラルがバランス良く増えています。また、ビタミンCの指数が抜群です。

■ホウレン草の内容成分指数

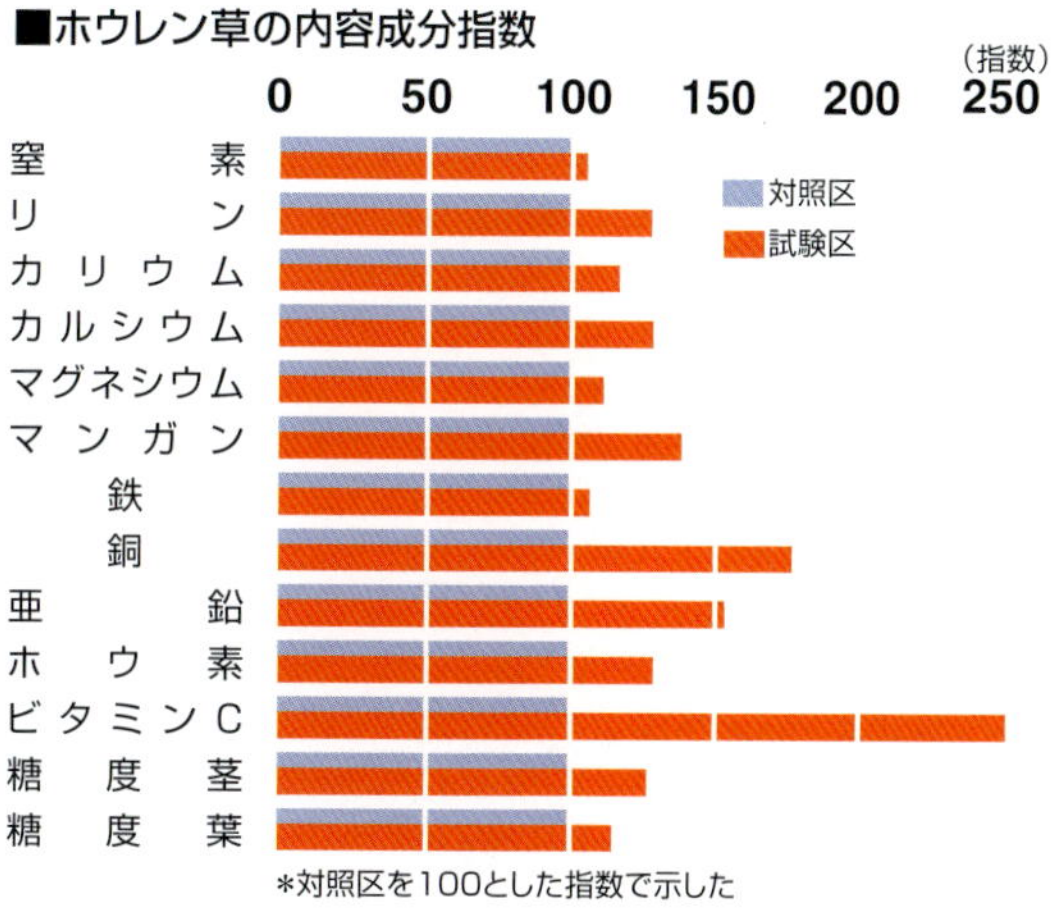

＊対照区を100とした指数で示した

「農薬も使いません」

「一反当たり、どのくらいとれましたか？」

「毎年のようにアズキが七俵とれました」

　それが現在は一反当たりの収穫が三俵か四俵くらいです。肥料は一〇アール（一反）当たり八〇キロから一〇〇キロの窒素、リン酸、カリを施します。消毒は一年に四回しないと収穫できません。

　昔は冷害もなかったといいます。大正二年に一回あって、その後の冷害は軽症にすぎません。化学肥料が出始めた昭和一三年頃から少し障害が起こりはじめ、昭和二九年以降にひどく冷害が出るようになったということです。

　戦前の北海道は、何万年もの間腐葉土が堆積し、生物に必要な栄養をたっぷりと持った肥沃な大地が形成されていたに違いありません。そのような土地で育った作物は、寒さにも乾燥にも長雨にも強いはずで、それが冷害の少なさに証明されています。

　ところが作物による収奪と化学肥料によって土壌が劣化し、微量ミネラルも欠乏するようになりました。そのため、土壌に微生物や小動物が住みにくくなり、通気性・透水性も悪くなります。それにともなって冷害や乾燥や長雨に弱い作物しかできない土壌になってしまったのです。

■ドベネックの最少要素樽

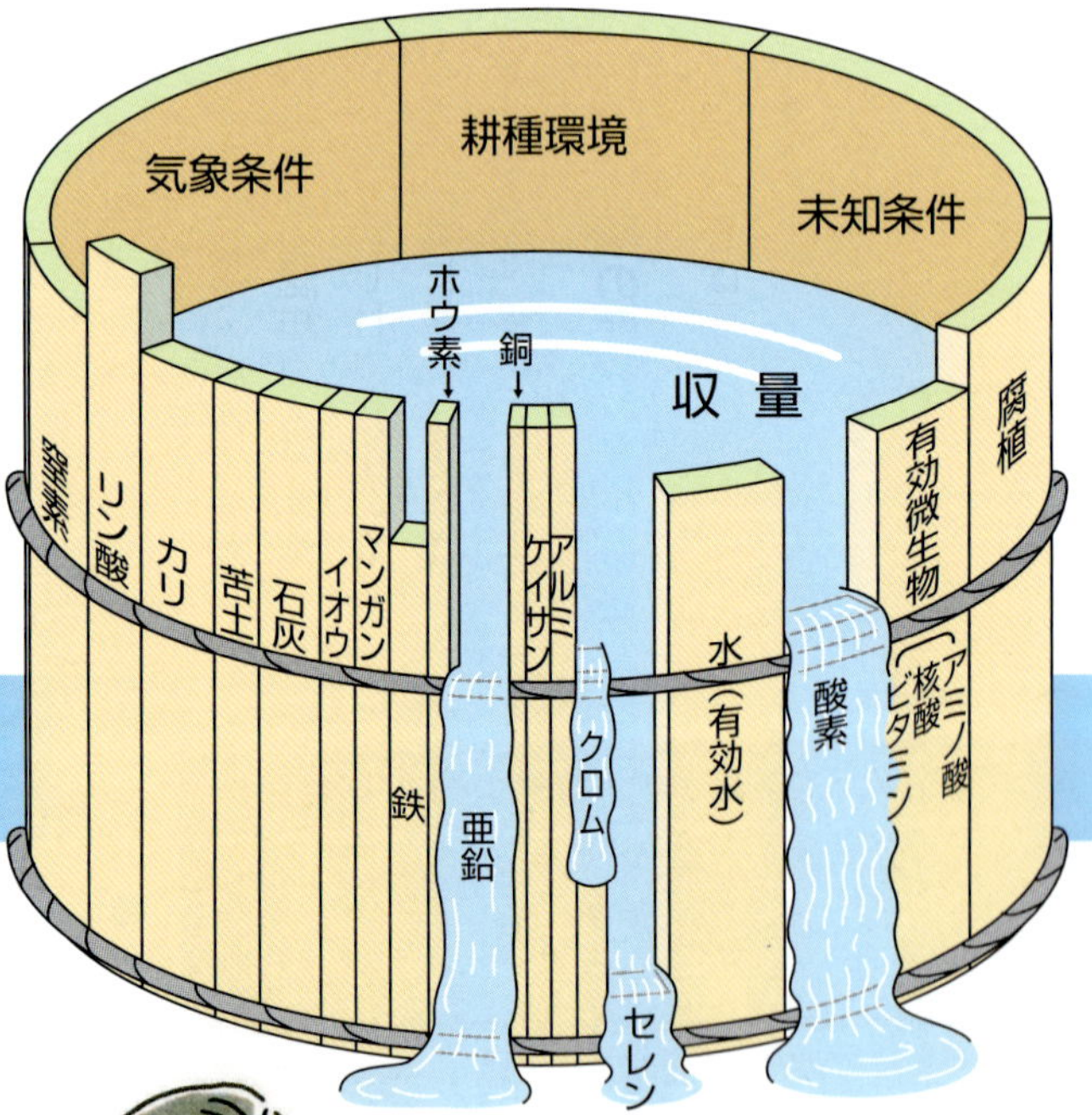

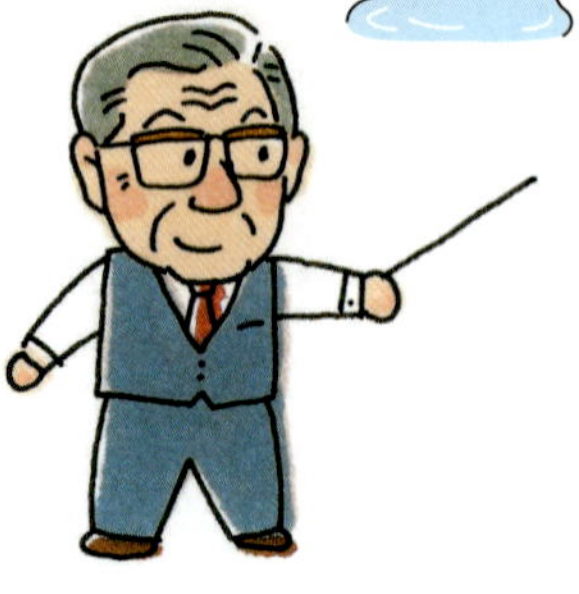

リービッヒの唱えた最少養分律をわかりやすく図で表わしたものがこの「ドベネックの要素樽」です。

（16）植物の必須元素
現在までに確認されているものは、次の16種類である。水素、炭素、酸素、窒素、カリウム、カルシウム、マグネシウム、リン、硫黄、塩素、ホウ素、鉄、マンガン、亜鉛、銅、モリブデン

（17）リービッヒ
19世紀のドイツの化学者。植物の栄養は、動物や微生物と異なり、ビタミンやアミノ酸、糖類などの有機化合物は基本的には必要としないという「無機栄養説」を唱えた。また、植物は、必須元素のうちどの元素が欠けても成育できず、相対的に最少量しか供給されていない元素の供給量によって、その植物の成長量（収穫量）が決定されるという「最少養分律」を唱えた。この「最少養分律」を図で示したのが「ドベネックの最少要素樽」

作物の栄養素

■作物に微量ミネラルは不可欠

人間に三大栄養素があるように、作物にも窒素、リン酸、カリの三大栄養素があります。また微量ミネラルも、欠かすことのできない必要な栄養素[16]です。

実は一九世紀に、ミネラルを含めたいろいろな栄養素の必要量が作物によって決まっていることは分かっていました。その必要栄養素のうち、最低の栄養素に合わせて収穫が決まるという法則も提唱されていたのです。たとえば窒素が少なければ、あとの栄養素がいくら多くても、窒素を基準にした量以上は収穫できないというものでした。これがドイツの化学者リービッヒ[17]の提唱した最少養分律という考え方です。

また、一九四五年には、イギリスのローサムステッドの農業試験場で行われた実験によって、作物に微量ミネラルが欠乏するとさまざまな障害が出ることが明らかになっていました。そこで作物の栽培に欠かすことのできない必須微量ミネラルは、鉄をはじめとする六種類であると発表されていたのです。

ですから微量ミネラルは作物にとって不可欠な要素であることは、国際土壌肥料学会で認知された農学の常識でした。しかし日本の農業現場では、施肥の設計に微量ミネラルは全然入っていなかったのです。

■化学肥料と農薬の悪循環

実際、最初のうちは三大栄養素の化学肥料だけで、まるまると実を付け、立派な作物がとれました。この段階では、まだ土壌にミネラルが豊富にあったからでしょう。そこでどんどん化学肥料を使っていると、し

■トマトの内容成分指数

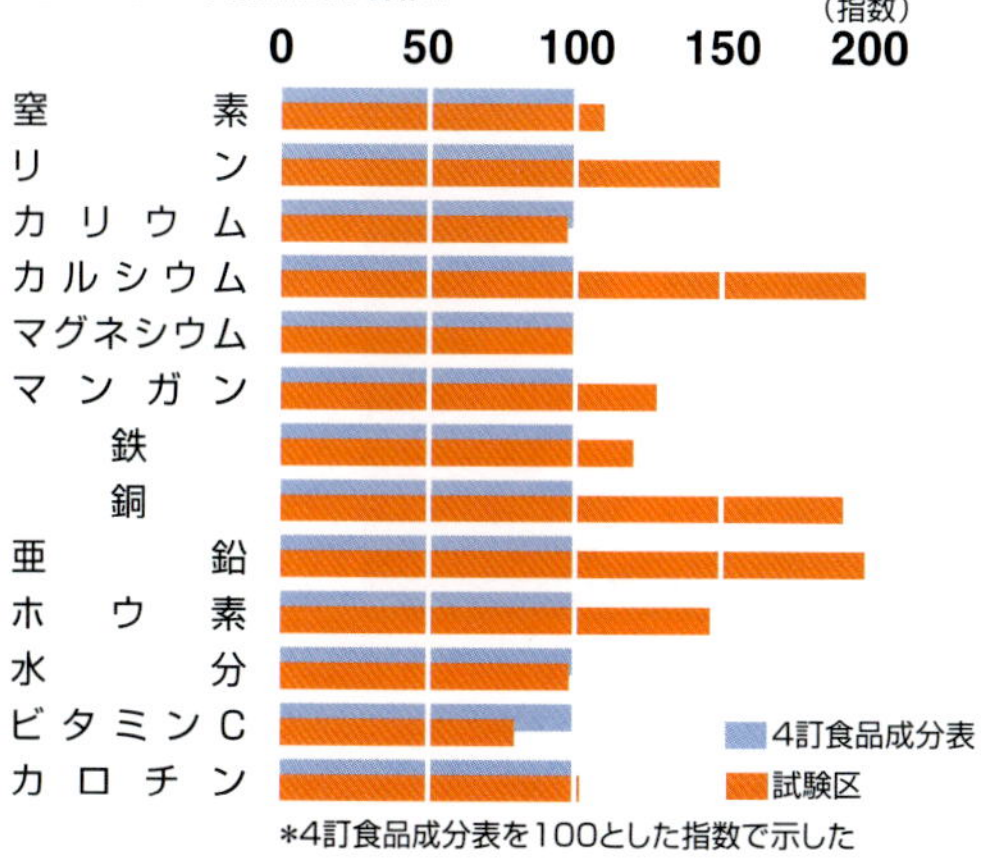

*4訂食品成分表を100とした指数で示した

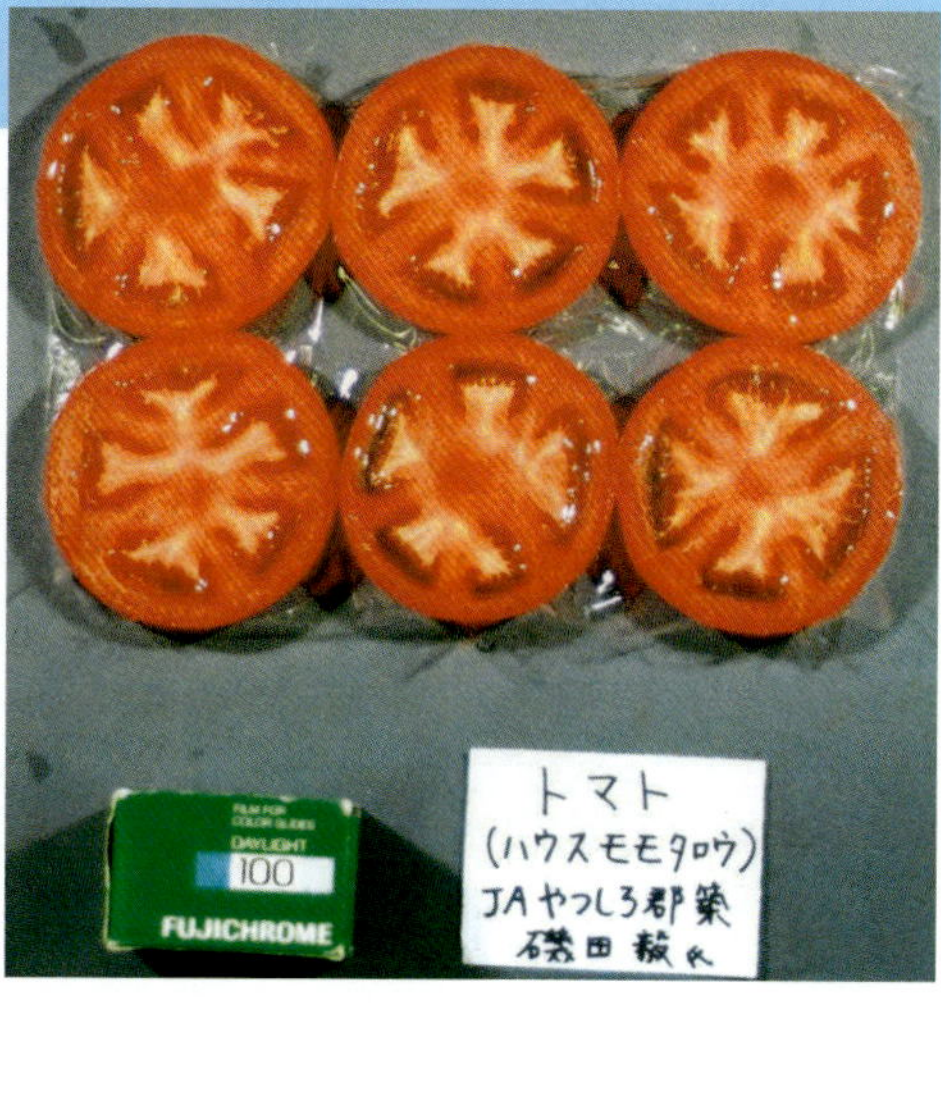

ばらくして病害虫が多発し、収量も落ちはじめました。三大栄養素だけが突出して、栄養バランスが崩れたからです。微量ミネラルの量も畑から減っていきました。

収量が減ってきたら、化学肥料を使う。病害虫が出たら農薬を使う。こうして作物は化学肥料と農薬漬けになっていったのです。

微量ミネラルは、作物によって畑の土から吸収されます。ですから毎年収穫すれば、それだけ土壌の中から減っていくことになります。昔は食べた残りも糞尿もすべて畑に返していました。また、ほとんどの農家は家畜を飼っていて、その敷草や糞尿をともに堆肥として利用していました。そのため微量ミネラルもリサイクルされていたのです。

今の時代は、畑からとれた野菜は都市に出荷され、糞尿や残飯はゴミ処理場に行き、焼却されダイオキシンの発生源となっています。農家の畑に微量ミネラルは戻ってきません。

同じ田畑（圃場）に同じ種類の作物を何年も作り続けると、病虫害にやられやすくなったり、収量が少なくなることが知られています。これが、「連作障害」です。「産地は移動する」と言われます。これまで名産地といわれた土地に、いつの間にかその作物がとれなくなるのは、この連作障害が大きな原因となっていました。

作物は、土壌中から、その品種の特性にあった栄養素を選び取って吸収しています。たとえば、ホウ素は人体の骨格形成に必要な成分ですが、アズキはホウ素が嫌いで、亜鉛やセレンを好んで吸収します。反対に、ダイコンやキャベツなどの十字科の植物は、ホウ素が必要です。

「連作」をすると、土壌中に特定の微量ミネラルが少なくなり、土壌の微量ミネラルのバランスが崩れます。すると、土壌微生物の種類が少なくなり、微生物のフローラ（菌叢《きんそう》＝グループ）に片寄りが起こります。このため、静菌効果[18]が弱まり、作物は土壌病害菌に攻撃を受けやすくなるのです。

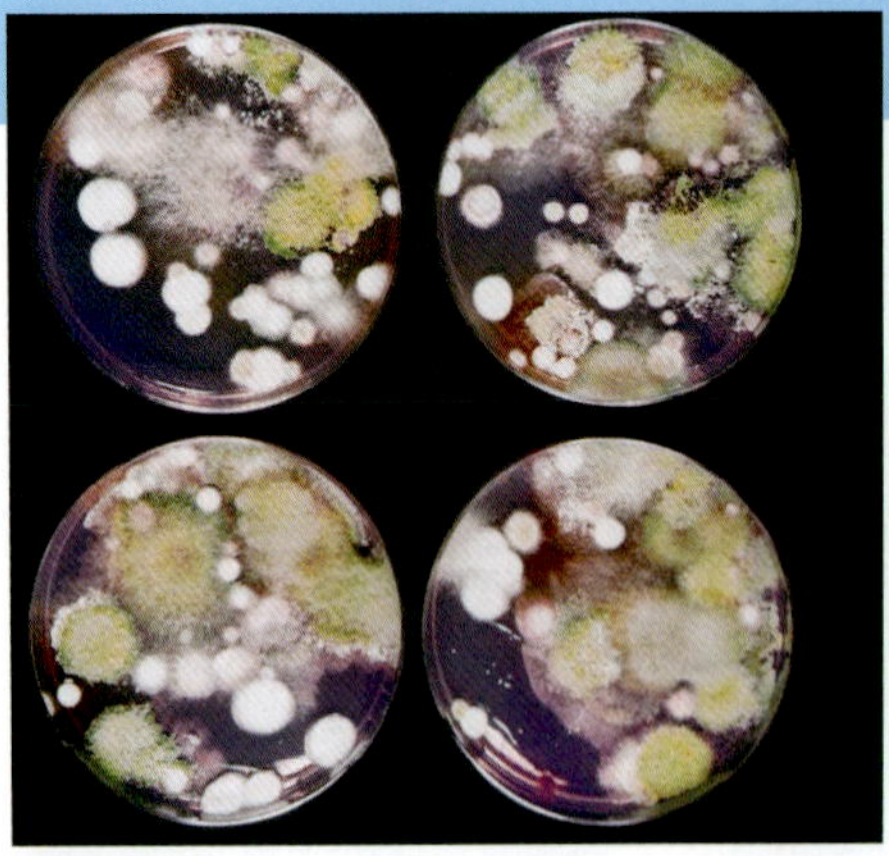

輪作土壌の細菌叢
輪作すると微生物の種類が増え、静菌効果により土壌病害の発生が抑えられる。不足した微量ミネラルを補充しても同様の状態になる。人間にたとえれば、健康な食べものを食べている状態。快便、快眠になりやすい。

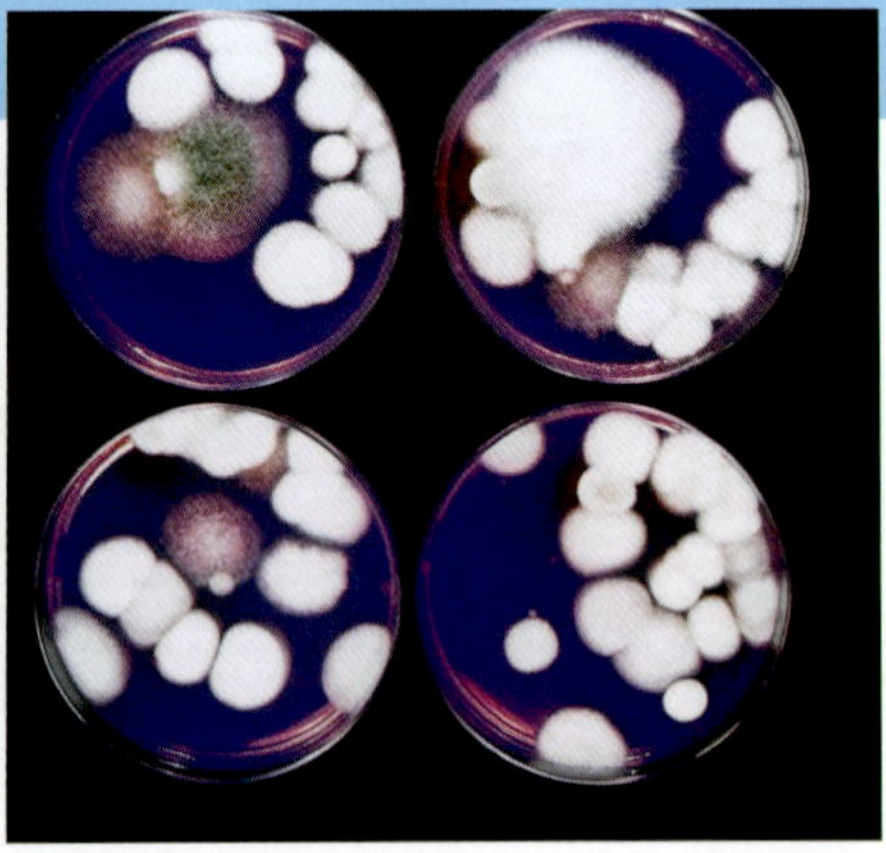

連作土壌の細菌叢
連作すると微生物の種類が単純化し、静菌効果がなくなる。人間にたとえれば、好き嫌の激しい偏食者の腸内の細菌叢。便秘がちで不眠になりやすい。

(18) 静菌効果
微生物の種類が増えることで、微生物間の相互の生育を抑え、フローラの単純化を防ぐ。

土壌には、作物にとって「悪い微生物」も「良い微生物」もごちゃまぜに住んでいますが、「良い微生物」だけになれば良いというものではありません。いいも悪いも雑多に共存している姿が、作物にとっては大切です。土壌の健全性とは、「栄養素や微生物のバランスである」と言ってよいかと思います。

水田で連作障害が起こらないのは、毎年、山林の腐葉土や岩礁から流れ出る水をかんがいしているので、不足した微量ミネラルや腐食酸が常に補給されているからでしょう。

こう考えると、畑作で連作障害を防止するには、不足した微量ミネラルを補給してやればよいことになります。

微量ミネラルが不足しているかどうか、また、何をどのくらい補充するのかは、土壌分析の結果をまたなければなりません。これは、一〇〇万分の一（ppm）から一〇億分の一（ppb）の単位で測定します。このくらいのごく微量なミネラルの加減で、生物の酵素の活性（働き）に違いが出てくるのです。

多量必須要素（窒素、リン酸、カリなど）を抑え、微量ミネラルを補給し、同時に、土壌を柔らかくしたり、生物の住みやすい環境にしてやると、連作障害は恐れることはありません。

こうして、連作が不可能と言われるゴボウや里芋も、一〇年以上も連作して成功を収めています。

これまで連作障害を避けるためには、「輪作」が奨励されてきました。ところが、輪作は毎年、同じ畑に違った作物を栽培するため、作物ごとに大型機械を導入し、農家は一億円もお金をかけなければなりません。こうして機械代の返済に追われ、ついには土地を放棄することになったのではないでしょうか。

北海道では、一万五〇〇〇ヘクタールもの農地が放棄されているといいます。

微量ミネラルをはじめとする土壌環境を整え、連作に耐える農法に切り替えれば、経営面積の大きい北海

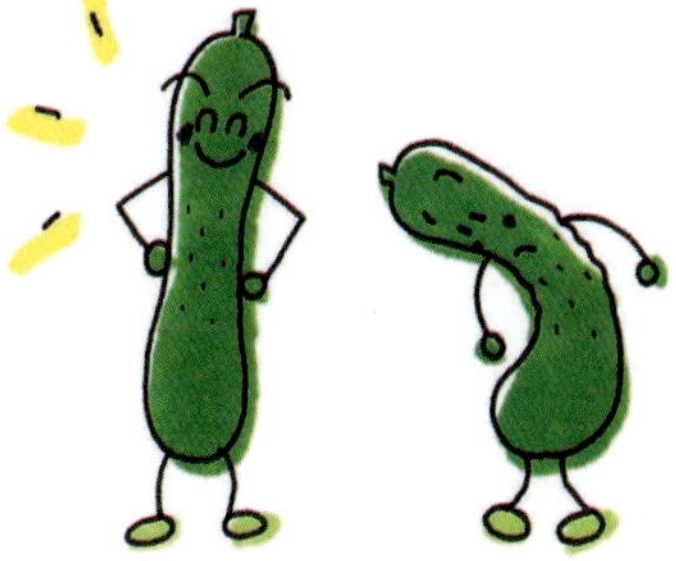

■作物が利用できる養分の適性域　（土壌100g中）

		pH	アンモニア態窒素	硝酸態窒素	リン酸	カリウム	カルシウム	マグネシウム	マンガン	鉄	銅	亜鉛	ホウ素
過剰域	過剰												
	高い												
	やや高い	6.5	1.5 mg	3.5 mg	60 mg	40 mg	400 mg	70 ppm	20 ppm	100 ppm	3.5 ppm	40 ppm	2.5 ppm
適性域													
欠乏域	やや低い	5.5	0.3 mg	0.7 mg	20 mg	15 mg	200 mg	35 ppm	7 ppm	15 ppm	1.0 ppm	10 ppm	0.7 ppm
	低い												
	欠乏												

■土壌診断グラフ（改良前）

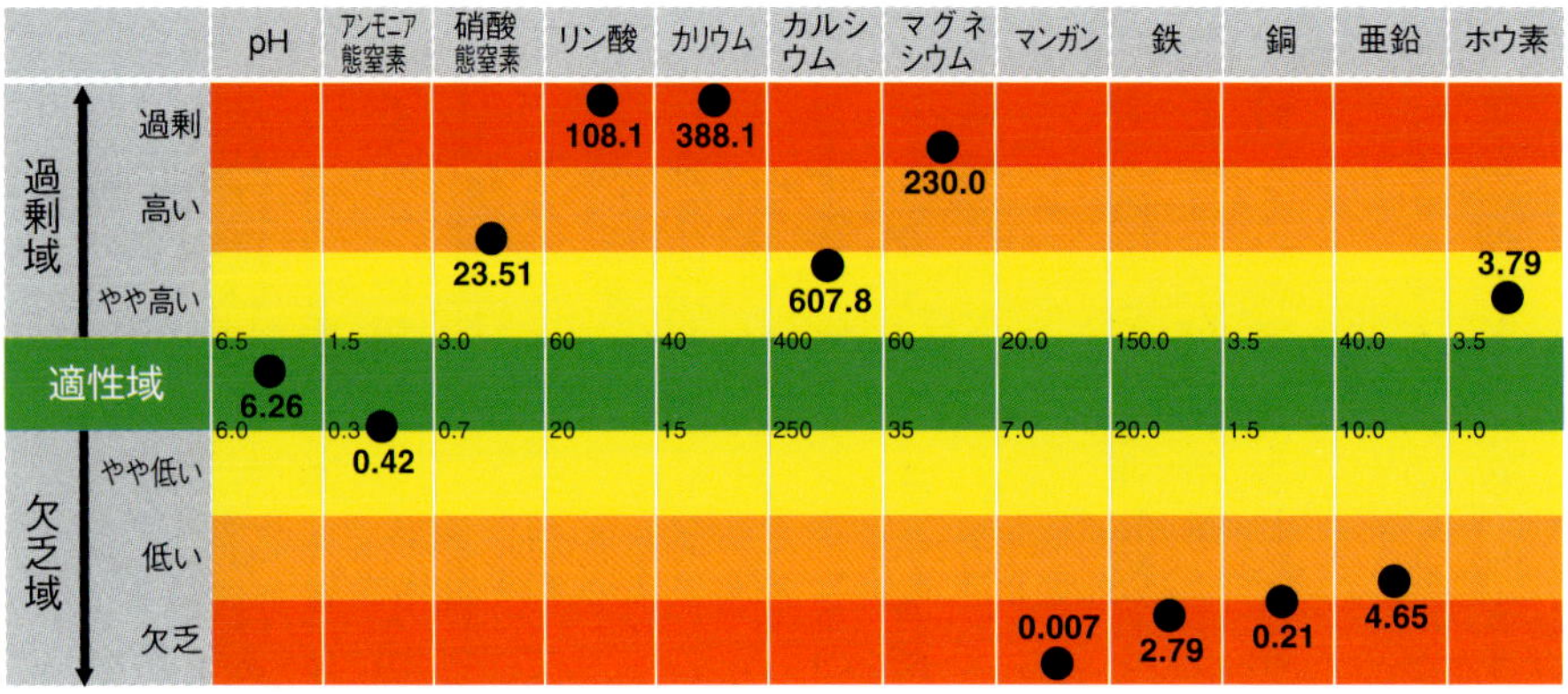

前ページの適性域基準で調べたある圃場の土壌診断。これによると、pHは適性域ですが、そのほかの要素はすべて適性域からはずれています（アンモニア態窒素がわずかに適性域です）。

■土壌診断グラフ（改良後）

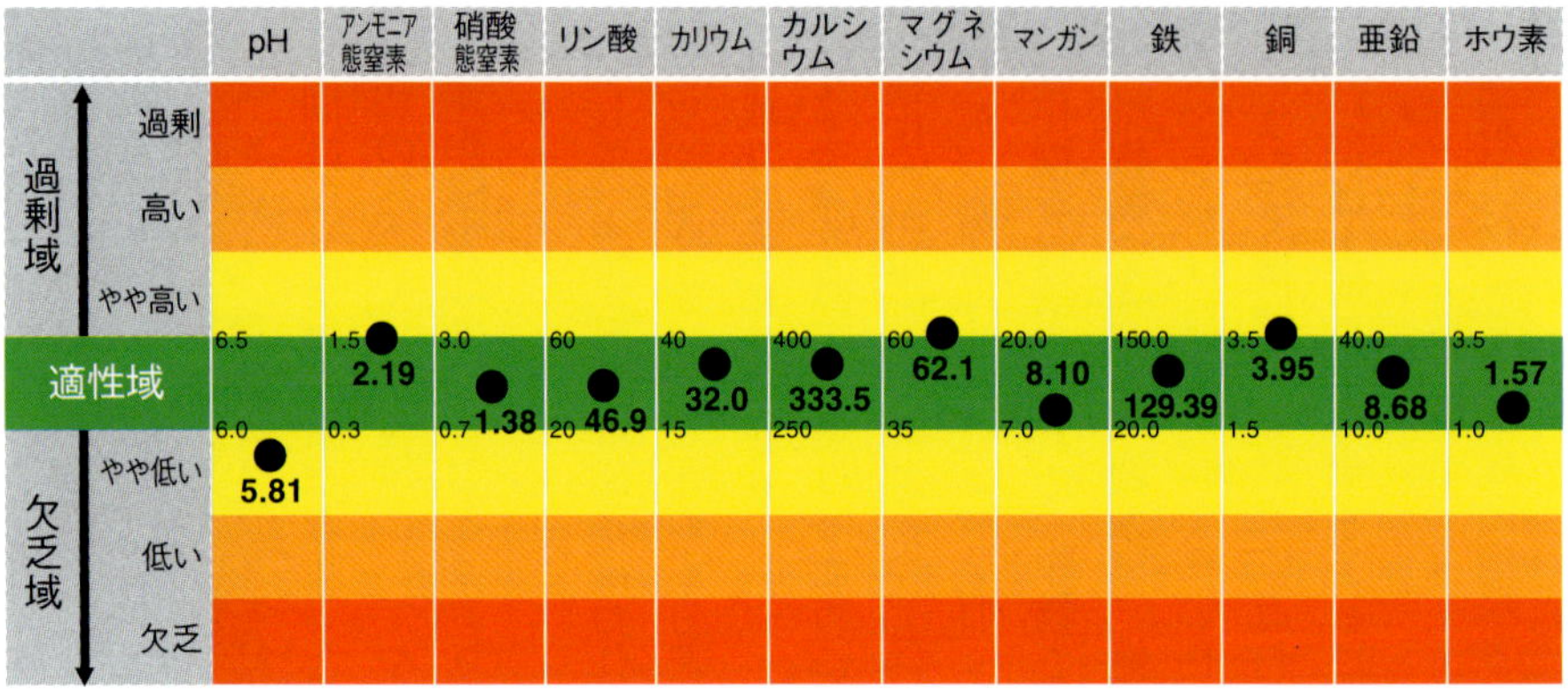

土壌診断に基づき、微量ミネラルなどをはじめとする栄養バランスを改良すると、ほとんどの項目が適性域におさまる。

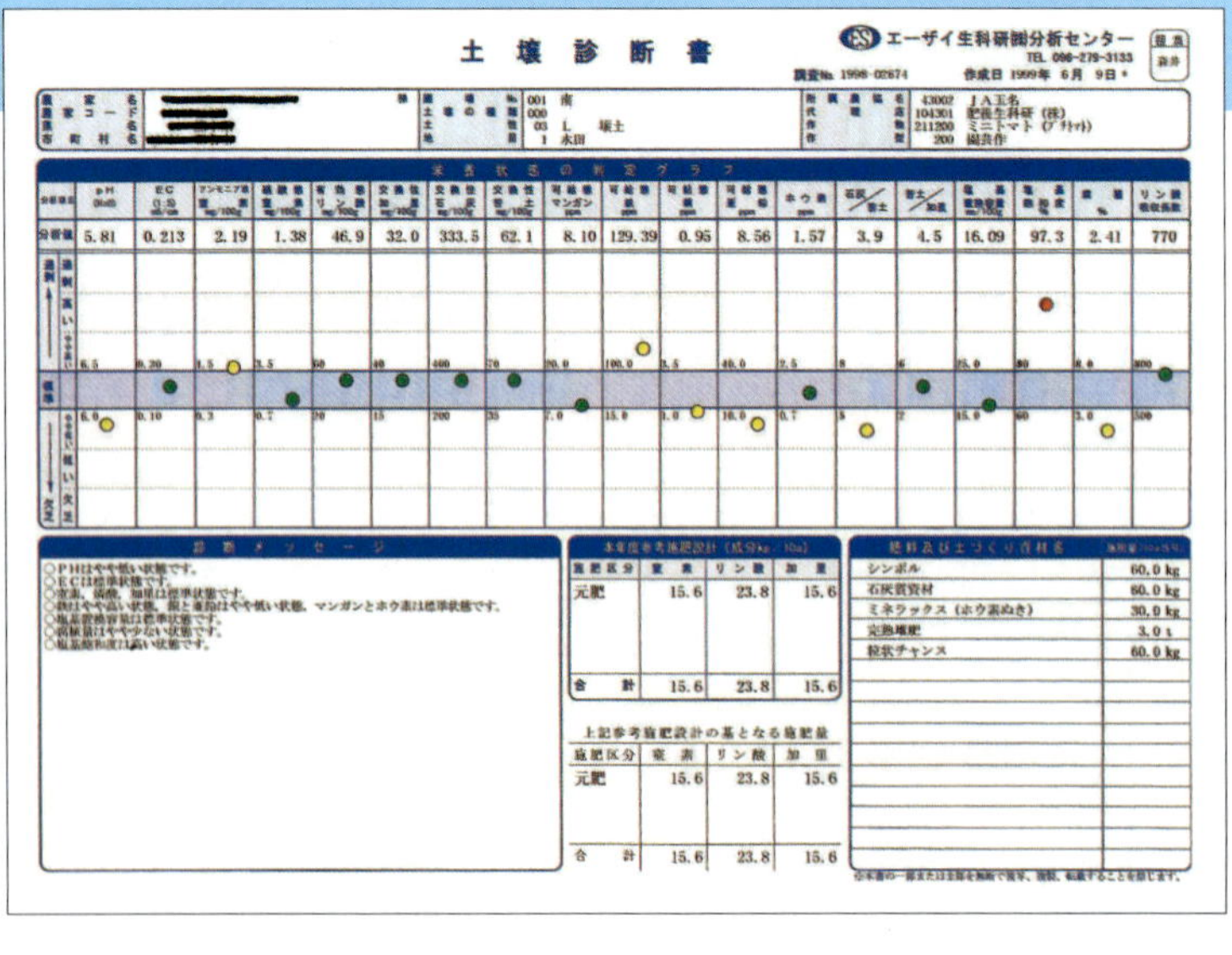

土壌診断書

エーザイ生科研㈱分析センター
TEL 096-279-3133
調査No. 1998-02674　作成日 1999年 6月 9日

[redacted]

001 南
000
03 L 壌土
1 水田

43002 JA玉名
104301 肥後生科研（株）
211200 ミニトマト（ア ﾗｲｯﾄ）
200 園芸作

pH	EC	アンモニア態窒素	硝酸態窒素	有効態リン酸	交換性加里	交換性石灰	交換性苦土	可給態マンガン	可給態鉄	可給態銅	可給態亜鉛	ホウ素	石灰/苦土	苦土/加里	塩基置換容量	塩基飽和度	腐植	リン酸吸収係数
5.81	0.213	2.19	1.38	46.9	32.0	333.5	62.1	8.10	129.39	0.95	8.56	1.57	3.9	4.5	16.09	97.3	2.41	770

診断メッセージ

○PHはやや低い状態です。
○ECは標準状態です。
○窒素、燐酸、加里は標準状態です。
○鉄はやや高い状態、銅と亜鉛はやや低い状態、マンガンとホウ素は標準状態です。
○塩基置換容量は標準状態です。
○腐植量はやや少ない状態です。
○塩基飽和度は高い状態です。

本年度参考施肥設計（成分kg／10a）

施肥区分	窒素	リン酸	加里
元肥	15.6	23.8	15.6
合計	15.6	23.8	15.6

上記参考施肥設計の基となる施肥量

施肥区分	窒素	リン酸	加里
元肥	15.6	23.8	15.6
合計	15.6	23.8	15.6

肥料及び土づくり資材名

資材名	施用量
シンボル	60.0 kg
石灰質資材	60.0 kg
ミネラックス（ホウ素ぬき）	30.0 kg
完熟堆肥	3.0 t
粒状チャンス	60.0 kg

※本書の一部または全部を無断で複写、複製、転載することを禁じます。

土壌分析に基づいた「土壌診断書」

■土壌診断に基づく産地の土壌の栄養状態

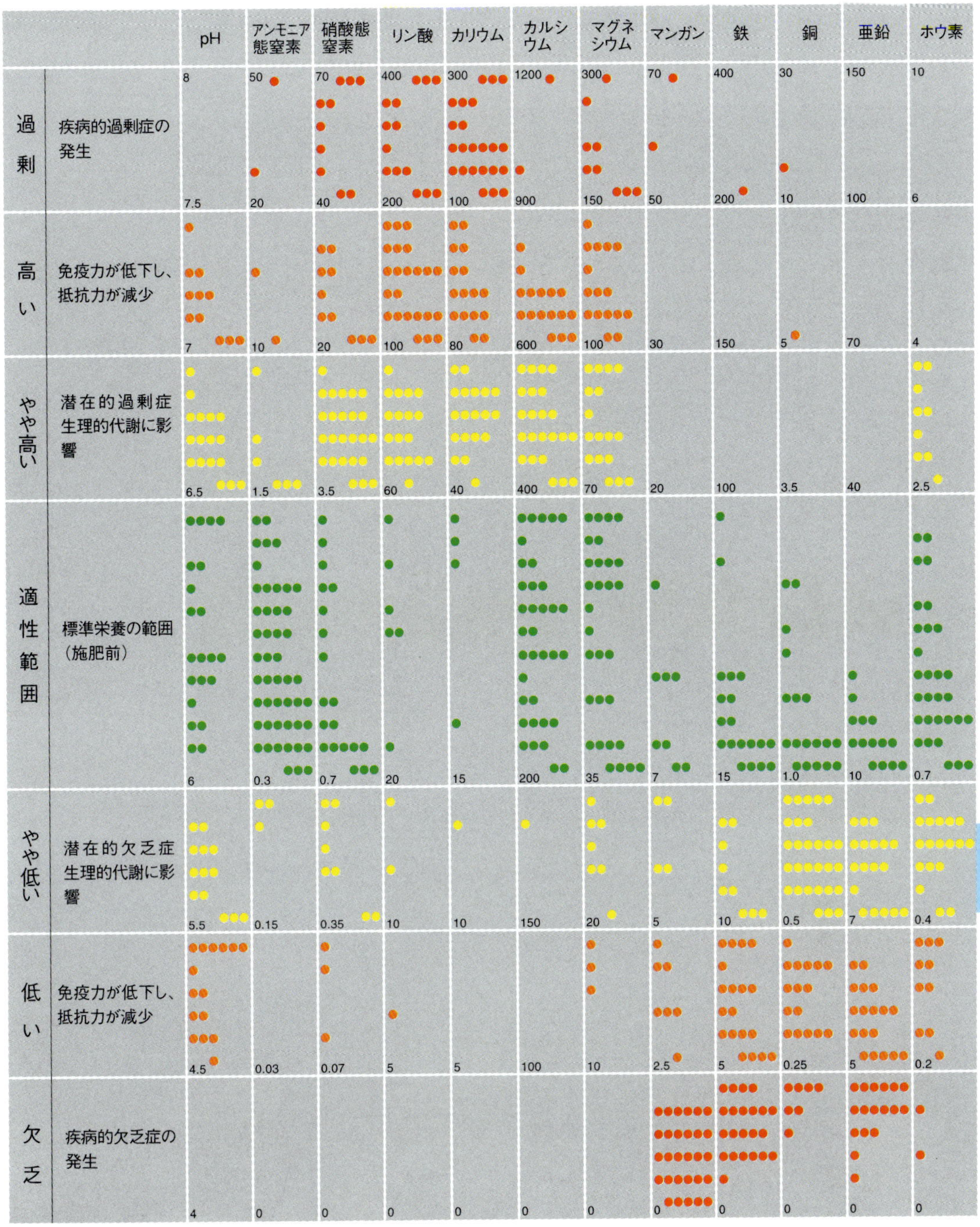

前ページの改良前の土壌診断書グラフを各圃場ごとに作成し、あるキュウリ産地一帯をまとめたものです。一つの点が、一つの圃場の診断を表わしています。この産地のほとんどの圃場は、窒素、リン酸、カリが過剰で、微量ミネラルは欠乏になっています。私の診断した全国の産地で、同じような傾向がみとめられます。

道農業は、国際競争に勝ち残るだけの要素を備えています。そして、今後の日本の食料基地として機能するよう、モデル地区を育成したいと思っています。

■有機農業でも栄養不足

近年化学肥料に頼らない、有機農業がさかんです。有機農業なら作物が元気に育つから農薬はいらないとよく耳にします。確かに微量ミネラルの完全リサイクルができていて、肥料栄養分のバランスがとれていればそれも可能でしょう。しかしよく調べてみると、有機農業でも微量ミネラルは不足している土壌がたくさんあります。したがって病害虫もあります。

有機農業による無農薬野菜は、キュウリが曲がっていたりキャベツが虫くいでも、安全だから安心。そんな理由で消費者は食べているのかもしれませんが、栄養の完全な野菜は、キュウリもまっすぐになり、害虫も寄りつきません。有機農業だから本物野菜ができるとは限らないのです。

ミネラルの与え方

■作物も腹八分目

日本の耕地を土壌分析すると、三大栄養素の窒素、リン酸、カリが過剰になっているケースがほとんどで、しかも微量ミネラルが不足しているケースが圧倒的多数です。そのような土壌を改良するためには、まず窒素、リン酸、カリの施肥を中止し、不足している微量ミネラルを補充することが原則です。

そして、この実施には、農家の理解なくしては遂行することができません。ところが、多くの農家は作物

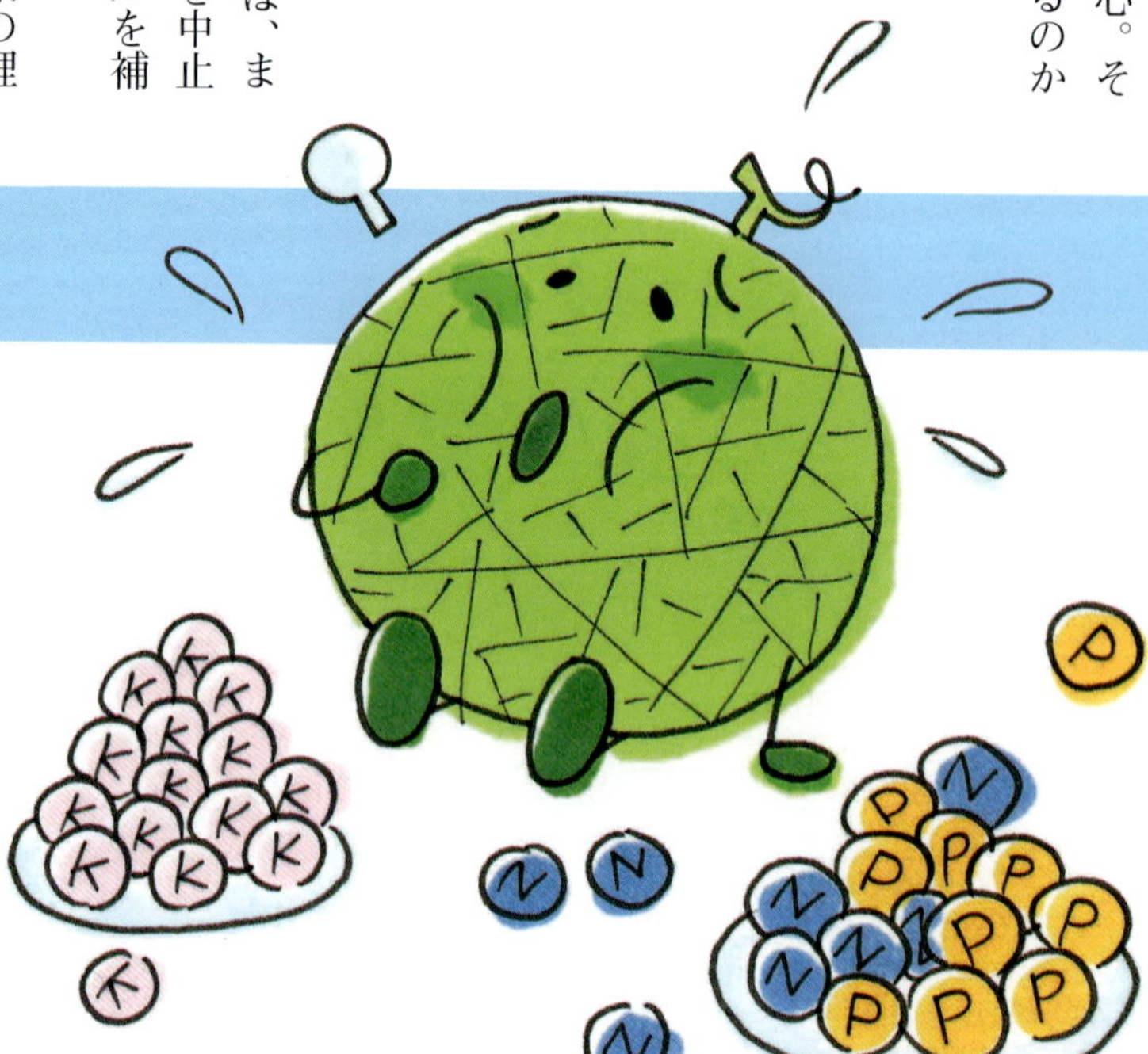

の収量や品質が下がっているにもかかわらず、なかなか現状から抜け出られないのが現実なのです。

北海道穂別町の農業指導を依頼されたのは今から一三年ほど前のことです。穂別町は「人間健康宣言の町」という理念で町作りを行っていましたが、その一環として健康産業として農業の顧問をしてほしいと、総務課長さんが直接依頼に来られました。

送ってきた農家の土壌を分析してみると、窒素、リン酸、カリは過剰蓄積で、全員施用中止という結論です。微量ミネラルは全員が要施肥です。

さて、あと一〇日もすれば出荷できる頃に北海道まで現地調査に行くことにしました。穂別役場を訪ねますと、「実は設計通りにやった人は三人しかいないのです」と語られます。私はびっくりして「それはどうしてですか？」と尋ねました。

実行農家から「窒素、リン酸、カリの肥料が施用中止になっているので、収穫ができなかったら役場は保証してくれるのですかと問われ、返事のしようがありませんでした」と言います。

その後現地を見に行くことにしました。私は集まった農家のみなさんに挨拶し、開口一番、「皆さんはメロンを作っておられますが、メロンは何でできていると思いますか？」と問いかけました。そして次のように話したのです。

「メロンは九三パーセントが水でできています。水は根で吸収します。根の先端には根冠が付いていて、カルシウムが多くて（＋）イオンを持っていますから、（－）イオンの水や窒素やリン酸を求めて進みます。水や窒素やリン酸が十分あると根を伸長させなくてすみます。少し足りないくらいだったら求めてどんどん進んでいきますから、深く広く根を張ることができます。そうすれば大きな玉がたくさん収穫できるのです。根が長い間健康であれば、三番果[19]まで収穫できます。私の指導では皆さんの三倍収穫することができます」

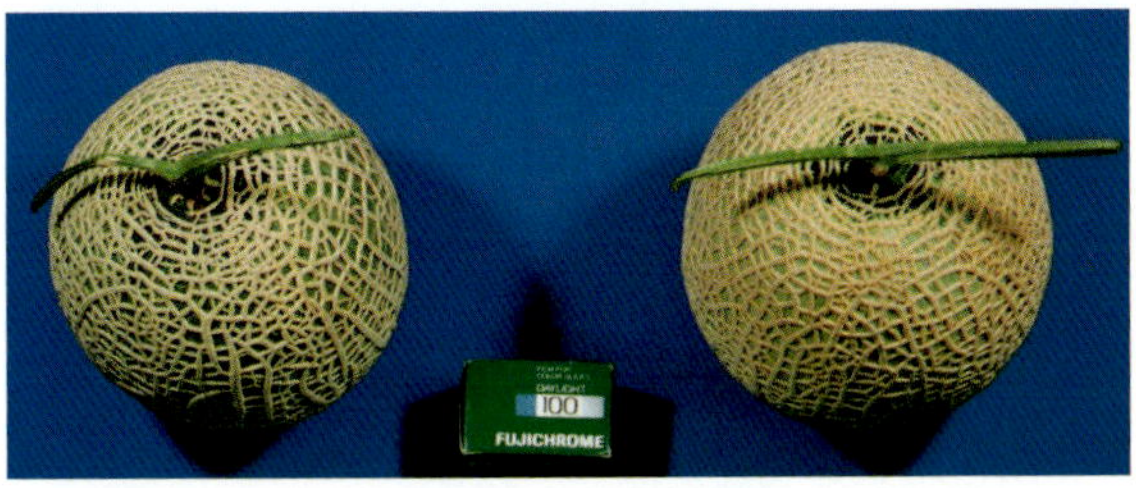

メロンは、口当たりのよい甘味になります。ビタミンCが増えました。

■メロンの内容成分指数

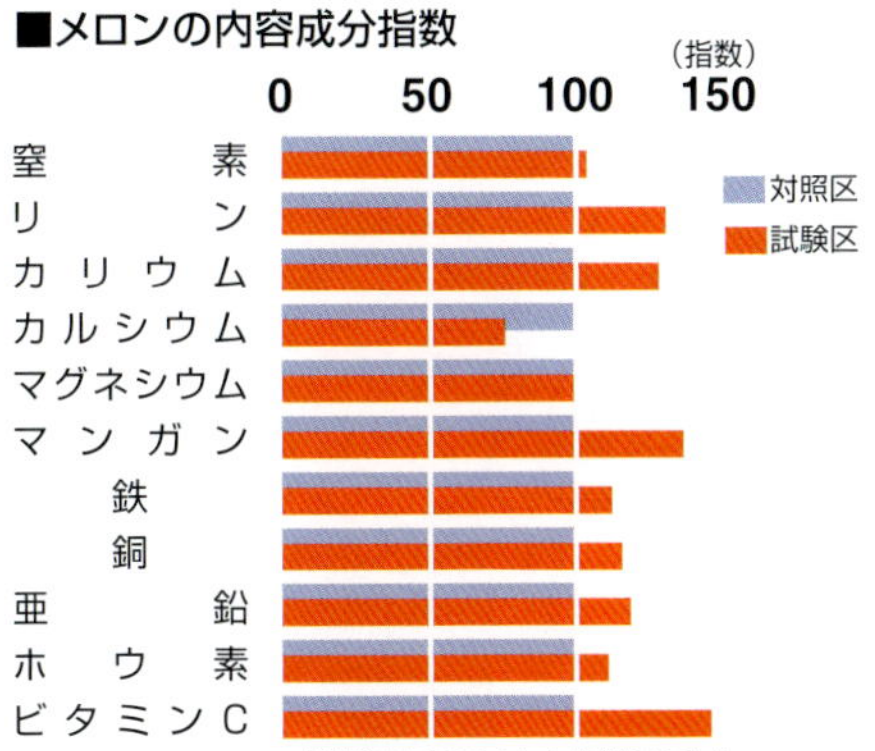

*対照区を100とした指数で示した

（19）三番果
最初につける実が一番果。普通一番果が一番甘く、二番果以降は味も大きさも不十分で商品にならないが、肥料の調整によって二番果以降も甘く大きく実らせることができる。

メロンも腹八分目

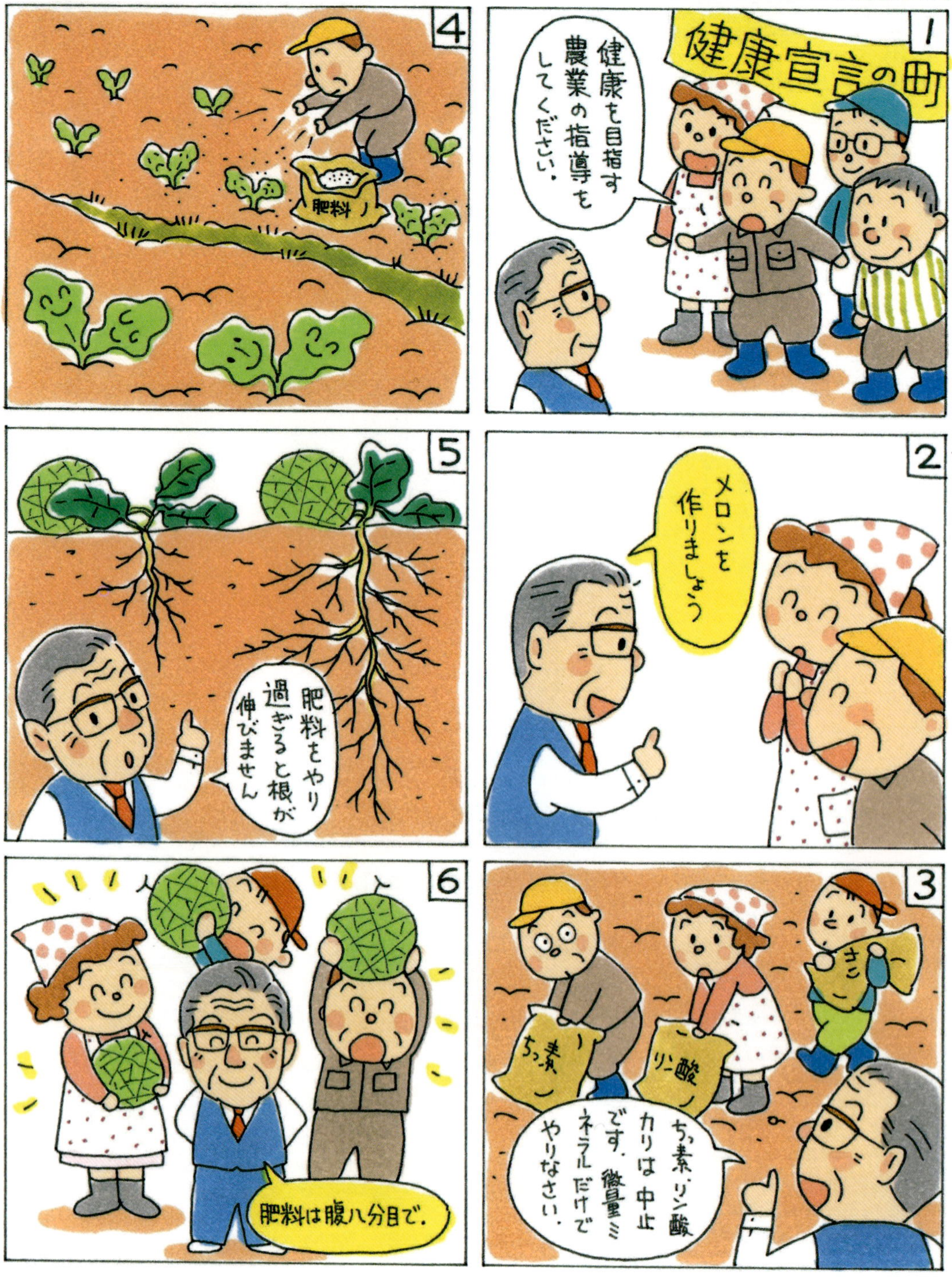
1
健康宣言の町
健康を目指す農業の指導をしてください。
2
メロンを作りましょう
3
ちっ素
リン酸
ちっ素、リン酸カリは中止です。微量ミネラルだけでやりなさい。
4
肥料
5
肥料をやり過ぎると根が伸びません
6
肥料は腹八分目で。

「分析した土壌には窒素、リン酸、カリが過剰蓄積していました。このような状態では、根が濃度障害で傷みますから施肥を中止されるようお願いしたのです。しかし、三人を除いたほかの人たちは、心配されて実行できなかったそうですので、今から現地で根がどのように変化しているか、地上部がどのような状態か見に行きましょう」と話しました。

現地に到着して、まず分析しても実行してない圃場を三カ所見ることにしました。収穫は一〇日後という状態ですから、お産を前にして疲労している婦人のように、葉は元気がなく、半分しおれています。ビニールの覆いをめくると、茶褐色の根が現れました。このような色では、細根の量が非常に少ない状態です。一番果がやっと収穫できるといったところで、主根も支根もあまり深く入っておらず、三〇センチ止まりです。三カ所とも同じでした。

一方、説得に応じた三人の圃場は作土を横から掘っていかなければ根に当たりません。主根と支根が真っ白く元気良く深く伸びていて、細根が無数に広がっていました。これなら根毛は無数に出ていることが想像できます。メロンの葉は、元気旺盛で、葉辺が立ち上がって内向し、受光姿勢が大変良く、葉柄は茎から強く立ち上がっています。二番果、三番果収穫もだいじょうぶと、誰にでも分かる状態であったのです。

皆さんに現地検討会の感想を聞いてみると、「今日までこのように現地を見せて指導してくれる人がいなかった」「このようなことを知っていれば、私たちも実行します」という反応でした。

その後、私の施肥設計を実行されるようになり、現在は一〇倍くらいに面積は拡大されています。糖度も役場の指導通り実行している人のものは一七度くらいあって、東京の有名デパートでも売られ、北海道のメロンを代表する産地になってきたようです。

■作物の恒常性を考える

土壌の環境を整え、栄養バランス

■ニンニクの分析結果（ミネラル分析）

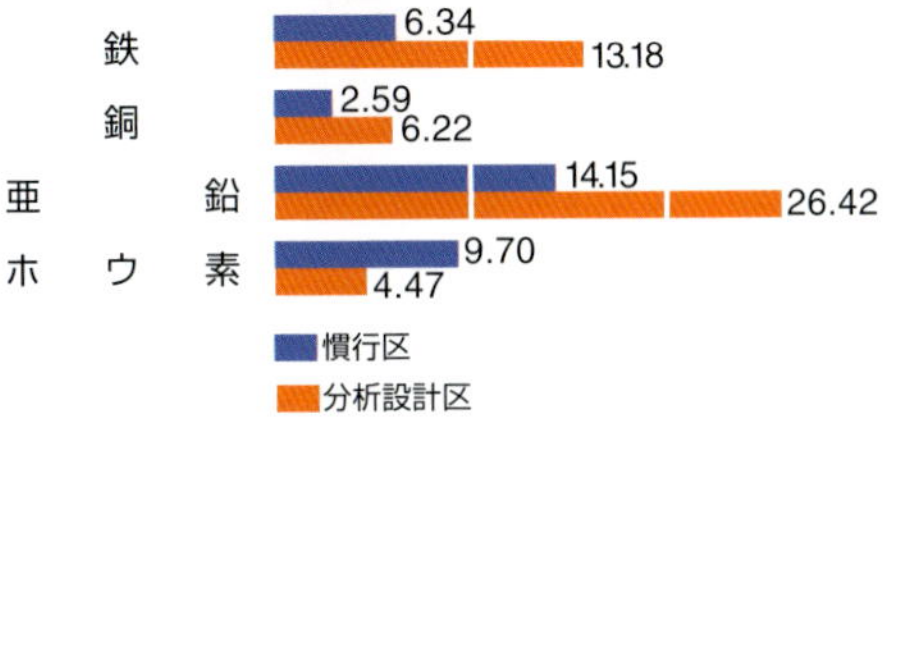

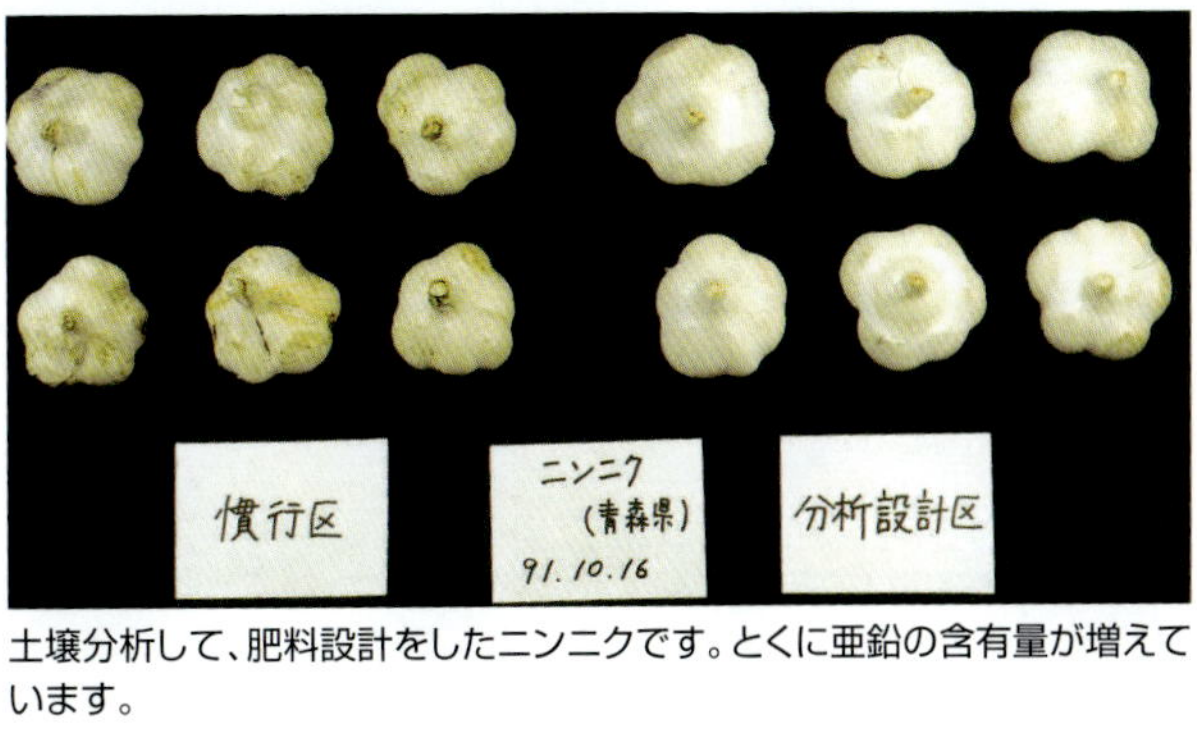

土壌分析して、肥料設計をしたニンニクです。とくに亜鉛の含有量が増えています。

とくに微量ミネラルを補充すると、品質の良い高収量の作物ができるようになります。これは数十年の私の経験から、絶対に間違いのないことであると断言できます。

ところがこの一回の土作りに満足して、それ以降の土作りを忘れてしまうと、数年して作物がうまく育たなかったり、品質が落ちてきます。

そこで思い出したように微量ミネラルを補充する。これでは安定したおいしい作物はできません。

青森はニンニクの名産地です。一九八七年、あるニンニク農家から、二〇年以上の連作で病害虫に悩まされているため、土壌分析の依頼がありました。リン酸やカリがやや多く、マンガン、鉄、銅、亜鉛などが不足気味です。

そこで施肥設計をして実行すると、一反当たりの収量が五〇〇キロから六〇〇キロだったのが、二年後の一九八九年には八〇〇キロから九〇〇キロまでに増収しました。

さらに翌年改めて分析し、新しい栽培体系を立てると、一九九一年に

■土壌分析・診断結果の変化（青森・前村長政氏）

	アンモニア態窒素	硝酸態窒素	リン酸	カリウム	カルシウム	マグネシウム	マンガン	鉄	銅	亜鉛	ホウ素
過剰による症状の発生											
抵抗力低下											
潜在的過剰	■		■	■		■					
標準栄養		■			■						
潜在的欠乏											■
抵抗力低下							■				
欠乏による症状の発生								■	■	■	

（1987年4月）

	アンモニア態窒素	硝酸態窒素	リン酸	カリウム	カルシウム	マグネシウム	マンガン	鉄	銅	亜鉛	ホウ素
過剰による症状の発生											
抵抗力低下											
潜在的過剰	■		■	■		■					
標準栄養		■			■		■	■	■	■	■
潜在的欠乏											
抵抗力低下											
欠乏による症状の発生											

（1990年10月）

	アンモニア態窒素	硝酸態窒素	リン酸	カリウム	カルシウム	マグネシウム	マンガン	鉄	銅	亜鉛	ホウ素
過剰による症状の発生											
抵抗力低下											
潜在的過剰	■		■	■		■					
標準栄養		■			■						
潜在的欠乏							■	■	■	■	■
抵抗力低下								■			
欠乏による症状の発生											

（1991年10月）

は反収一二〇〇キロまでに増えました。また品質も向上したので、キロ単価が七〇〇円だったのが、一二〇〇円で売れるようになったのです。

このようにおよそ三年ごとに繰り返してようすを見てやると、品質も収量もぐんと向上するものなのです。

作物も人間も生きていく上で、生体内の環境を一定範囲に整えることが大切ですが、これを継続してやらなければ、健康な野菜はできません。恒常性の維持（ホメオスタシス）を与える努力は、常に求められています。

本物のイチゴは病人を救う

一〇年前から熊本のある農家でイチゴの栽培指導を始めました。現在市場に出回っている「豊の香」という品種です。それまでメロンを栽培していて、土壌に窒素、リン酸、カリが過剰でしたから、これらの施肥を中止して欠乏している鉄、亜鉛、銅、マンガン、ホウ素、モリブデンの微量ミネラルと土壌の団粒化剤を中心にほどこします。

一二月中旬から四月下旬までは、栄養のバランスを調整した葉面散布液をイチゴの葉にかけて花芽の分化をコントロールしてやると、葉が出てこないで花が咲き実を結ぶようになります。もちろんミネラルバランスが良いので病害虫が起こらず、農薬も必要ありません。

さて、このイチゴについては興味深いエピソードがあります。

あるイチゴ農家で伺った話です。この農家の隣家の小学校三年生の子どもが風邪をこじらせて肺炎になり、四〇度の熱が下がらなくなりました。病院に入院しましたが、一〇日間も熱が下がりません。困っていたところ、この家の奥さんがイチゴを持ってお見舞いに訪れたそうです。子どもはやっと一つ食べたと思ったら、次にはまるまる一パック平らげてしまいました。すると熱は平熱にまで下がって、肺炎も治ってしまったというのです。

みんなは、治る時期が来て良かったと喜んだのですが、「これはイチ

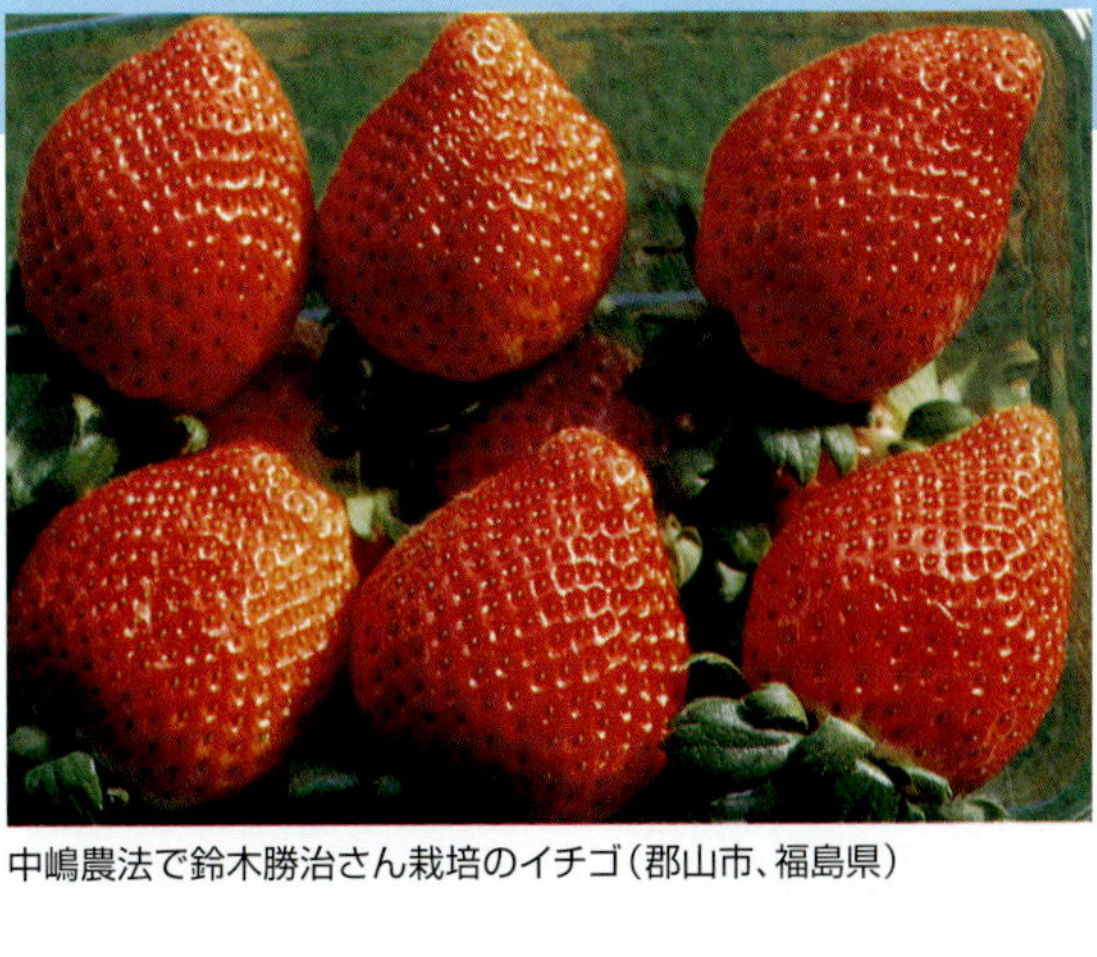

中嶋農法で鈴木勝治さん栽培のイチゴ（郡山市、福島県）

ゴのおかげだったかもしれない」と、話してくれました。「数年前は家族が年中風邪をひいていたが、土作りを教えてもらってからは風邪をひくことがない」というのです。

その話を聞いて一〇日ばかりたった頃、ある運送会社の社長さんから、次のような相談を持ちかけられました。

高校生の娘さんが、夜中に腹痛を起こしたので、救急車を呼び、市民病院に入院させることにしました。盲腸と診断されて手術しましたが、本当は腎臓に疾患があったといいます。そこで今は点滴だけでもう一週間も寝たまま。助からないかもしれないと言うのです。

そこで、イチゴのほか無農薬でミネラル豊富な生食用野菜のホウレン草、小松菜を等量ずつジュースにして飲ませたらどうかと提案し、野菜の生産者をメモして渡しました。その方はさっそく朝昼晩の三回、飲ませたそうです。そして一週間たったころ、無事退院できたとお礼にやってこられました。

後で聞いたことですが、三日で治癒したので担当の医師に「このような回復は普通では考えられないが、何かしたのですか」と尋ねられたといいます。「無農薬のミネラル野菜のジュースを作って飲ませました」と話しましたが、「それだけのこととは考えられない」と言われたと話してくれました。

もっと「うまい青汁」ができる

その後、彼自身が肝臓が脂肪肝になりかけていると知りました。体に良いという「青汁」を飲んでみたいと相談されましたが、私は、「今日の農作物は信頼できるものが少ない。見合わせたらどうでしょう」と答えました。「青汁は『まずい』と聞きます。

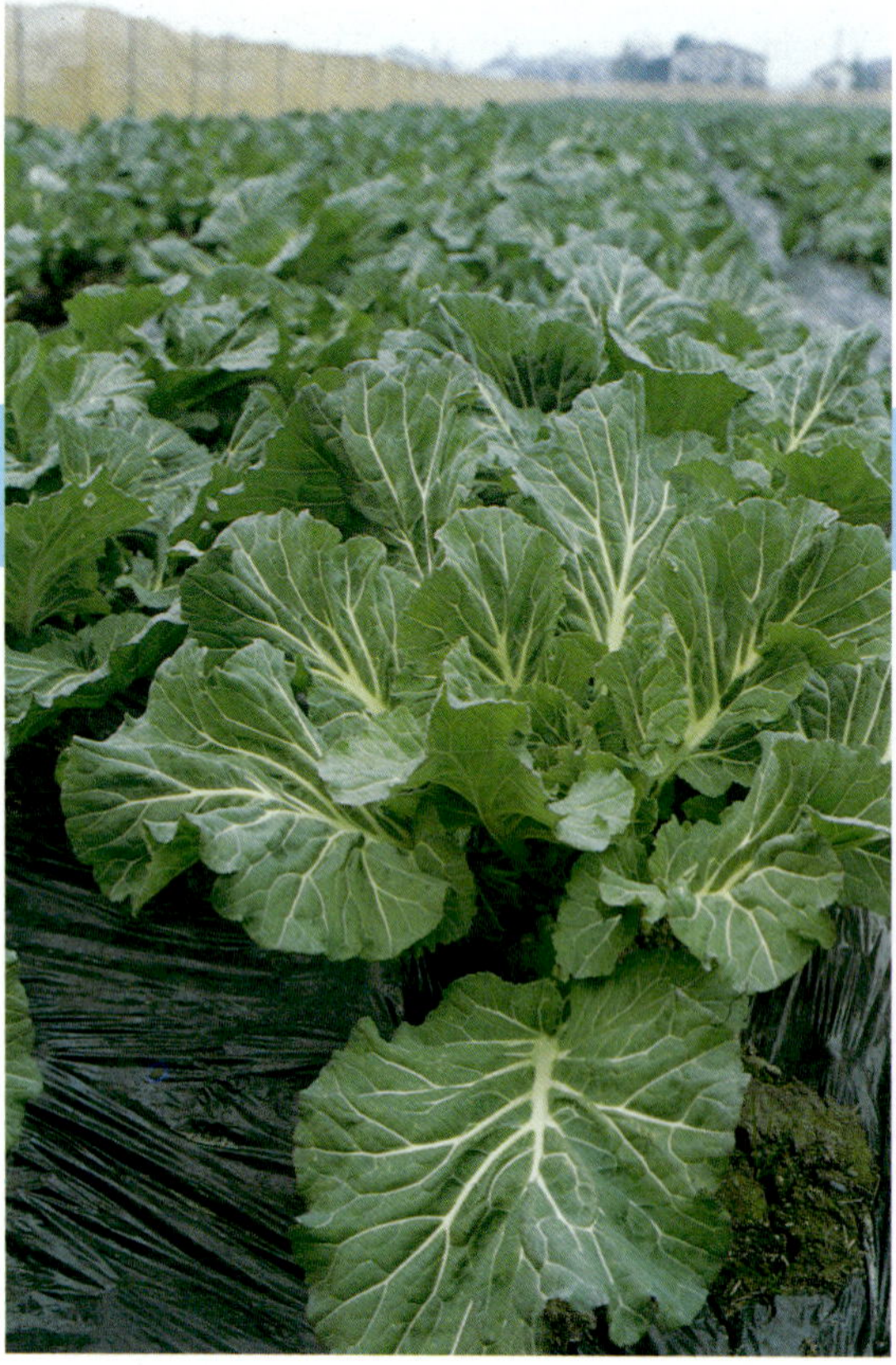

中嶋農法で堀誠さん栽培のケール
（八代市、熊本県）

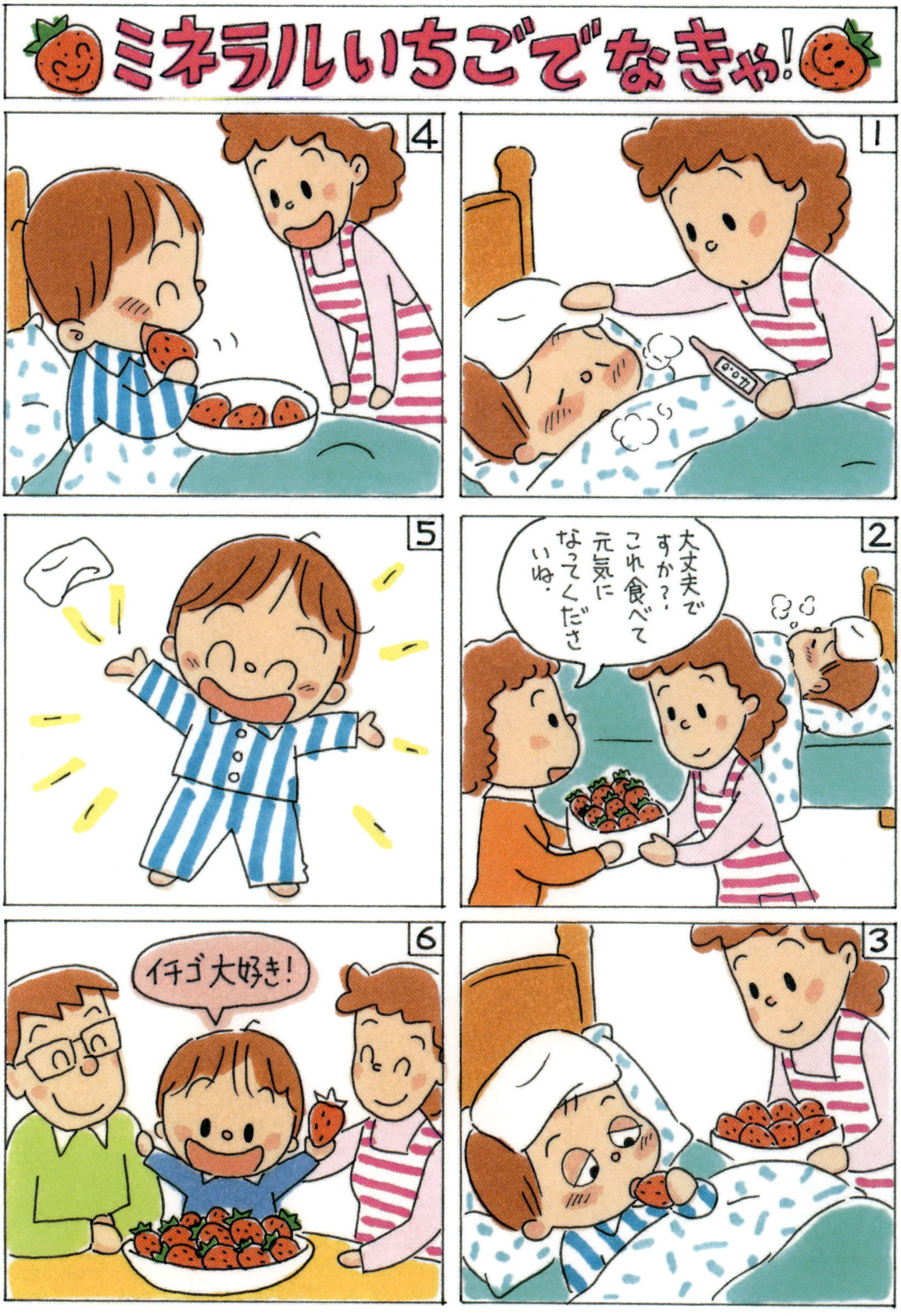
ミネラルいちごでなきゃ!
大丈夫ですか?・これ食べて元気になってくださいね.
イチゴ大好き!

飲んでおいしくない作物は、おそらく完全なものではないでしょう。私の指導した作物は、生食でもおいしいでしょう。おいしいものが本物ですよ」と話しますと、納得して帰られました。そして、青汁を作っている「キューサイ」という会社の重役と親しかったので、すぐその旨電話されたようです。

　二、三日して、キューサイの専務さんと一緒に相談に来られました。

　専務さんは「まずいのはどうしていけないのでしょう。『良薬口に苦し』と言うではないですか」と尋ねられました。そこで、私は次のように答えたのです。

「昔は早食い食べ過ぎが多くて、胃腸の病気が多かったのです。そのとき健胃剤として苦いものが使われました。しかし、良薬は苦くても後口に甘味を感じるものです。青汁は成分がアンバランスなのではないでしょうか」

「ではどうすればいいのですか？」と問われるので、「栽培しておられる土壌をppb（一〇億分の一）レベルまで分析します。作物の栄養成分である窒素、リン酸、カリや石灰、マグネシウム、硫黄の多量要素と鉄、亜鉛、銅、マンガン、ホウ素、モ

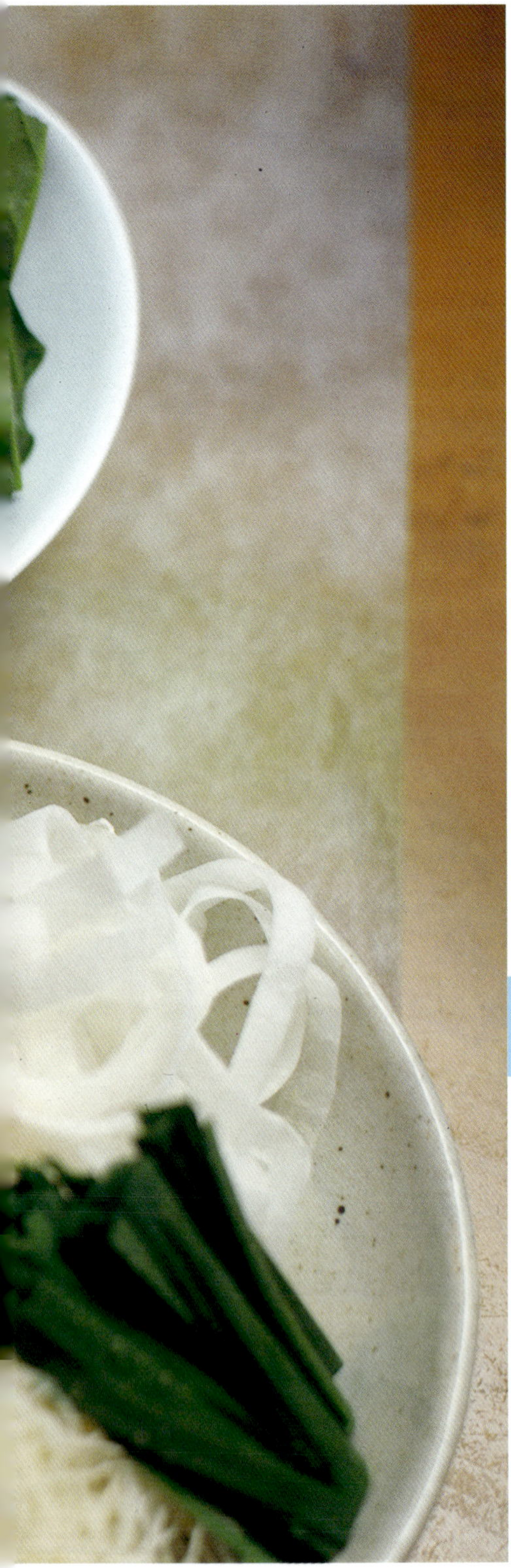

熊本市にあるレストラン「泥武士」の料理、
野菜しゃぶしゃぶ（中嶋農法）

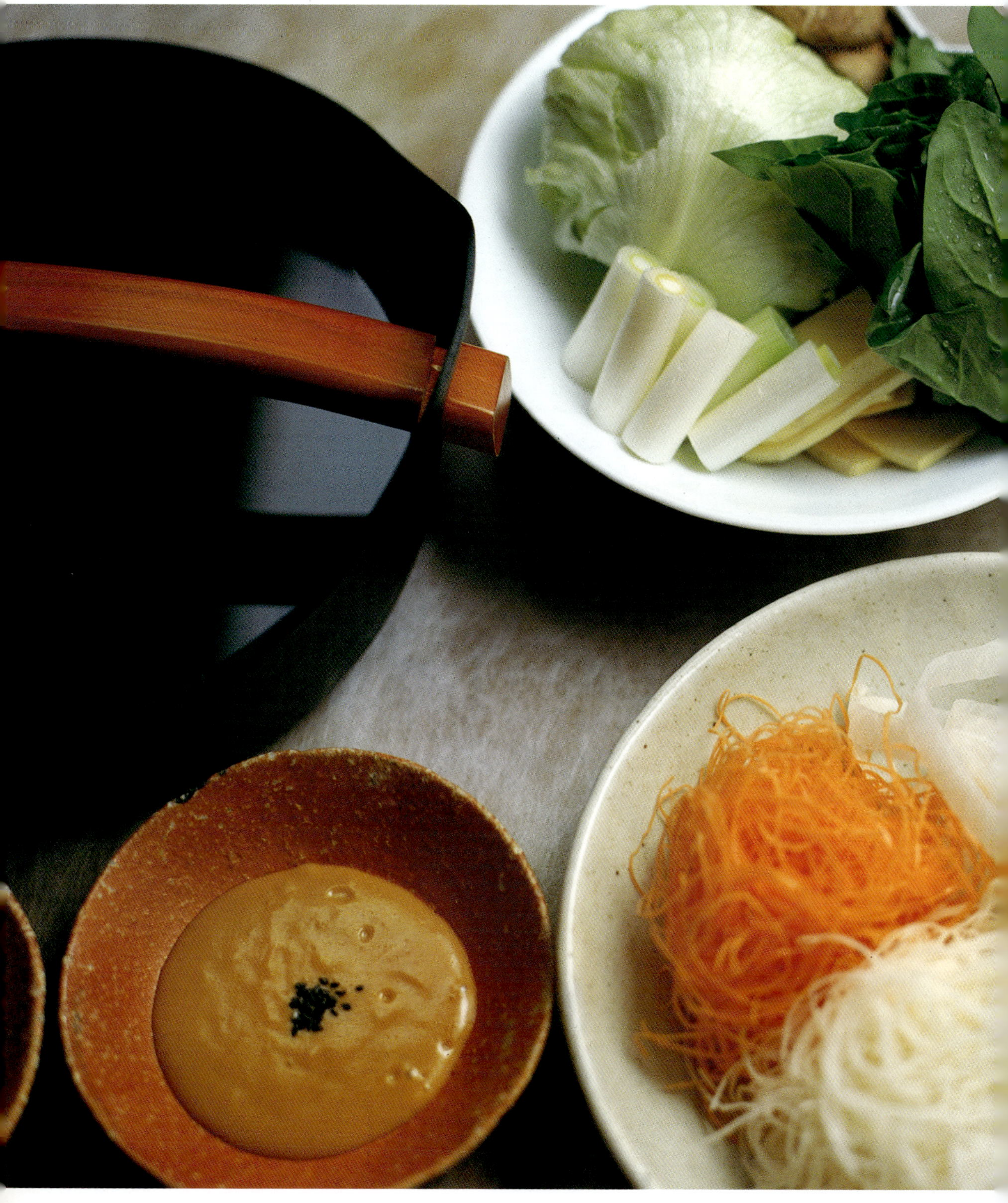

リブデンなどの微量必須成分を分析するのです。そして過剰なものは抑制し、不足するものは補充施用して、栄養成分の恒常性がとれるようにして、バランスを堅持するようにしなければなりません。そうすれば、まずさは消えてうま味が出てきます。その時点では病害虫の発生がきわめて少なくなります。

そして「レストランに食事に行きましょう」と誘い、会食に出かけました。熊本市内にある「泥武士」というそのレストランは、私の指導している野菜、果実を専門に扱っています。味も好評ですが、慢性の成人病の人たちが一日二回もそこで食事をしているうちに体調が良くなっていく人が出はじめているとも聞いていました。

そのレストランの料理を口にした専務さんは「野菜とはこんなにおいしいものですか」と驚き納得され、「これから栽培指導を全面的にお願いします」ということで決着しました。

キューサイの青汁は、指導しはじめて二年以上が経過しました。現在、青汁は○歳の乳児でも喜んで飲めるものになりました。人体生理の上からも効果は格段と向上している

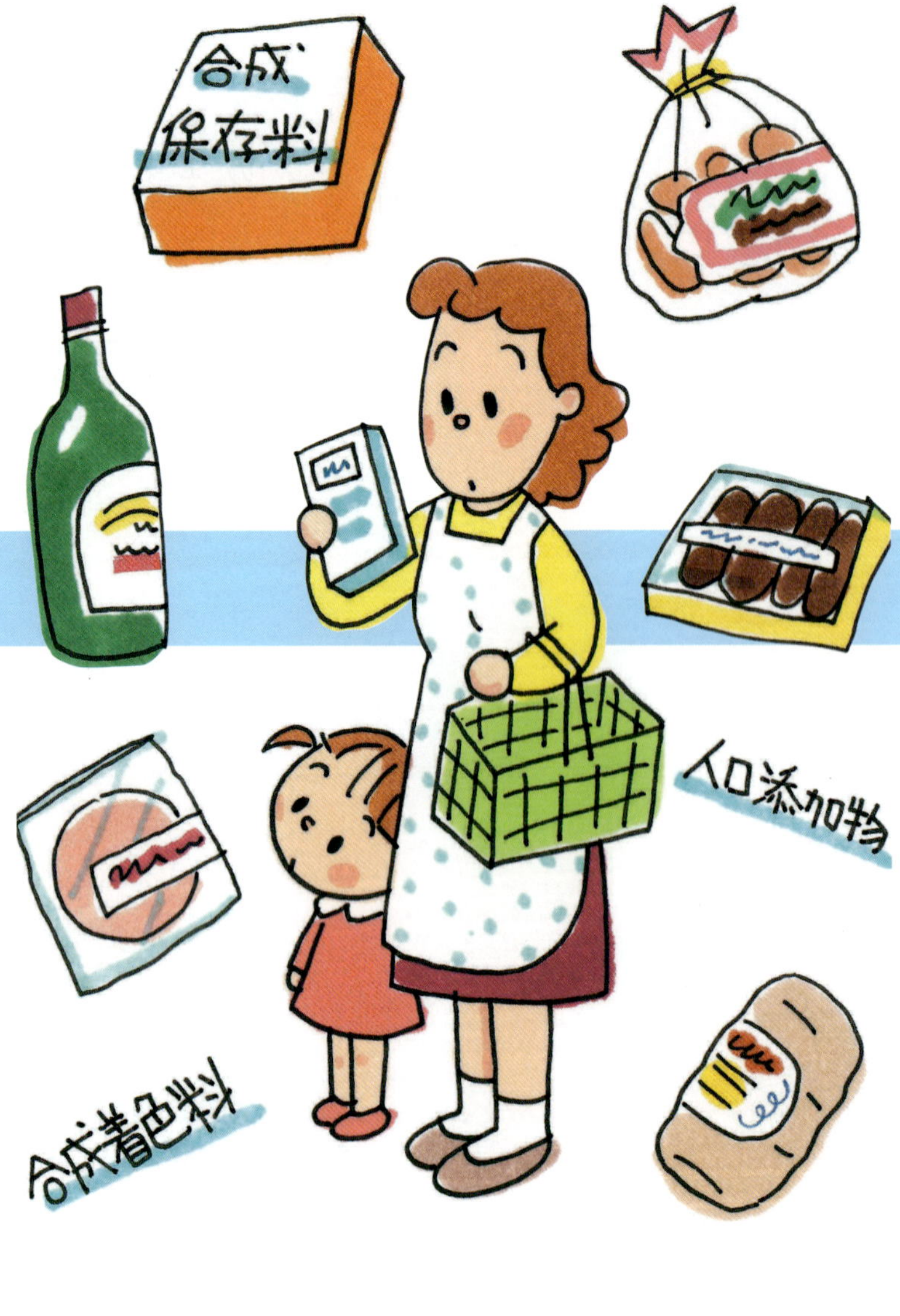

ことは、愛飲者が急上昇していることでも分かります。

■工業化社会が招く子どもの変調

肥料、農薬に依存した農業を進めてくると、ついには田畑にいる昆虫や微生物が減少し、ミミズすら見ることができなくなってきます。肥料に依存するというのは、実際には窒素、リン酸、カリ、カルシウム、マグネシウムの多量要素をたくさん田畑に入れるということです。すると多量要素は過剰に蓄積して、かえって作物の生育に障害を与えることになります。また、微量必須ミネラルのマンガン、亜鉛、銅、ホウ素、モリブデン、鉄は比較的欠乏してくるので、この方面からも生育に支障が出てきます。

作物に必要な栄養のバランスが崩れると、作物は病虫害に侵され、農薬なしでは作物ができなくなってくるのです。そのような栄養失調の野菜や穀物、果実はまずいので、当然、消費者が敬遠します。また、栄養失調の作物を食べていると、人体にはミネラル、ビタミン、核酸、酵素などの生理活性物質が減少し、新陳代謝機能が低下してきます。

問題は農業の側にばかりあるのではありません。日本では、わずか五〇年くらいの間に工業化社会が急速に進歩して、交通、通信網が発達して便利になりました。これらの生活環境が電化されるのと歩調を合わせるように、加工食品が多量に出回るようになったのです。

糖質ジュースや噛まなくてよいプリンのような食品が増加し、人々は甘いケーキ類を好むようになってきました。まずい野菜を加工するには、味付けを濃くし、人工調味料も大量に使われていることでしょう。これらの人工甘味料や人工調味料が豊富に使用されている食品によって、味覚がマヒして本物の味を知らない子どもが増加しています。

工業化社会の進歩は便利で豊かな暮らしをもたらしましたが、人々の肉体の変調ももたらし始めているようです。

■耕地土壌分析結果の傾向と問題点

多量要素の過剰とバランスの乱れ	
窒素、リン酸、カリ、カルシウムが過剰に蓄積される	塩類集積による根やけ
窒素の過剰	カルシウム、亜鉛の吸収が抑制される
カリの過剰	マグネシウム、カルシウムの吸収が抑制される
リン酸の過剰	鉄、亜鉛、銅の吸収が抑制される

微量要素の不溶化、欠乏	
土壌のアルカリ化とカルシウム、マグネシウムの過剰	マンガン、鉄は土壌にあっても不溶化し、吸収不良。亜鉛、銅は量的に少ない場合不溶化し、吸収不良となる

健全な土と根

■土壌環境が大切

作物にある栄養素が不足しているのは、畑に栄養が足りないからとばかりは言えません。たとえ畑にその栄養があっても、ほかの栄養とのバランスが崩れると、作物は栄養を吸収する力が落ちてきます。

たとえば窒素が過剰になると、亜鉛とカルシウムの吸収がうまくできません。カリが過剰だと、マグネシウムとカルシウムの吸収がうまくできません。カルシウムの吸収が悪いと、収穫後に作物からエチレンの発生が早まり、増加しますから、日持ちが悪くなります。リン酸が過剰だと、鉄と亜鉛と銅の吸収がうまくできなくなります。

こうしたバランスを配慮して肥料の設計をして、作物のでき具合を見ながら施肥の微調整をしていくのがポイントです。

大事なのは栄養バランスばかりではありません。土壌自体の化学的、物理的な環境も大切になってきます。

土壌の化学性では、最適なpHを作ることが大切です。最適pHは五・五～六・五。ところが酸性土壌が良くないと思って、苦土（マグネシウム）石灰をまくことが多く、するとpHが七・五くらいになって、栄養を十分吸収できなくなります。

■団粒土壌って何？

また、物理性の面では71ページの写真のように土壌を「団粒化」してやらなければなりません。団粒化というのは、土がつぶつぶになっていて、空気や水分が適当に入って透水性・通気性の良い土壌のこと。こういった土壌なら、作物の根も呼吸で

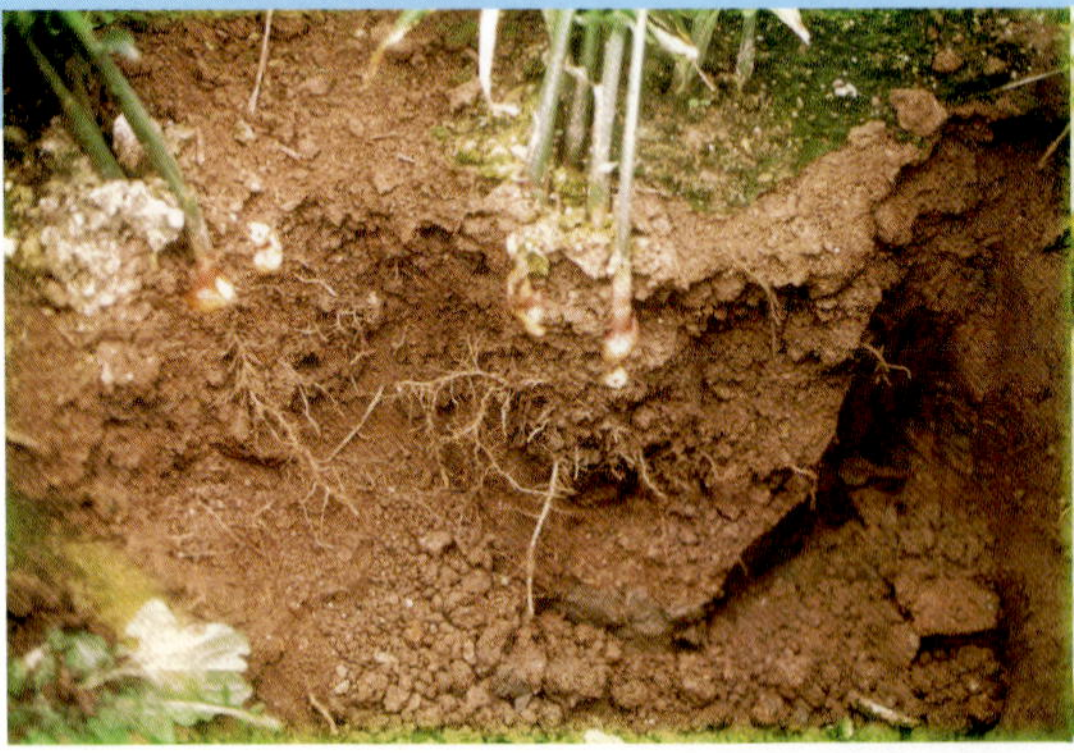

上は対照区。ショウガを山畑の荒地で栽培したもの。有機配合肥料を施肥した。

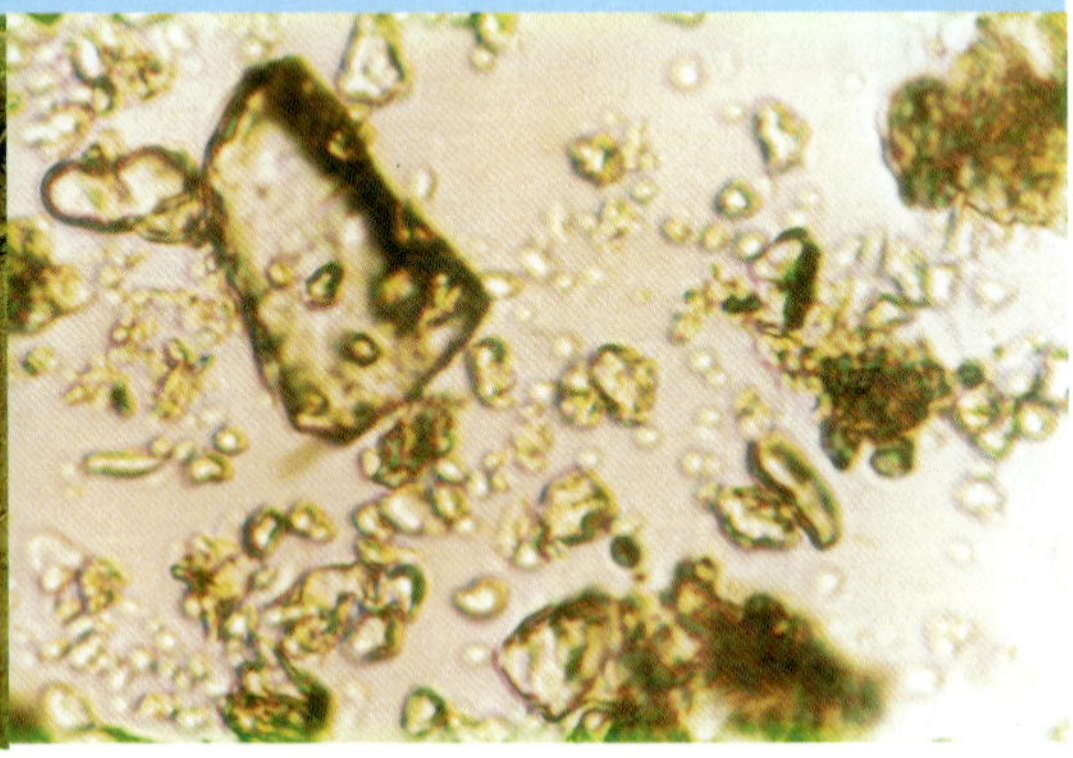

対照区の土壌を収穫期に顕微鏡で拡大して見る。岩石の粒子だけが見える。

きるし、微量ミネラルをはじめとする栄養がスムーズに吸収できます。

　固い土だと水がかたよって溜まったり、土地の表面を流れ去って適当に土の中に残ってくれません。とくに土壌が固く緻密だと、粘土粒子を気圧の強い水がくっつけて、透水できない「有害水」になります。反対に砂地のような目の粗い土壌だと、水がいっぺんに通過して、土の中に残りません。表面を流れ去ったり、土壌を通り過ぎてしまう水は根が利用できないので「無効水」といいます。

　団粒化している土だと、日照りのときは表面は乾いていても、少し掘ってみると適当な湿り気を持っています。また長雨が続いても、水はけがよいからいつまでも水が溜まっていません。

　いつでも作物が自由に利用できる水、これが有効水です。団粒化した土壌には、有効水がたくさん含まれています。

■健全な作物の根

　土壌が健全で栄養の行き届いた作物と、土壌や栄養の貧弱な作物の違いはどこで分かるのでしょう。

　熊本の県立農業大学で次のような実験をしてみました。まず土壌を三つのタイプに分けて、肥料袋に入れます。

　一番目の袋には、従来どおり窒素、リン酸、カリを施肥しました。

　二番目の袋には、窒素、リン酸、カリに微量ミネラルを加えたもの。

　三番目の袋には、窒素、リン酸、カリ、微量ミネラルに土壌団粒化剤を加えました。

　三つにそれぞれナスとピーマンを栽培して、夏の収穫が終わって袋を破って根を見てみました。すると、一番目より二番目が根が豊かになっています。そして二番目より三番目の根が豊かです。よく見ると、大きな根がたくさん出ていて、そこに細根が付いています。こういった根を持つ作物は、長雨や干ばつに遭遇しても大丈夫です。土から上に出ている部分を見てもよく分かりませんが、根を見ると明らかに違いが分かるでしょう。

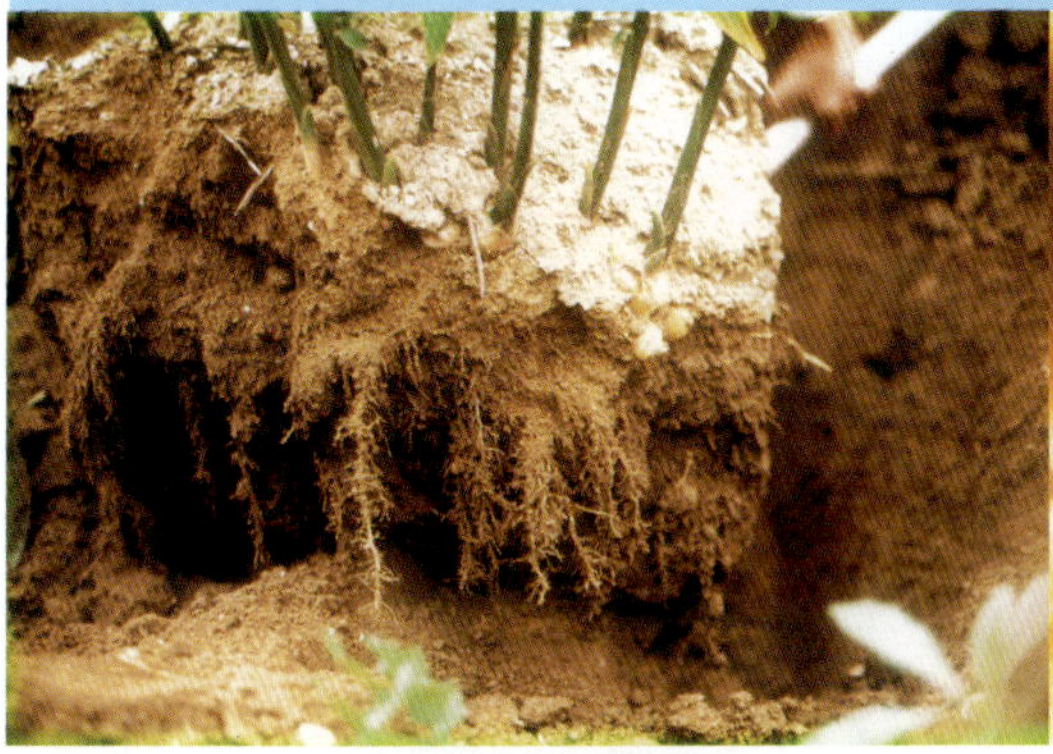

上は試験区。対照区の隣接地に土壌改良剤と分析に基づいて微量要素（微量ミネラル）を加え、完熟堆肥を入れる。施肥は、対照区と同じ。

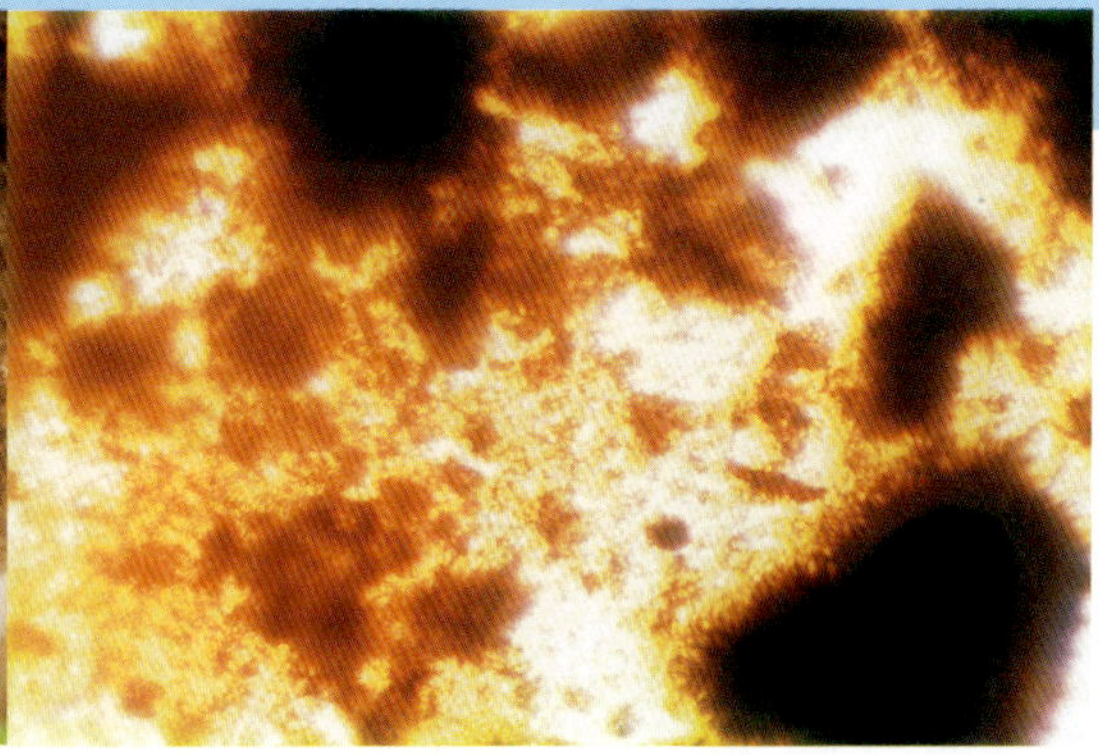

試験区の2年後の土壌の顕微鏡写真。粘土粒子が増え、「団粒化」しているのが見える。

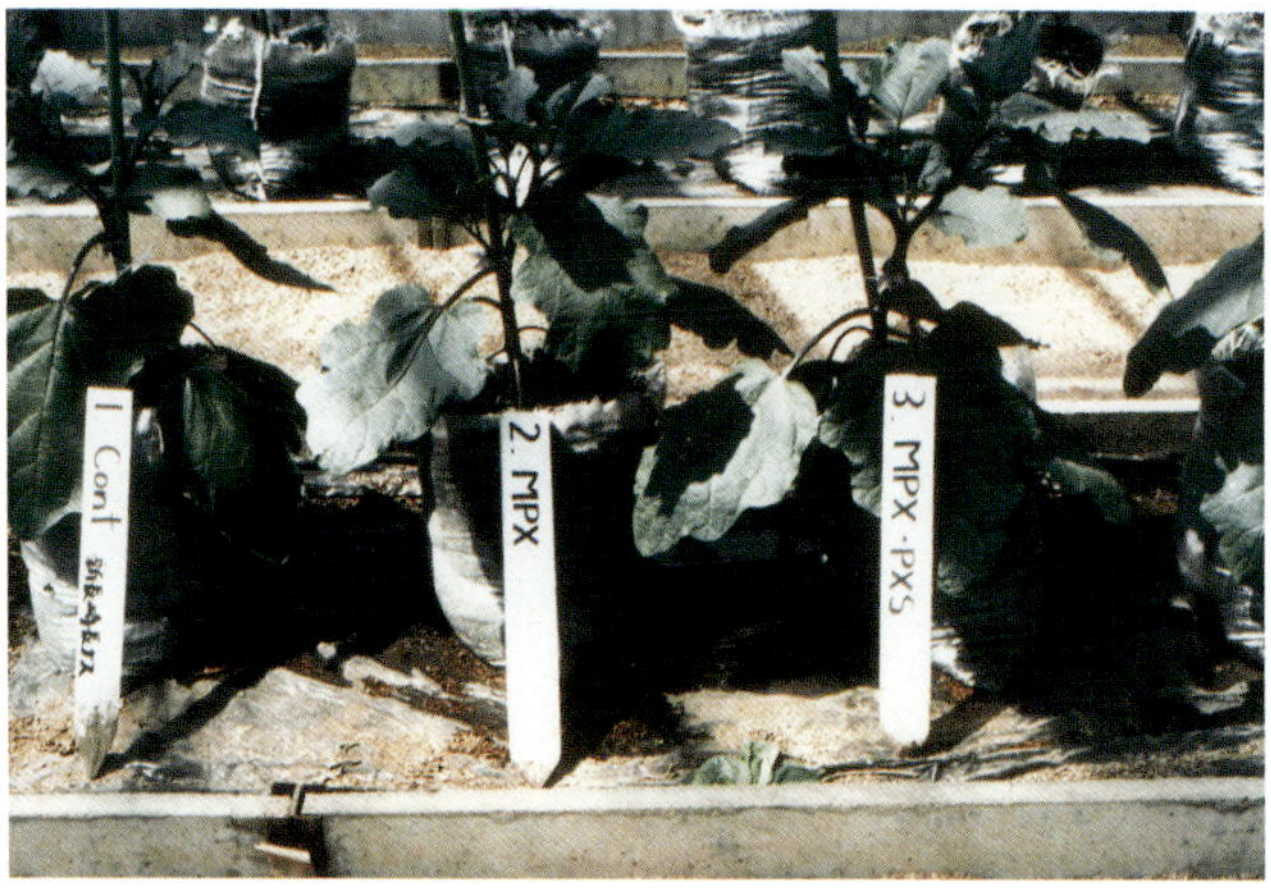

熊本県立農業大学での生育試験。左が従来どおりの窒素、リン酸、カリをほどこす。中央が窒素、リン酸、カリに微量ミネラルを加えたもの。右が三大要素と微量ミネラルに土壌団粒化剤を加えたもの。右の根がもっとも豊富。

上の写真の根の部分

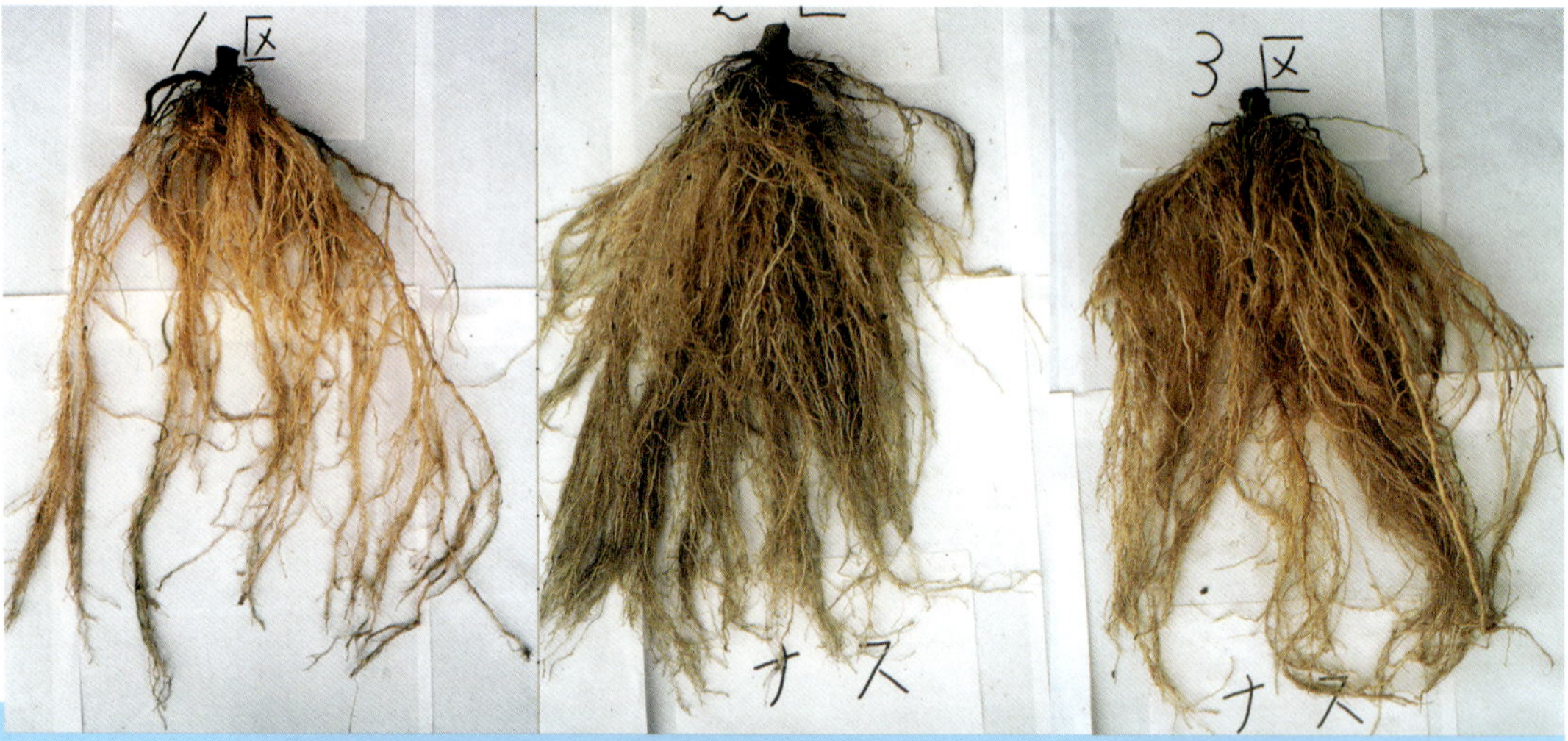

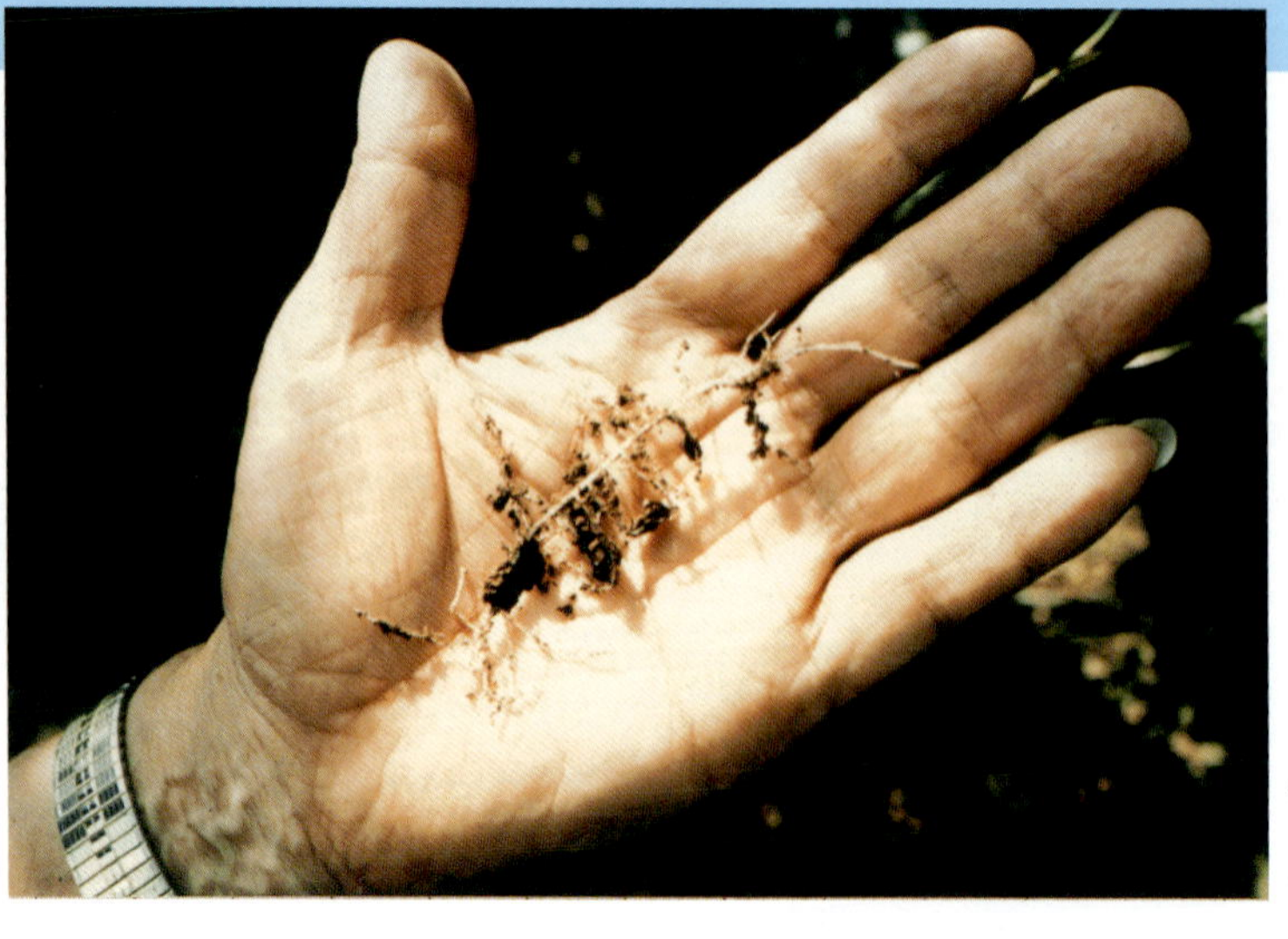

根毛がしっかりしていると、水で洗っても土が付いている。

根は良い栄養を選ぶ

根の数だけでなく、性能も違っています。土が付いている根を水を入れたコップの中でゆっくり五回振ってみます。きれいに土が取れてしまうのが、不健康な根。健康な根は、大きな土は取れても、小さい土は離れません。

作物は大きな根（主根）から小さな根（支根）が生えています。支根には細根が付いています。細根の先端近くには、顕微鏡で二〇〇倍から四〇〇倍くらいにしないと見えないような、さらに小さな根が生えていて、これが根毛です（73ページの写真）。植物はこの根毛から栄養を吸収しています。

根毛は、細胞壁からATPアーゼ（生体エネルギー分解酵素）を使って能動的に良い栄養物を探して取り込みます。これが根の「選択吸収」です。そのとき、アーゼが酸素を必要とするので、土壌の透水性・通気性が良くないと健全な作物は育ちません。

根毛からは、ムシゲールという粘液が出ています。この粘液と土壌の成分が結合して、必要な栄養が吸収されることになります。根毛がたくさんあって、粘液が分泌されていれば、細かい土が根と離れにくいので、水中で振っても落ちないというわけです。

不思議なことに根毛が少なくて粘液が少ない作物は、窒素分は吸収するけれど、ミネラル分は吸収しなくなります。こうなるとミネラル不足によって生体防御能力が弱くなって、いろいろな病害虫にやられてしまいます。

作物の動脈硬化

今度は根毛の細胞を顕微鏡で見てみましょう。

老化した根は、74ページの写真のように細胞壁の輪郭がはっきりしていません。ぼやけています。

反対に健康な根は、細胞壁がはっきりし、整然と配列されています。こうでなければ健康な根とは言えません。しかも新しい根毛がいつも出

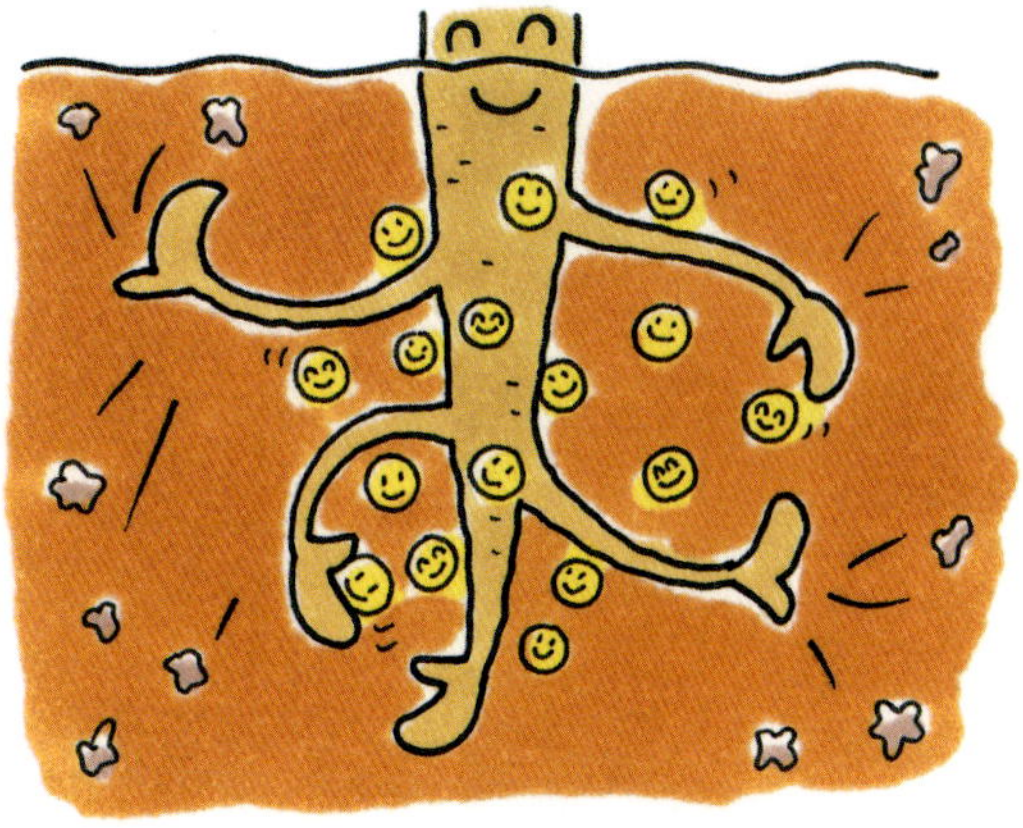

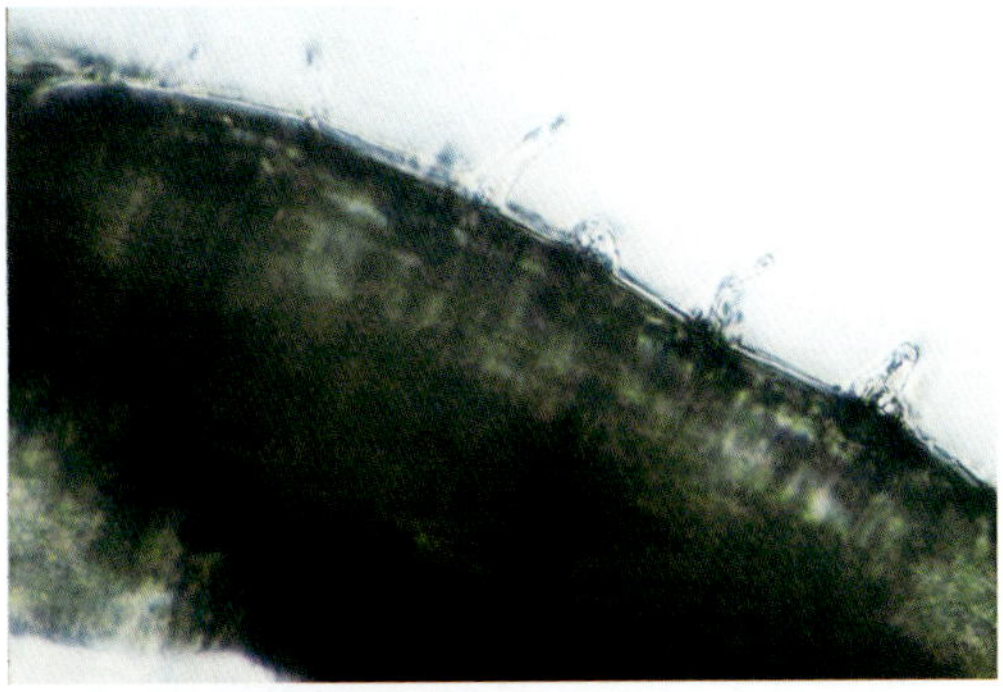

細根の200倍の拡大写真です。半透明の小さな突起が根毛。粘液物質を分泌して栄養を吸収しています。

ている状態です。

切って断面を見てみると、導管と篩管《しかん》が画然としているのが分かります。老化した方は、管壁の細胞膜が弱く、管には何か詰まっています。これが何かは、今のところ明らかではありませんので、これから分析してみなければなりません。おそらく人間でいうと、血管に付くコレステロールのようなものだと思われます。コレステロールがたまって血管が詰まり、血液が流動しにくくなると、心筋梗塞や脳梗塞などの成人病にかかりやすくなります。これと同じことが、植物にも当てはまります。不健全な根が、作物を病気にするのです。

健康な作物の葉

75ページの写真は、マイナス一〇～二〇℃で育つホウレン草と一般的なホウレン草の葉の表面を八〇〇倍に拡大して見たところです。一般のホウレン草の葉緑素には奇形が多いのが見えます。反対に、微量ミネラルのバランスが良く充実しているホ

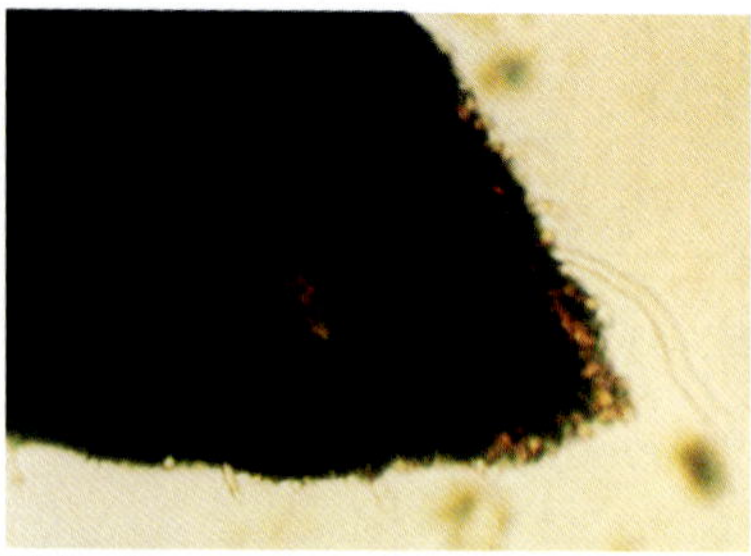

健康な根
健康な細根を800倍で見た写真。透明な根毛が細根の表皮から発生している。

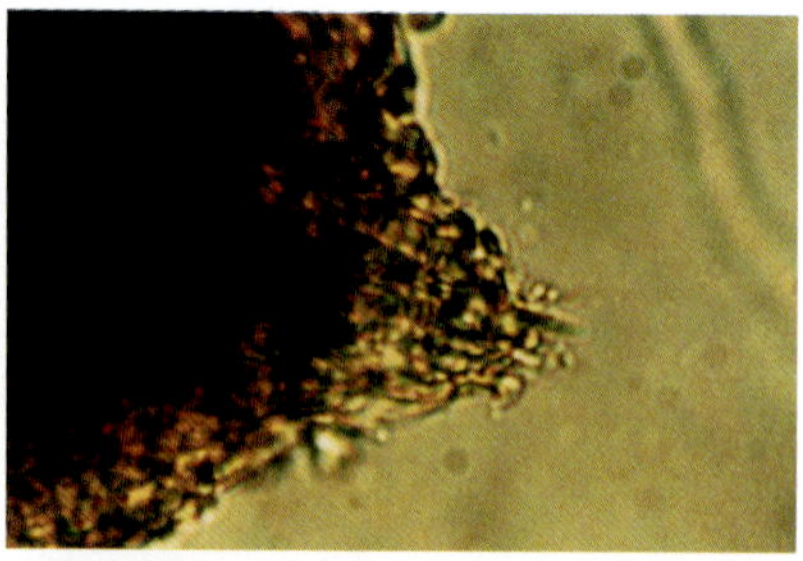

不健康な根
老化した細根を800倍で見た写真。根毛が見えない。表皮細胞が粗い感じがする。

細根の横断面（健康な根）

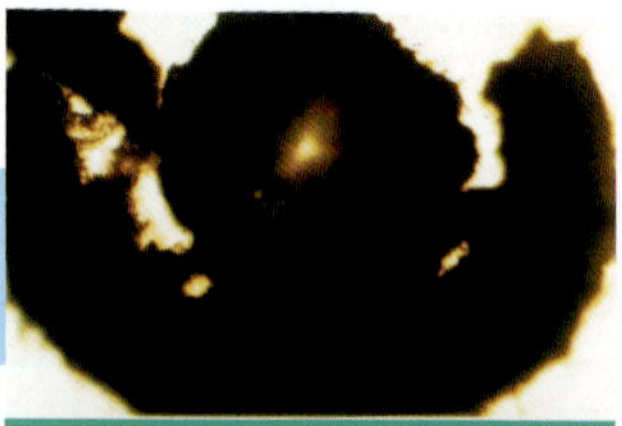

導管（小さい白い穴）が見える

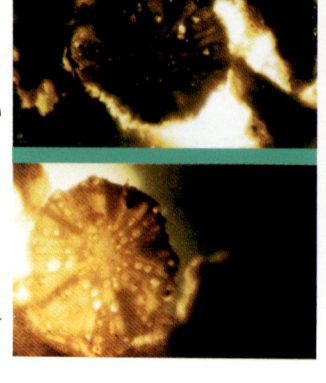

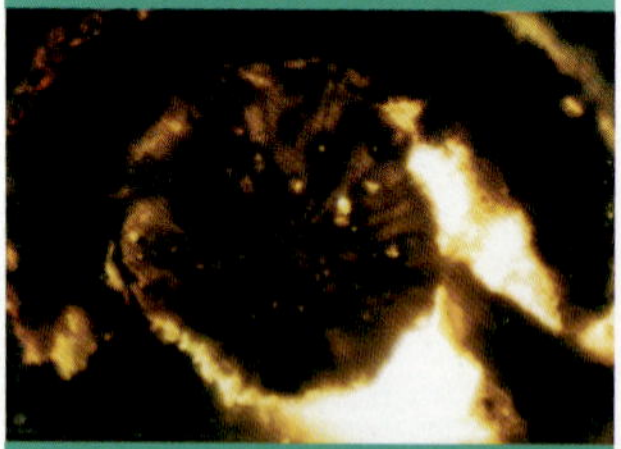

切断面を薄く切って写す。導管、篩管が多く見えている

上よりさらに薄く切断して写す。大きく見えてくる

細根の横断面（不健康な根）

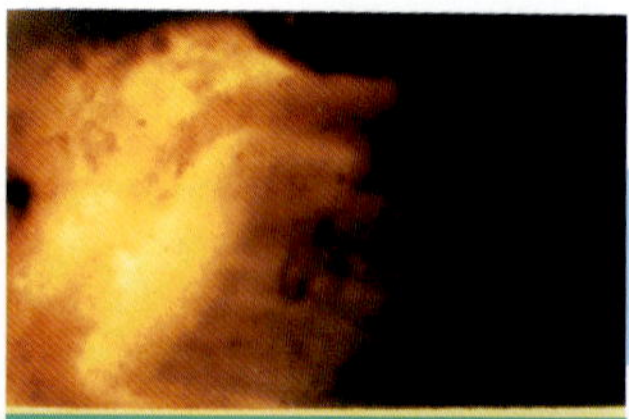

導管、篩管が不鮮明

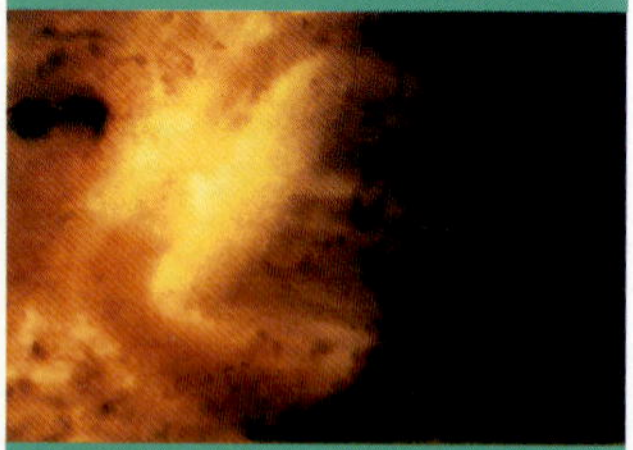

切断面を薄く切って写す

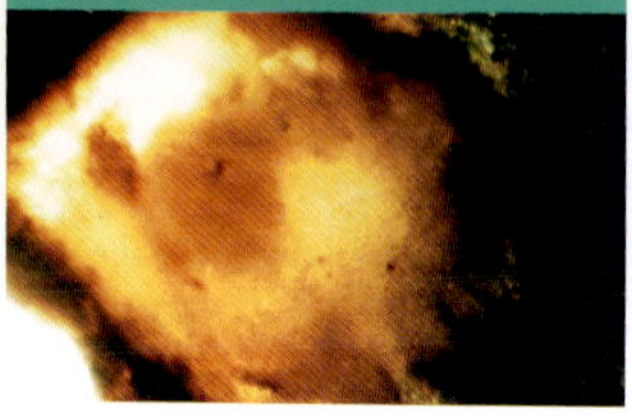

上よりさらに薄く切断して写す。2カ所に穴が見える。全体は詰まっているように見える

ウレン草の葉緑素は、きれいに並んでいます。

葉緑素は、根で吸い上げた水を水素と酸素に分解する役目を果たします。そして空気中の二酸化炭素を取り込んで太陽の光で炭水化物を作ります。これが光合成です。

葉緑素がしっかりしていれば、炭水化物もたくさん作ることができます。同じように見える葉でも、栄養次第で中身が全然違ったものになるのです。どんな緑の葉にも、同じように栄養が詰まっているのではありません。

作物の気持ちになって

農家の本来の仕事は、肥料や畑の土壌を作物の生育環境に適するように整えてやること。環境が整えられれば、自然に作物は豊かに育っていきます。

団粒化した土壌には、小さな虫や微生物がたくさん住んでいます。そもそも土の中の小さな生き物たちは、自分たちの環境を整えるべく、いつも団粒化の努力をしているのです。たとえばミミズは、土を食べて小さな粒状のふんをしますが、これは団粒土壌の大切な部分になります。

ところが人間はせっかく団粒土壌を作ってくれている小さな生き物を殺してしまいます。除草剤で雑草を枯らすと同時に、土の中の生き物も殺していくのです。だから除草剤を使うと、土が固くなってしまいます。

柔らかい土壌は作物に合った土地であり、土壌が固いところほど背が低く根の強い雑草がよくはびこるものです。たとえ背の高い雑草が生えても、土地が柔らかいなら、簡単に引き抜くことができます。団粒土壌になるように気をつけていれば、草とりの面倒も少なくなります。

農業は、工業のように設備などを与え合理化を図れば、それに伴って生産性が高まるというものではありません。自然界の秩序に基づいた栽培こそ、農業の基本なのです。しかしこれまでの農学は、農薬や化学肥料などで自然界の秩序を破壊してき

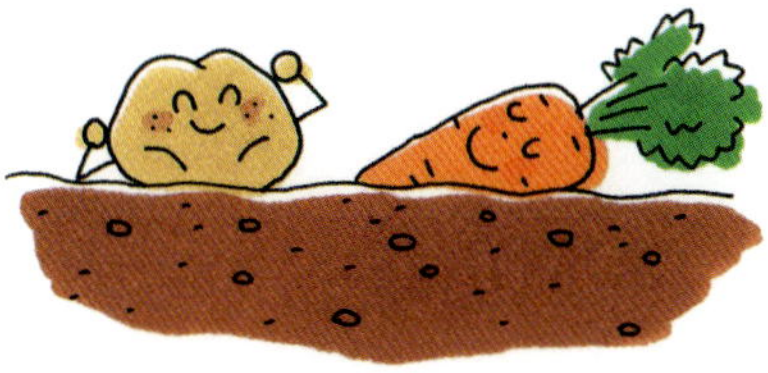

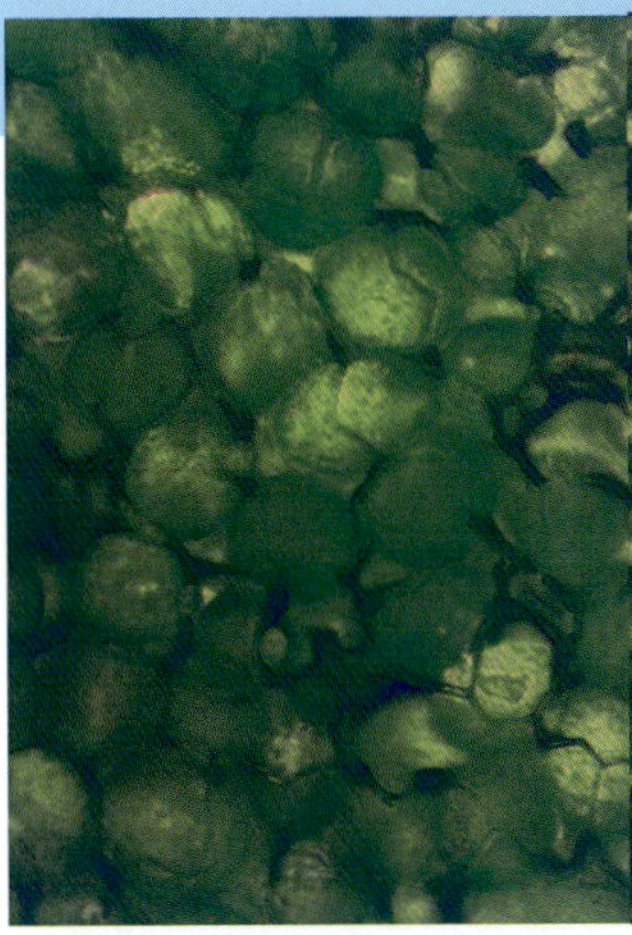

−10℃〜−20℃に生きているホウレン草の葉緑素。大きく、形もふっくらしている。光合成能力が高く、紫外線にも強い。

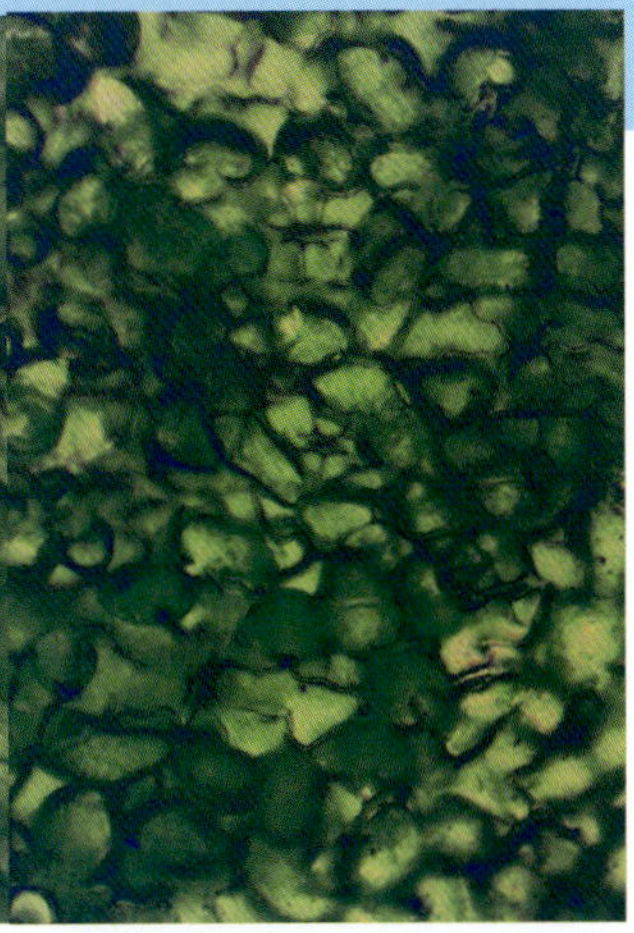

無処理の普通栽培の葉緑素。奇形があり、細胞が不ぞろい。光合成能力が弱く、強い紫外線では破壊されやすい。

たのです。

　作物の気持ちが分かるのは、毎日作物を見ている農家の人だけなのに、これまで作物を困らせてばかりの農学だったのではないでしょうか。

■植物と人間は似たもの同士

　太古の海から誕生した生命。やがて植物と動物に分かれて進化してきましたが、栄養や環境のあり方は驚くほど似ています。

　栄養のとり方は、植物では根、人間では腸がおもな吸収する器官です。しかし雨が降ると植物は、その葉からも水分を吸収することができます。花壇の水やりは、根元だけでなく葉にもかけてやりましょう。葉に栄養をかけることを、葉面散布といいます。

　人間が、肌に栄養クリームを塗ったり温泉で湯治を楽しむのも、皮膚から栄養を入れる一種の葉面散布といえるかもしれません。

　しかし私たちは本来、栄養を口から食べ、胃や腸で消化吸収しなければ

■土壌条件が作物の病害および養分吸収に及ぼす影響

		土壌の状態		
		還元型土壌【過湿（還元状態）】	理想型土壌【適　湿】	酸化型土壌【乾燥（酸化状態）】
原因	土壌条件	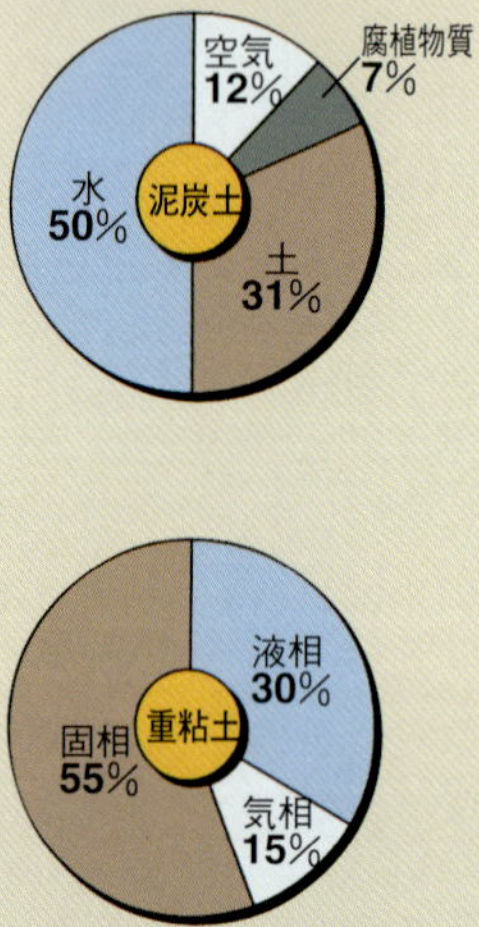 活性鉄増加。リンの吸収増加。有害水（結合水）多い。	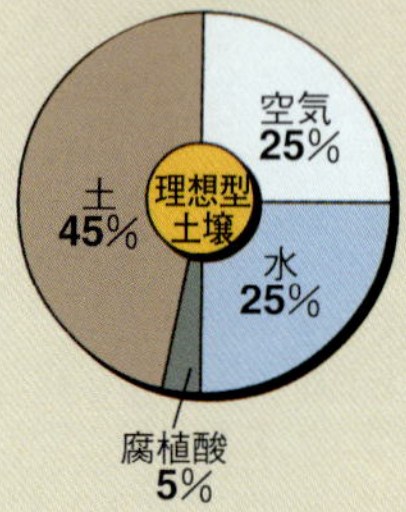	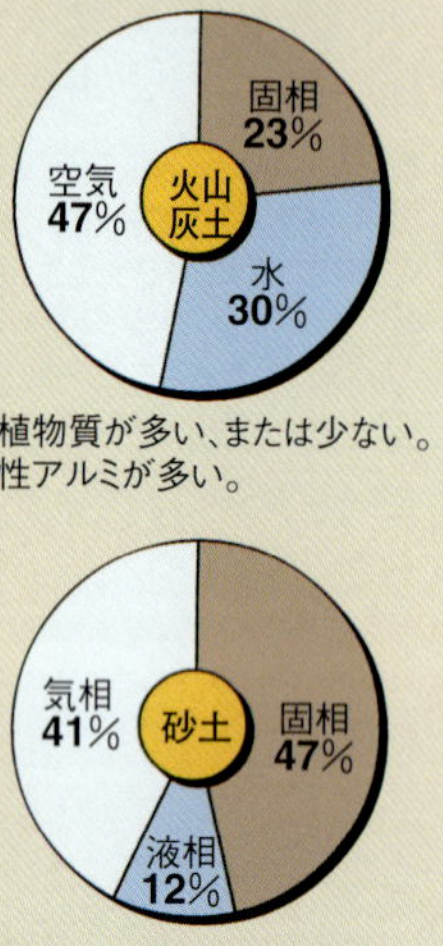 腐植物質が多い、または少ない。活性アルミが多い。 活性アルミ増加。リン吸収増加。有害水（膨潤水）多い
結果	病害	ごま葉枯病、根瘤病、紫紋葉病。細菌病は多湿土で発生しやすい。	病害発生は少ない。	そうか病、白紋羽病。かび病は乾燥土で発生しやすい
	養分吸収	窒素、鉄、マンガンが吸収されやすい。カリ、カルシウム、モリブデン、亜鉛、銅が吸収されにくい。	全成分が選択吸収されやすい。	脱窒素しやすい。窒素、カリ、カルシウムが吸収されやすい。鉄、マンガンが吸収されにくい。亜鉛、銅、モリブデンは、乾燥した場合に吸収されにくく、適湿の場合に吸収されやすい。

ば生きていけないことは確かです。そしてその大本である食べものに栄養がバランスよく詰まっていなければ、健康に暮らしていくことができません。

私たち日本人は長い間、たくさん食べることが良いことだと思ってきたのではないでしょうか。料理にぜいをつくし、お腹一杯に食べる幸せを多くの日本人が喜び受けとめています。しかし最近は生活習慣病などの原因として、肥満が取り上げられるようになりました。これは食べ過ぎ、過剰な栄養の害です。その結果病院に通い、何種類もの薬を飲まされるのなら、これは作物の化学肥料

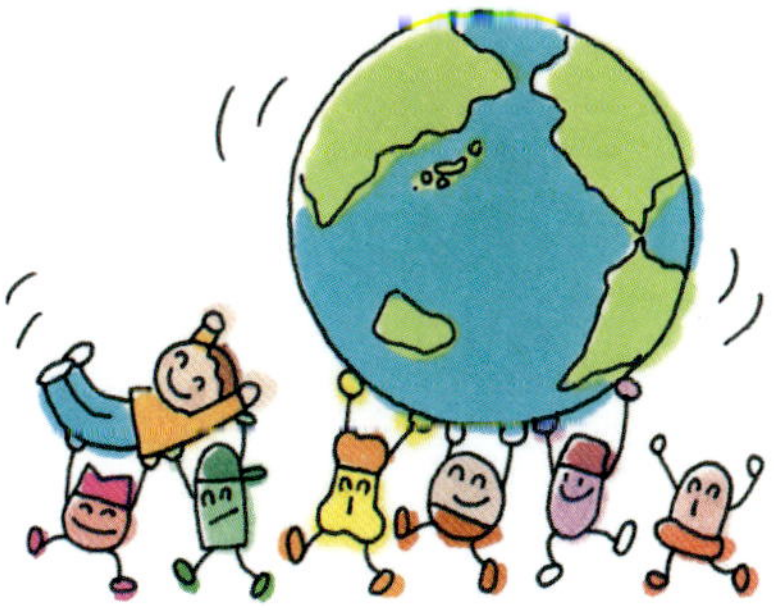

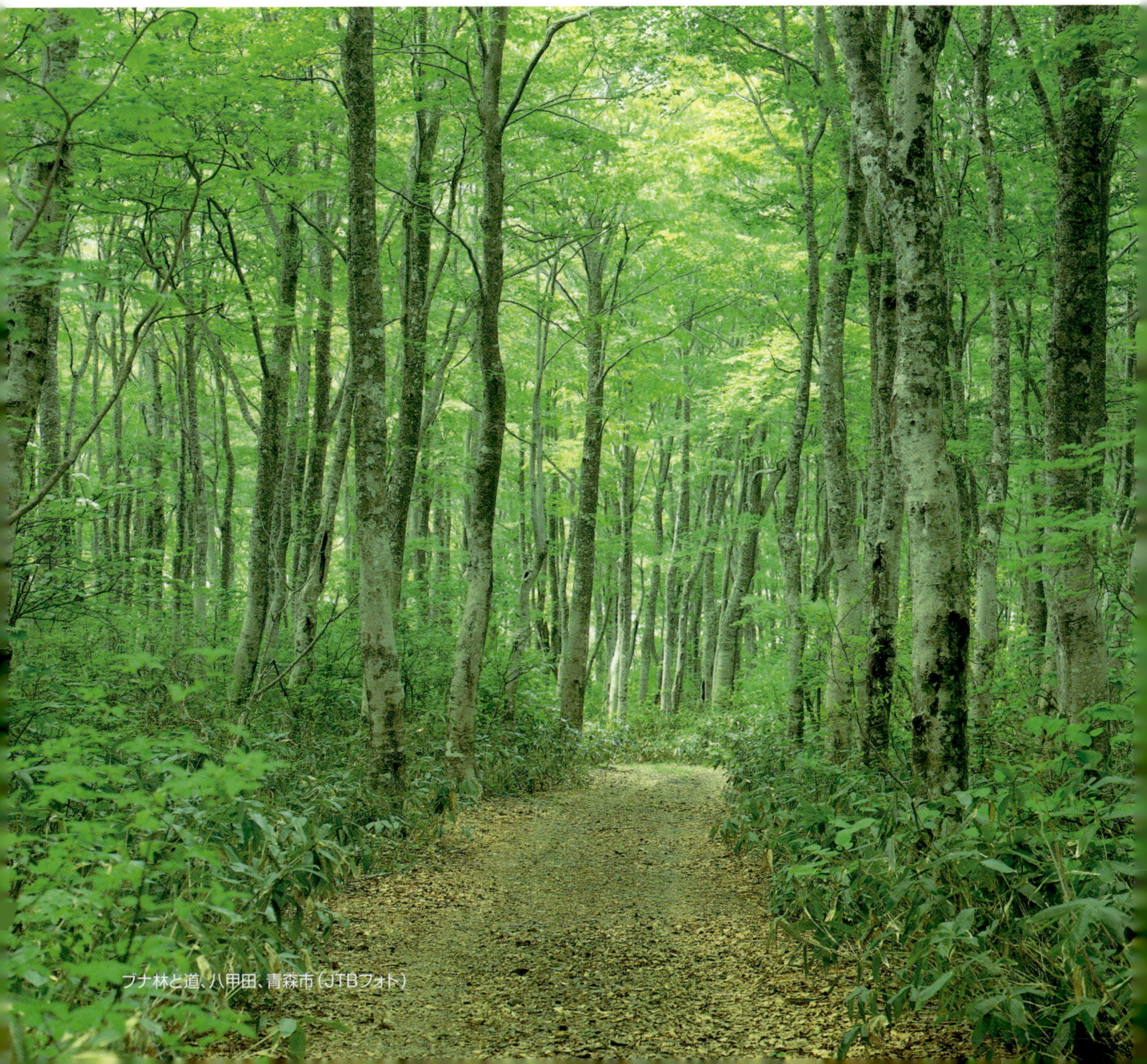

ブナ林と道、八甲田、青森市（JTBフォト）

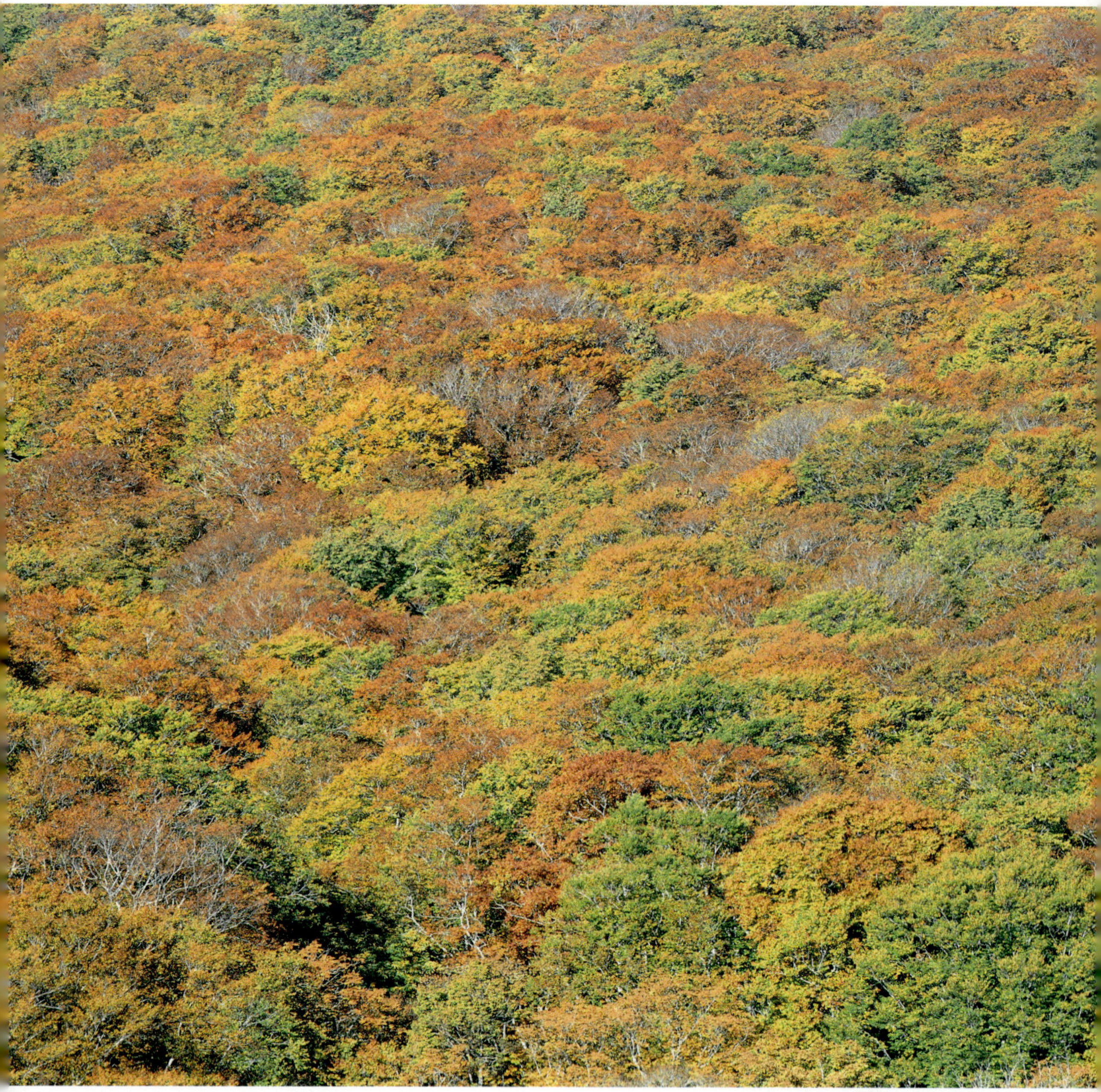

ブナの原生林、黒石市（JTBフォト）

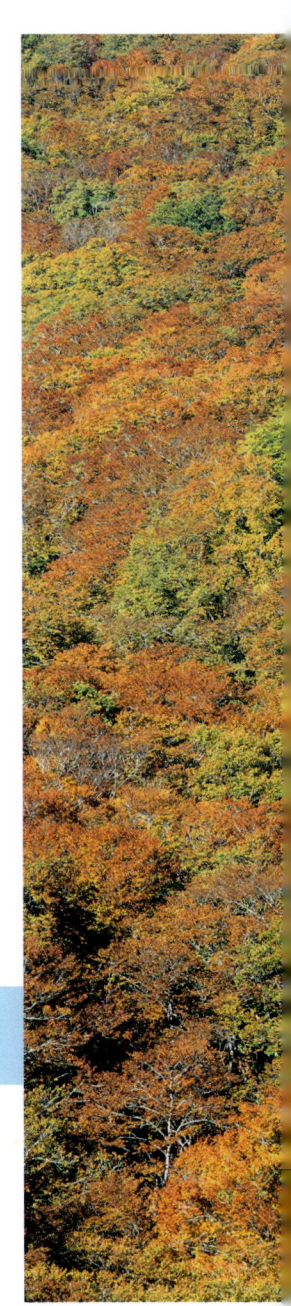

漬け、農薬漬けと変わるところはありません。

■量より質の栄養を

本当に人間の健康にとって必要な栄養とは、量ではなく、質にあります。より多く取り入れるより、より栄養バランスのとれた作物を食べることが重要になってきます。栄養バランスがとれていれば、作物は最高においしい味がするものです。

私たちの体は、ほんの少しばかりの地球の微量元素である微量ミネラルによって機能しています。微量ミネラルのもたらす影響を考えると、生命にとって栄養の質がどれほど大事なことかを思い知らされます。

健康な作物こそ、健康な人間を作ります。これからの日本の食生活を考えるとき、微量ミネラルの豊富な栄養満点の作物が全国の農家で作られ、食卓にのぼってほしいと願わずにいられません。

わが国では、すでに高齢社会が始まっています。お年寄りの介護が重要課題になっていますが、半面、お年寄りの知恵を生かしてこそ成熟した社会が実現できるのではないでしょうか。健康に年をとることは、何ものにも代えがたい人生の喜びです。人を健康に導く作物は、お年寄り一人ひとりが元気に、健やかに過ごす基礎となるものであり、そのようなお年寄りの活躍する社会こそが本当の高齢社会であると信じています。

生きている間は元気に楽しく働き、二度とない人生を満喫したいもの。そして死ぬときは、秋のそよ風に、紅葉が舞うようにこの世とお別れしたいものです。健康に生きるとはそのような人生をいうのではないかと思っています。

4章

元気で百歳を通り過ぎよう

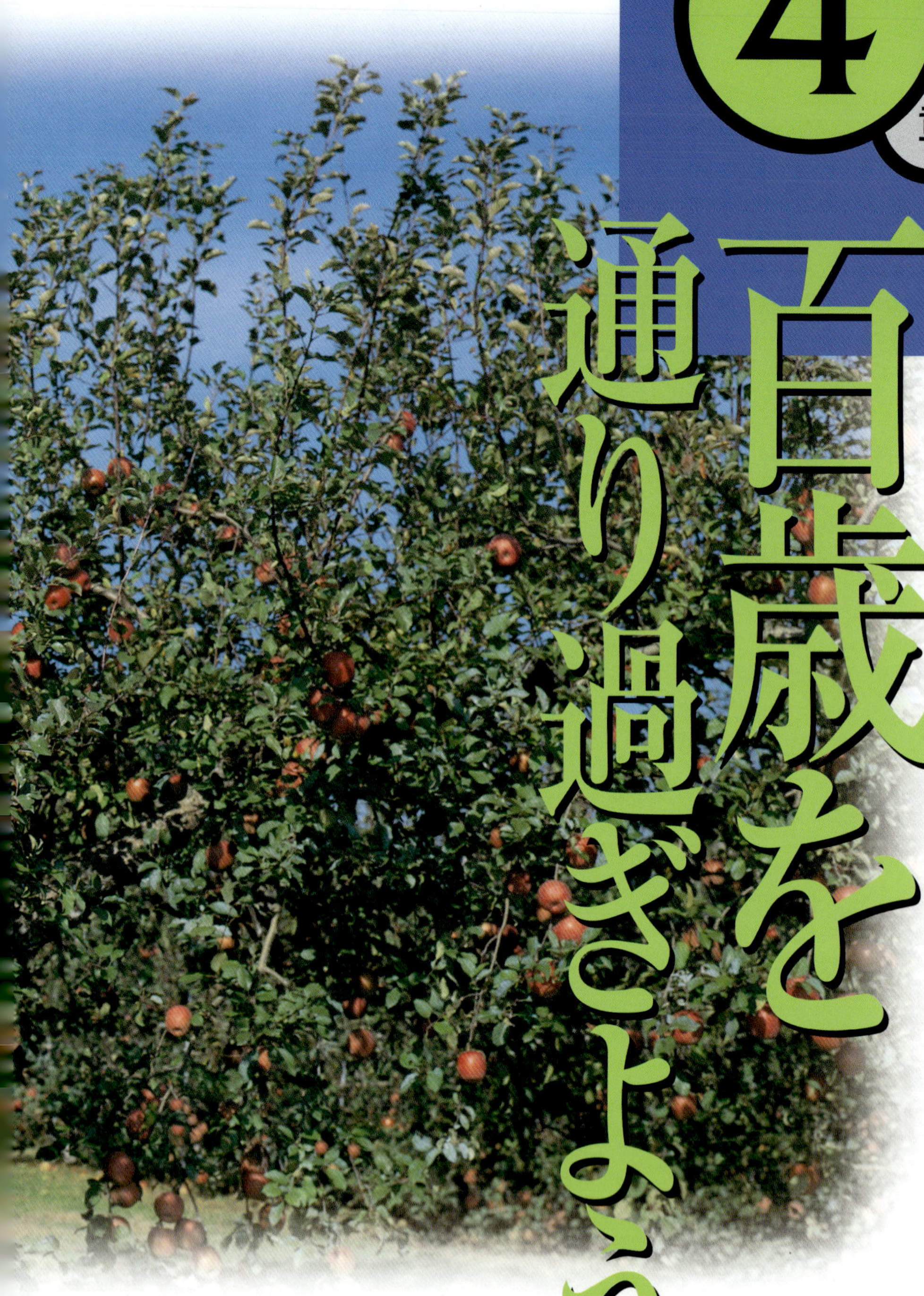

中嶋農法で鈴木英輝さん
栽培のリンゴ（須賀川市、福島）

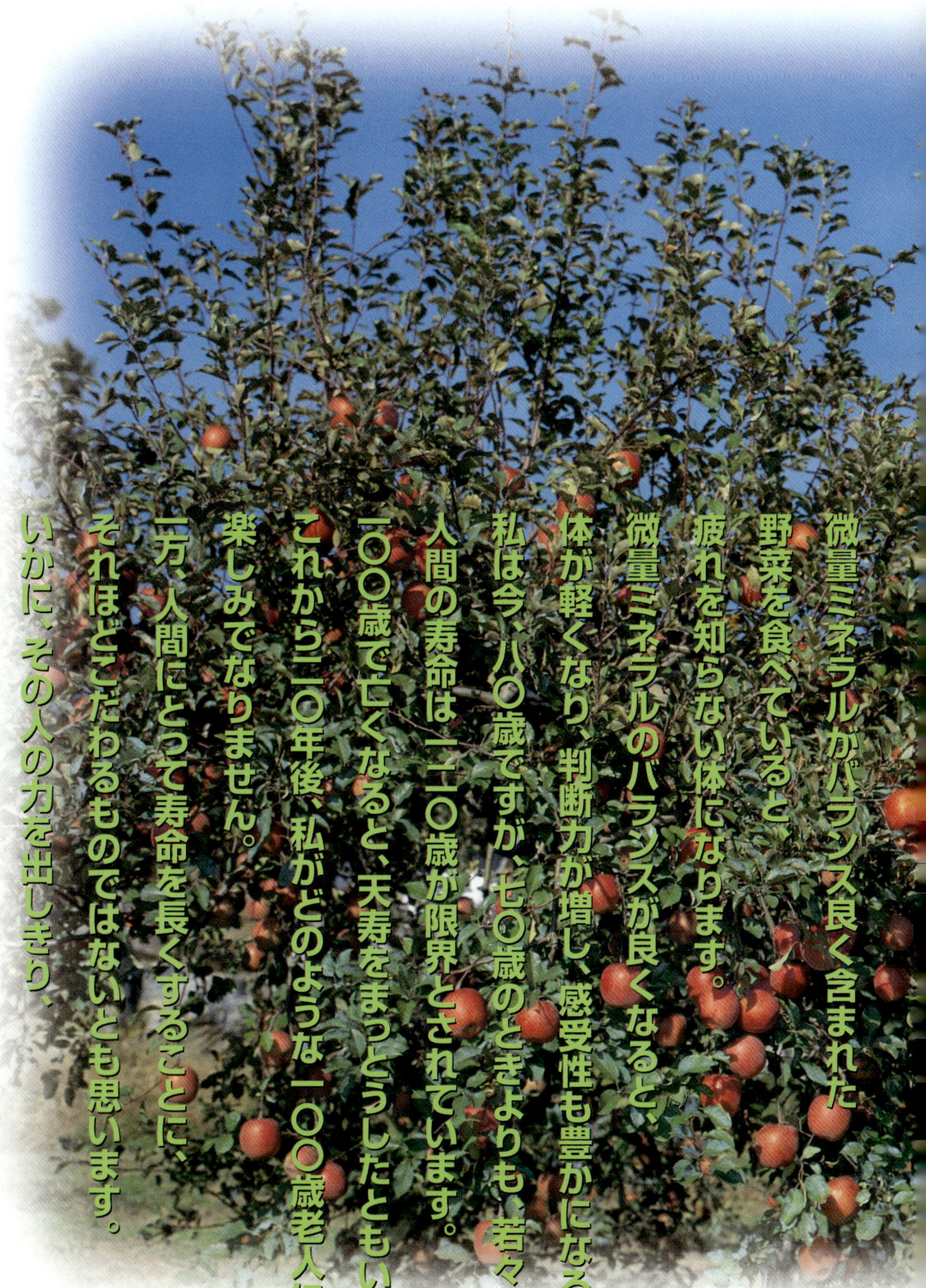

微量ミネラルがバランス良く含まれた
野菜を食べていると、
疲れを知らない体になります。

微量ミネラルのバランスが良くなると、
体が軽くなり、判断力が増し、感受性も豊かになるのです。

私は今、八〇歳ですが、七〇歳のときよりも、若々しく感じます。

人間の寿命は一二〇歳が限界とされています。
一〇〇歳で亡くなると、天寿をまっとうしたともいわれますが、
これから二〇年後、私がどのような一〇〇歳老人になっているか、
楽しみでなりません。

一方、人間にとって寿命を長くすることに、
それほどこだわるものではないとも思います。

いかに、その人の力を出しきり、
楽しく充実して過ごせるのかが問題のように思うのです。

この年になり、いよいよその思いを強くしていますが、
それを実感させてくれるのが、ミネラル野菜なのです。

百歳を元気で通り過ぎるために

人間の寿命は一二〇歳以上

樹齢三千年とも言われる屋久島の縄文杉。自生する日本最長老の植物です。その生きてきた時間を想像すると圧倒される思いですが、このほかにも樹齢数百年の巨樹は、日本の各地に見ることができます。

植物は環境が十分なら、寿命という限界はありません。環境が一定の範囲を超えると枯死してしまいますが、これは決して「寿命がきた」からではなく、土壌や気候、とくに栄養分の供給が不適切だからなのです。したがって、栄養バランスの回復によって、枯れかけた老木がよみがえり、花や実をつけることも珍しくありません。

植物、とくに樹木は永遠とも思える生命力を秘めています。では、人間を含めた動物の寿命はいったい何歳なのでしょうか。一説によると、ほ乳動物の最高寿命は、成長期のおよそ七倍といわれています。ブタの成長期は二年ですから、寿命はおよそ一四年、ウシの成長期は四年で寿命はおよそ二八年ということです。

人の成長期が一七〜二〇歳とすれば、その七倍のおよそ一二〇〜一四〇歳が寿命ということになります。

このように、人間は植物のように「不老不死」ではありませんが、少なくともおよそ一二〇年が人間の寿命とされています。

日本は一〇〇歳以上の人がやっと一万人を超えたところです。人生一二〇年と言うと、何をばかな、と笑われるかもしれません。しかし、一二〇年間の寿命いっぱいを全うすることは十分可能です。そしてその一二〇年間の人生をより良く過ごすために、私はこの五〇年間、植物から

動物の細胞の寿命

医学・生理学分野でノーベル賞を受賞したカレルは、ニワトリの胚の心臓組織で培養実験をしています。その結果、胚の心臓細胞は34年間増殖を続けました。実験は途中で中止されましたが、理想的な栄養を安定的に管理すれば、動物の細胞は、無限に生き続けることができることを証明しました。

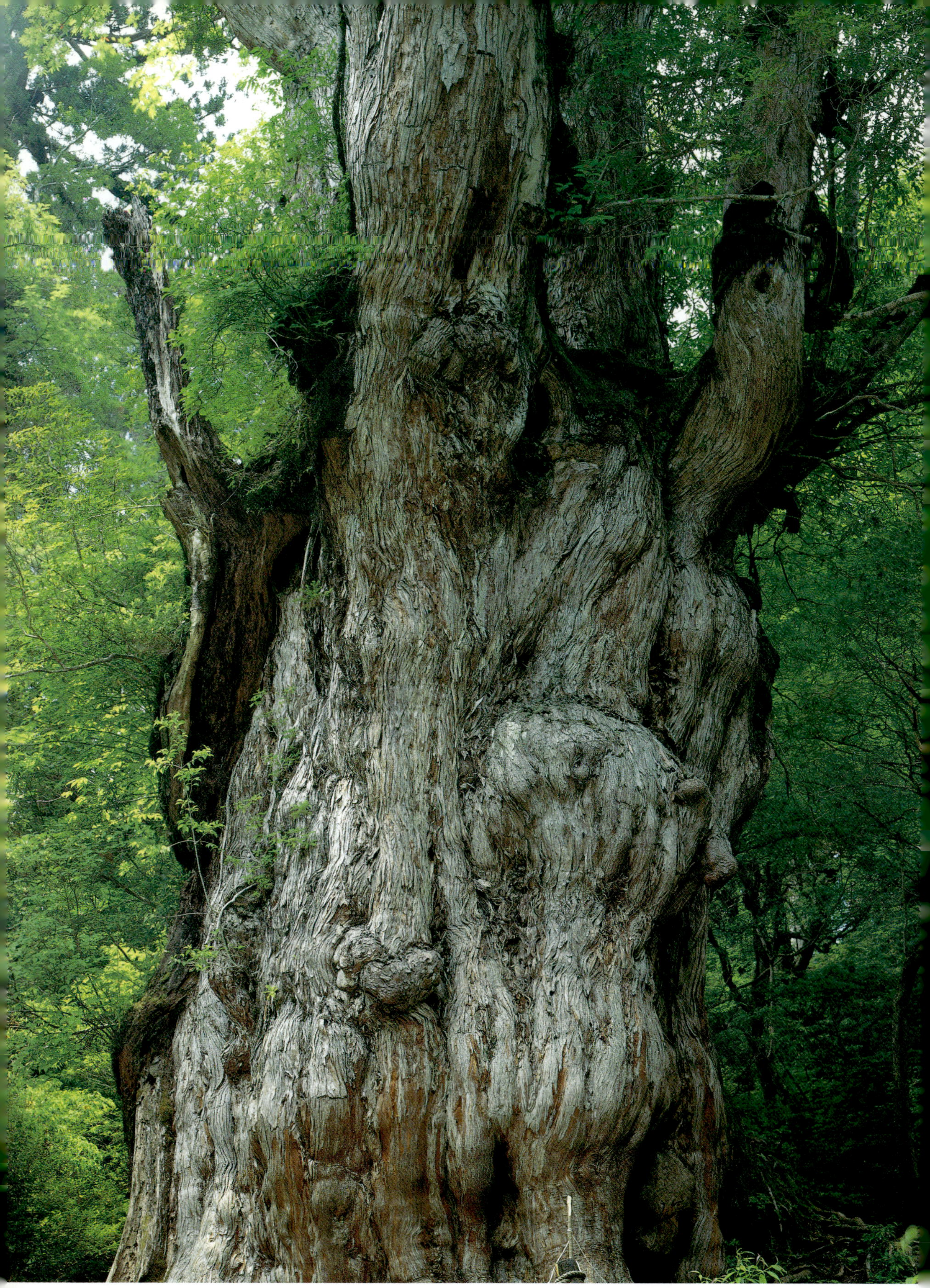
縄文杉、屋久島（NNP）

大変重要なことを学んできました。

植物も人間と同じように、栄養を吸収しながら新陳代謝を行っています。ところが、土壌のミネラルバランスが崩れると、栄養吸収が悪くなり、病気や害虫にやられやすくなります。反対にバランスが良いと、病気や害虫に侵されないばかりか、樹木はいつまでも若葉を茂らせます。

人間の体も同じように、ミネラルバランスが良いと、病気に侵されることが少なくなります。また、新陳代謝が活発になります。

植物にとって土壌は非常に大切な環境です。土壌の栄養が、その土地に成育する植物にマッチすると、作物はおいしくなり、大きな実をつけるようになるのです。この環境を整備してやることこそが、農業者の務めと言えましょう。

そして、健全に育った作物をいただくことで、人々は健康に生きるエネルギーが生まれるのです。また、根が健康ならば、干ばつや冷害、病害虫にも負けないで植物は立派に成育します。人間にとって植物の根に当たるところは、栄養を吸収する腸の微絨毛です。腸の環境を整えれば人間もこの上ない健康を保証されるのです。

老化を感じて嘆いたり諦めたりするより、まず食生活を見直し、日常的にホメオスタシス（恒常性の維持）に気をつけると、死ぬ瞬間まで元気でいられると思います。

若返るための条件

第一章で紹介したように、私の額にあった腫瘍[20]はあとかたもなく、また頭全体に生えていた白髪は、今、黒髪[21]に変わりつつあります。もちろん足腰が痛むということもありませんし、内臓もいたって丈夫。八〇歳代に入り、まったく老人病とは無縁の生活で、老いるどころか、むしろ記憶力が増してきていると実感できるほど、私は若返っているようです[22]。これから二〇年後の一〇〇歳、四〇年後の一二〇歳が待ち遠しく感じられます。

私は、自分の経験から、健全な作物を食べて栄養を上手にとれば「若

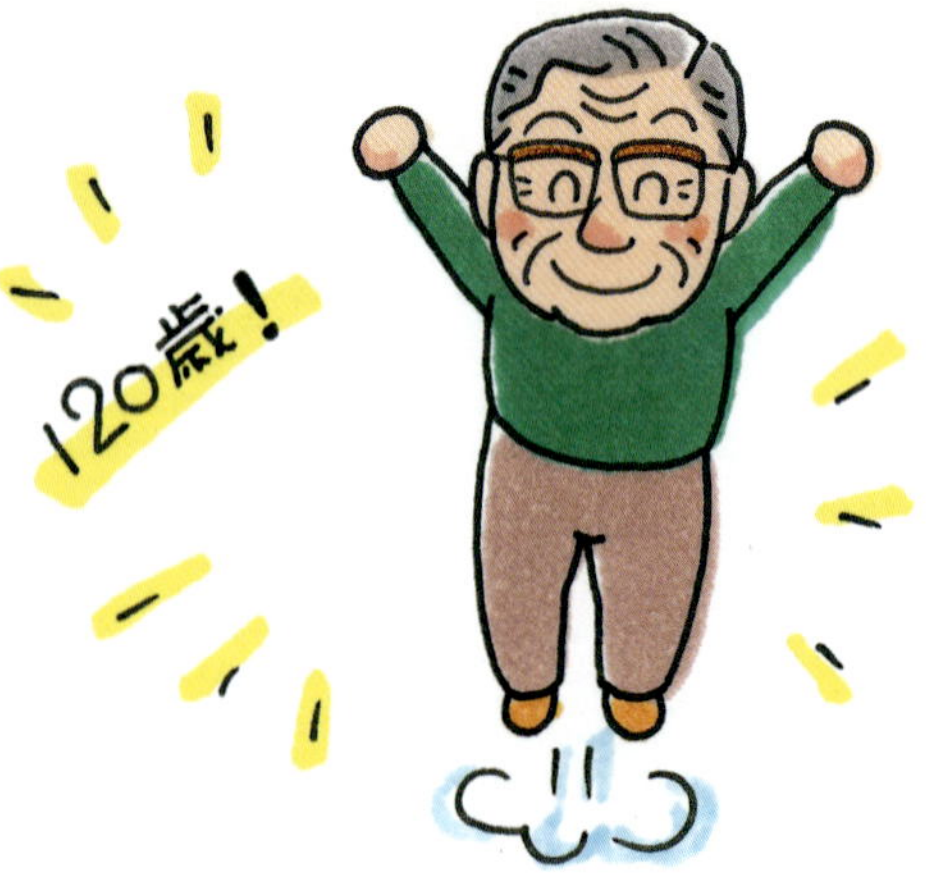

(20) 腫瘍の脱落
額の腫瘍の除去に使ったのは、中国福建省の塩です。この中に含まれているセレン、クロム、カドミウムが細胞のアポトーシス（自然死）を招き、腫瘍の脱落に効果があるのではないかと考えたのです。塩水を毎日塗布して、5カ月できれいになりました。

(21) 黒髪が生える
黒髪をよみがえらせるためには、アセロラ玄麦黒酢を飲み、ミネラル水「神秘の水」を朝夕直接頭皮に塗布しました。4年くらいでだんだん白髪が減少し、黒髪が増えてきました。もちろん、食物繊維を十分とり、腸の微絨毛を活性化させるよう心がけました。

(22) 若返り
2000年1月5日付の私の健康体力診断表の評価をご報告します。80歳になる私の「総合体力評価」は「60歳代」です。また、「2日間人間ドック」の結果は、ほとんどがAかB評価。「総合コメント」欄には「年齢80歳ということからすれば、驚異的と言わざるを得ません」とありました。

返りも可能である」と、講演会や旅先などで出会う人ごとにお話ししています。そのためには、今まで述べてきたように、人間も作物と同じく三大栄養素をこれまでより少なくし、ビタミンやミネラル、食物繊維をバランスよくとることが大切となります。そしてこのような食事を続けていると、自然に「愛」と「慈悲」の心が生まれてきます。

　愛や慈悲というと、固苦しい道徳の教科書に出てくる言葉のようですが、要するに、人のために為し、毎日口にする食べものをいのちあるものとして「あらゆるものに感謝する心が生まれる」ということなのです。

浦島太郎はなぜ時間を忘れたか

「浦島太郎」の昔話はよくご存知でしょう。浦島太郎は、助けたカメに連れられて竜宮城に行きます。そこでは乙姫様に歓迎され「タイやヒラメの舞踊り、ただ珍しく、面白く」と毎日が楽しくてたまらない生活を過ごすのです。その世界は「月日のたつのも夢のうち」といった心地よさでした。

　なぜ、浦島太郎は時のたつのを忘れて、ひたすら楽しむことができたのでしょう。それは竜宮城の女たちが美しかったばかりではありません。そのとき彼は生理的時間を過ごしていたからだと思います。

人間の時間には、物理的時間と生理的時間の二種類があると、私は考えています。物理的時間とは、時計の刻む時間です。グリニッジ天文台を基準にして計る時間のこと。一日は二四時間と決まっています。物理的時間によれば、昨日の一日と今日の一日はまったく同じ長さでなければなりません。

ところが、楽しい趣味や仲間と過ごす時間はあっという間に過ぎ、退屈な時間、いやいや過ごす時間はうんと長く感じられます。

私たちの体の中では、あらゆる情報が神経系によって脳に伝えられ、処理され、また体のあらゆる細胞では新陳代謝がたゆまず行われています。生理的な活動が衰えれば、脳の処理能力は衰え、新しい刺激を拒否しようとするでしょう。新陳代謝が低下すれば、体の底から活力が湧いてこず、何を見てもあくびの出るほど退屈なものになります。見た目よりもふけて見えるのは、こういった人たちです。

反対に生理的な活動が健全で活発ならば、新しい刺激に対して脳はどん欲に反応します。笑い、泣き、喜び、知的好奇心も高まります。「つまらない」ことは起こりようがありません。いつまでも若々しい心身が保てるのです。

生理的時間は、このように人によって大きな差が出てくる時間のことです。

より良い時間を生きるために

さて、浦島太郎はいつまでも生理的な時間を生きていくことはできませんでした。とうとう物理的な時間の支配する俗世に帰っていくことになりました。そこは、月の満ち欠けの数とともに着実に齢を重ねる世界です。

浦島太郎が玉手箱を開け、竜宮城の封印を解いたとき、物理的な時間が支配する世界へと舞い戻りました。年齢に相当する白髪の老人となったのです。

私たちは生理的な時間と物理的な時間の両方を備えています。若い姿のままの浦島太郎も、白髪の老人の

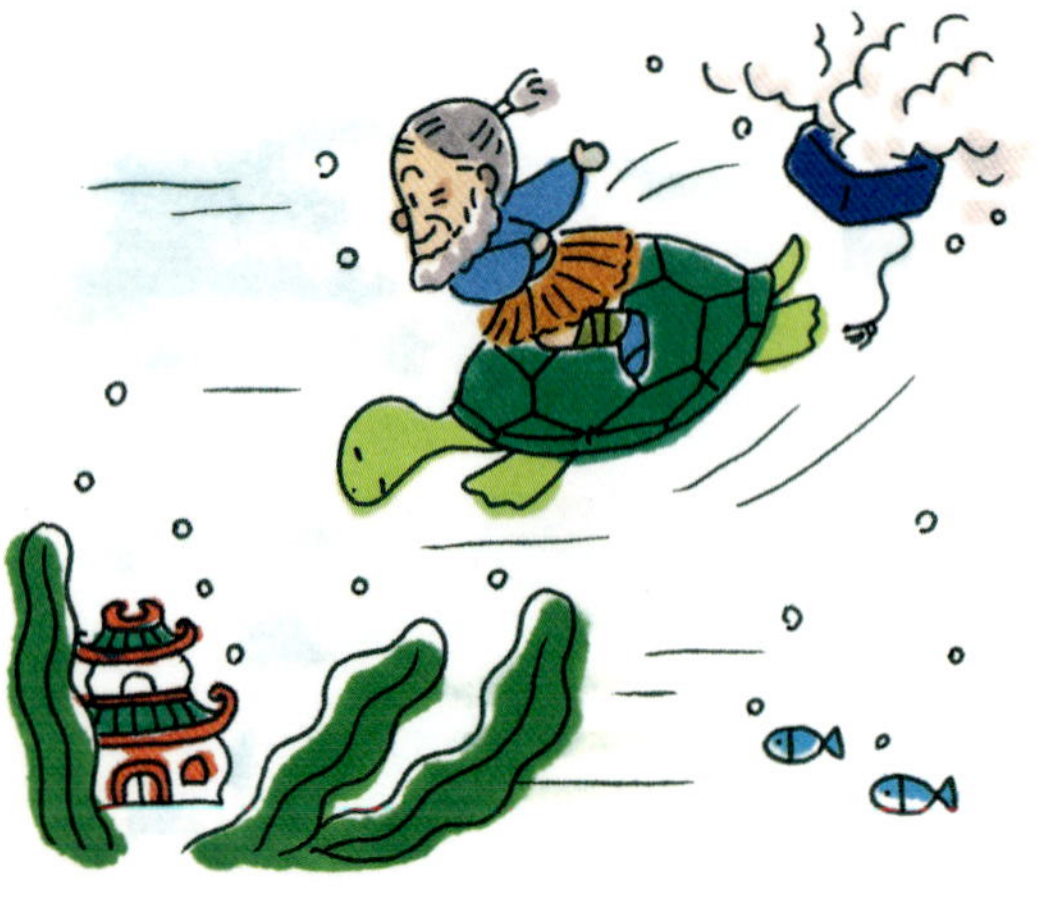

浦島太郎も、同一人物なのです。

では、どうすれば生理的時間の中で、人生を楽しく、喜びに満ちて「いつまでも若く」過ごすことができるのでしょうか。そのカギは、浦島太郎のお話の冒頭に出てきます。

浦島太郎はいじめられていたカメを助けました。これは生き物に対する思いやりにほかなりません。いわば、愛と慈悲のふるまいなのです。

反対に、お金や名誉、地位にとらわれた我欲の強い生活は、欲望が満たされてもあくまでも個人の満足にとどまります。そこは物理的時間に支配され、いのちを数字で計る世界です。その人が作物を育てる人ならば、作物のいのちを見ないで、収穫で得られるお金しか目に入りません。作物の収量だけを問題にするので、必ず多肥に傾き、肝心の根が育たないことになります。結果的にまずい作物しか手にすることができないのです。

他者への思いやり、周りの人に対する気遣いや親切は、自分とは違う世界を認めることにつながります。たとえ価値観が違っていても、助け合う人間関係を築くことができるのです。多くの人に喜んでもらえるよう常に心がけて仕事をすれば、感謝され、毎日が満たされた充実した生活になるでしょう。これは、いのちを大切にする生き方です。ストレスは少なく、体は活発に新陳代謝を行います。老化はなく、若返っていくのです。

七〇代からの若返り

私に黒髪が生えてきたのは、七〇歳を過ぎてからです。今、八〇歳ですが、記憶力も増しているような気がします。

実は、私が微量ミネラルを取り入れることによって若返りを実感したのは七〇代になってからです。

五〇代、六〇代は、仕事が忙しく、体調

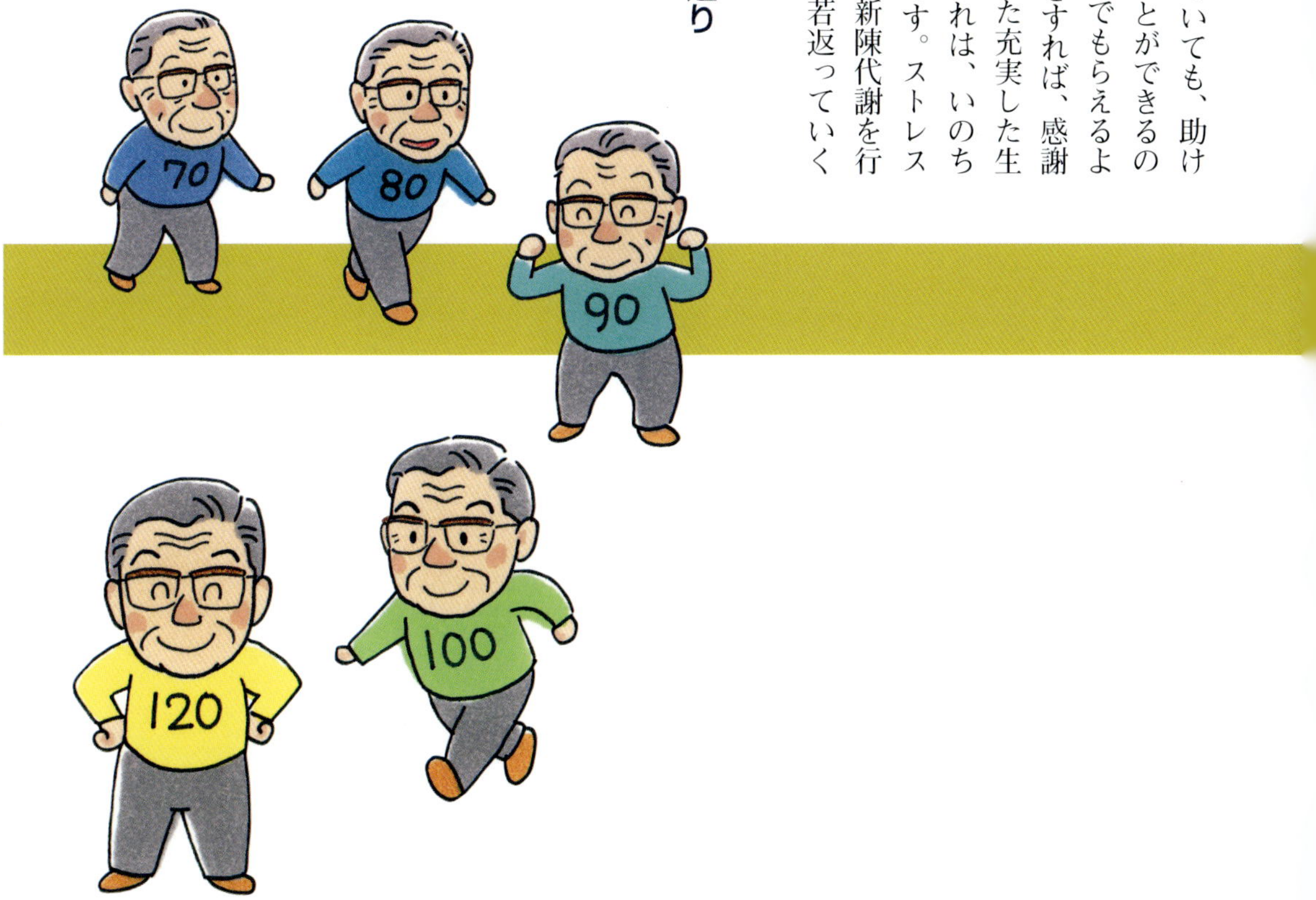

に今ほど気を遣うことはありませんでした。宴会や打ち合わせで夜の飲み食いが多くあり、不規則な生活を送っていたのです。

講演の後では決まってのどを傷め、うがいが欠かせませんでした。風邪をひいて寝込むことはしょっちゅうでしたし、よく食中毒にもかかりました。おそらく体の免疫力が衰えていたせいだと思います。

仕事に余裕ができたのは、七〇代になってからでした。しかし、相変わらず講演会は頻繁にありましたし、それまでの仕事先からの相談事などで忙しくしていました。

そんな中、一九九二年五月（私が七二歳のとき）、第四回微量元素学会全国大会が、地元熊本で行われることになりました。懇親会では私の学会発表についての意見を交換したり、また、会員の方々には中嶋農法（ミネラル農法）でとれた野菜や果物を試食してもらい、大変好評をいただきました。

さて、事件が起きたのは二日続いた宴会の翌日の夜のことでした。

私は、大量の鼻出血を起こしたのです。安静にしていても血はとめどなく出てきます。ものすごい量だったので、洗面器に受けると、なんと八分目までも溜まるではありませんか。このときはさすがに「この世ともついにお別れか」と覚悟を決めたものでした。

入院して点滴を受け、五日目に無事退院となりました。

退院後、日本大学医学部の冨田寛教授に伺ったところ「おそらく悪い血が出てよかったのではないでしょうか」と言われます。出血部が鼻の先端に近いところなので、重篤な病気ではないとの判断だったのでしょう。

その言葉でやっと人心地つき、安心しました。また、その時期に、家庭菜園でとれたサヤエンドウが非常においしく、玄米飯とサヤエンドウと梅干し、みそ汁を常食とし、一カ月ほどで完全に体調が回復しました。この体験から、野菜と微量ミネラルに健康の原点があると今更のように気がついたのです。

それ以来、私は不摂生をいましめ、日ごろから考えてきた微量ミネラルによる健康法を自らの体を使って試し、若返りの実験を始めたのです。

死ぬまで元気に過ごすコツ

日常生活において、老化現象を起こさないようにするために、私の考える基本について述べておきます。

①血液および体液（細胞液）のpHの恒常性（ホメオスターシス）を保持するように注意すること。それには食事の節度を守らなければなりません。

②歯の配列に食生活のヒントが隠されています。犬歯は上下左右に一本ずつ四本あります。前歯は二本ずつ八本です。小臼歯は二本ずつ八本です。大臼歯は三本ずつ一二本です。これを考えると、人間の食べる内容は、動物性肉魚類を一～一・五、野菜類を二～三、豆類および木の実を二～三、穀類を四～五、果物を一～二くらいの割合で選択していけば血液および体液のpHは安定し、恒常性を保持できることになります。

小魚を丸ごと食べるのは、昔から日本でも健康に良いことが知られていました。魚も肉も、切り身で売られ、昔のように骨ごと炊いてゼラチンやコラーゲンまで取り込むことはしなくなっています。穀類も精白すると、ビタミンやミネラルが少なくなります。野菜は出荷するときから根を切って捨てますが、ミネラルは根に多いので、根もついたままにして洗って炊いた汁をとれば大切な栄養になります。

野菜や海藻を多く食べると食物繊維が腸内微生物の働きでパントテン酸やビタミンB_6などを合成して副腎に供給します。そのため、アセチルコリンというホルモンを分泌して副交感神経の働きを促進しますから、

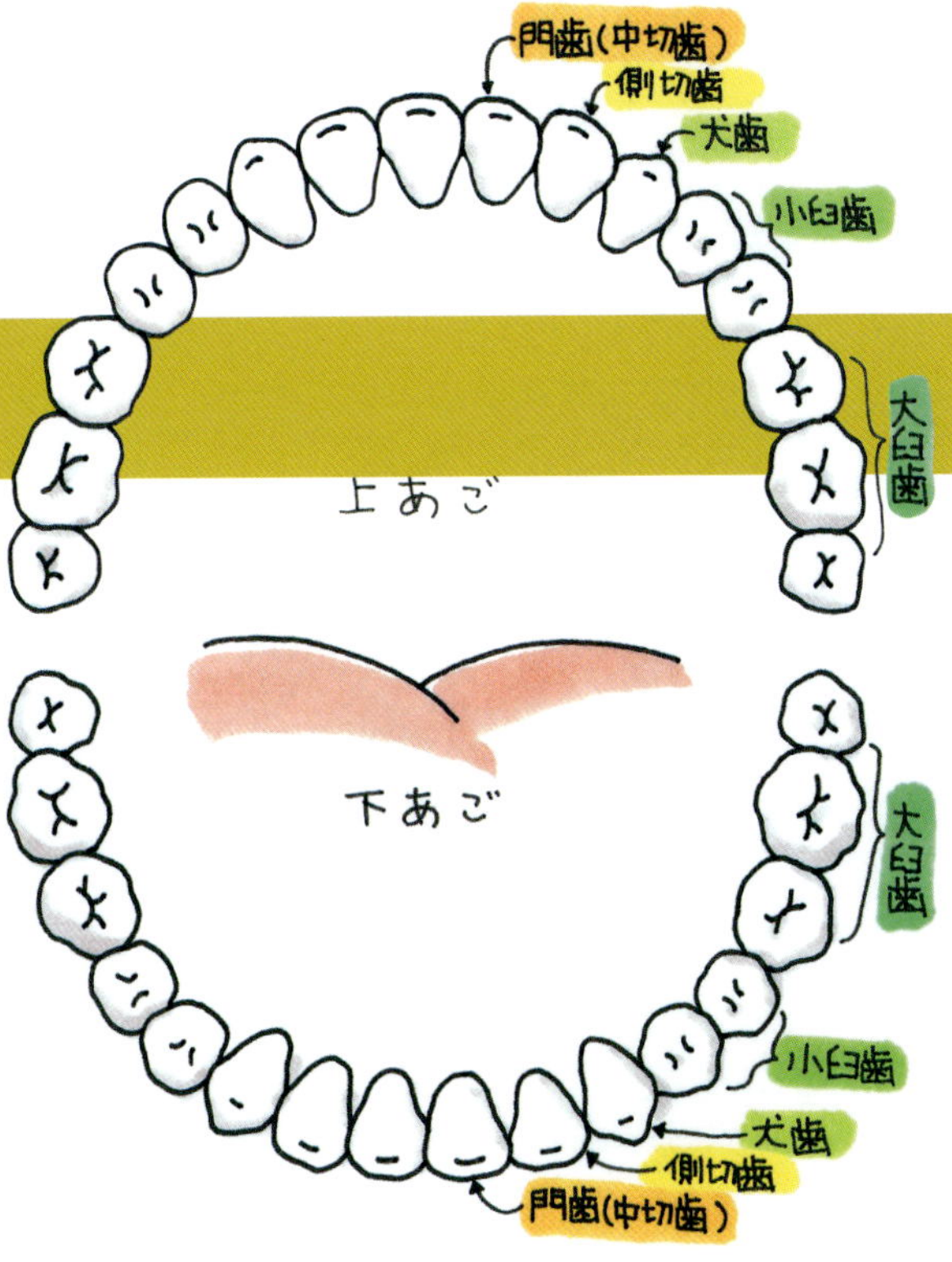

緊張を緩和して、肩こりや疲れを取り去ってリラックスさせてくれます。

糖質の多いケーキやドリンク類、肉魚類を多くとると、酸性体質になって、副腎からアドレナリンというホルモンが多量に分泌して血管が収縮し、興奮しやすくなって、短気になってキレやすくなるのでしょう。緊張してけんかをすれば、ストレスがかかって老化を早めます[23]。

死ぬまで元気で生きるには、「心の欲するところに従って矩《のり》をこえない」ように心がけることでしょう。野生の動物は食べもので体の調整をして天命を全うしようとしています。私たちもこれにならい、「老化だから衰えるのは当たり前」という常識を気にせず、体の栄養バランスを大切にして「若返りに挑戦」したいものです。回春に手遅れはありません。始めたその日が若返りのスタートです。

疲れ知らずの毎日

私は北は北海道から南は沖縄まで、全国の作物の栽培指導をして回っています。健全な土作りと健康な野菜作りを求められれば、骨惜しみせず出かけるようにしています。

自宅は熊本で、家庭菜園もあります。講演や指導地からはトンボ返りすることもしばしばです。岡山の経済連で指導したあと、東京で講演をすまして、山梨に招待されるなどという連日の強行軍もめずらしいことではありません。

しかし慣れない土地でもぐっすり眠れ、朝はすっきりと目覚めます。ですから講演もはっきりとした頭でお話しできます。連日旅の空で原稿用紙に向かうこともありますが、あまり疲れを感じたこともありません。

先日、大阪に出向く用事がありました。私は熊本の自宅を朝の六時に出発、博多から新幹線で行くことにしました。ところが当日、北九州のトンネル内でコンクリートが剥落するという事故があり、新幹線が始発から運休してしまったのです。すでに博多駅に着いていた私は、二時間

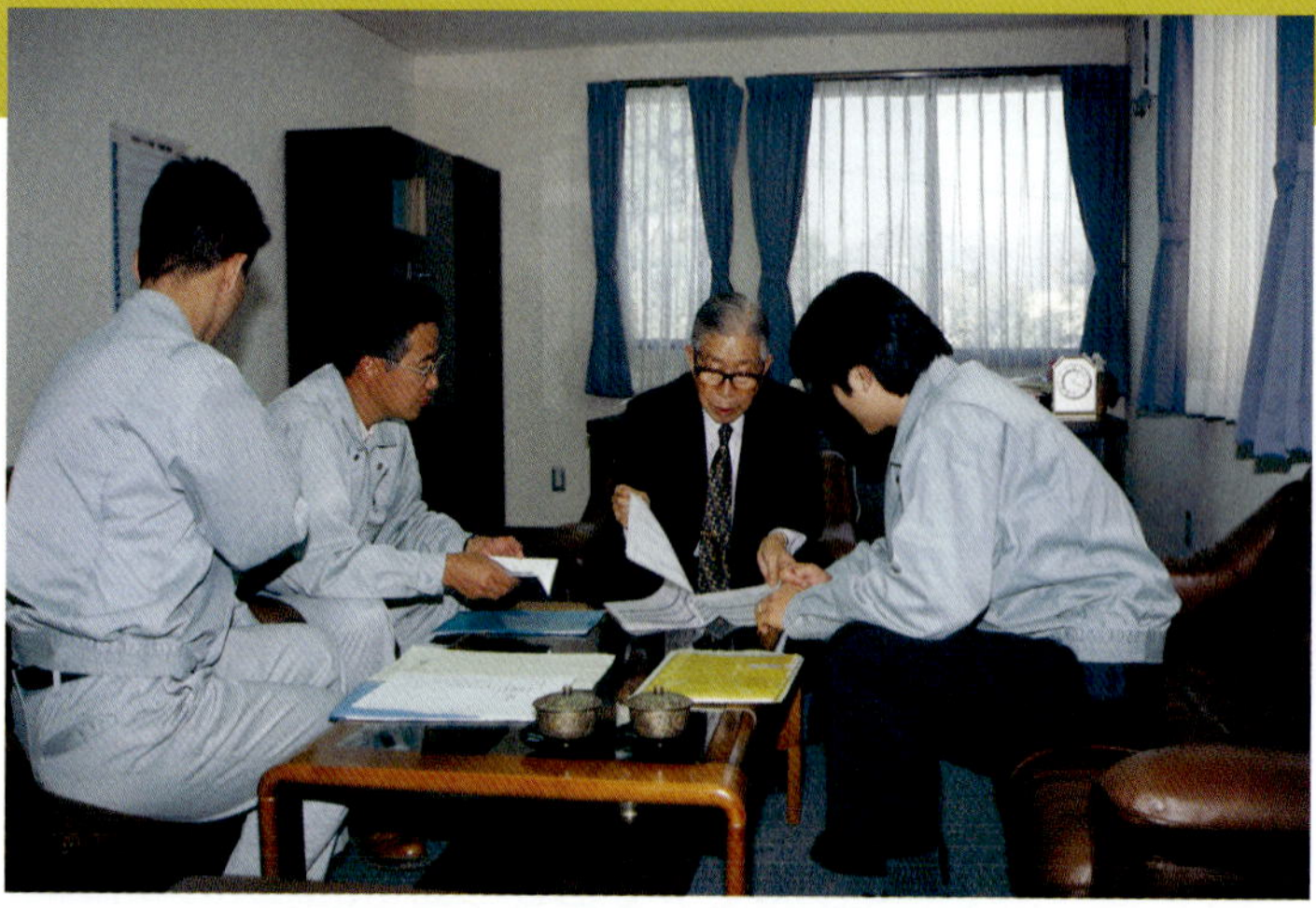

打ち合わせをする筆者

(23) 免疫力低下の原因
砂糖を大量にとると、体の中で焦性ブドウ酸という酸になります。これも体液を酸性にみちびきます。ストレスや過労も酸性化の原因です。酸性の体は、生体防御機能が低下して、つまり体を守る働きが弱くなって、病原菌が入りやすく、病気にかかりやすくなります。病気にならないためには、砂糖やストレス、過労を避けることが一番なのです。

あまりも待たされた揚げ句、臨時の在来線で広島まで行き、そこから新幹線で大阪に向かうことにしました。大阪に到着したのが夕方の五時半。この間電車も新幹線もすし詰めで、食事もとれない状態です。トータル七時間以上も何も口にせず、立ち通したことになりましたが、翌日は元気に仕事を終えることができました。

最近の人間ドックの結果では、オールA、B。体の一部に異常を認められましたが、しかし心配するほどのことではありません。これは、微量ミネラルの十分入った、栄養バランスの良い野菜をたくさん食べているため、体内のミネラル、ビタミンの保健量すなわち備蓄量があるからではないかと思っています。

体の恒常性を保つ（ホメオスタシス）ために野菜をとる

私は、肉や魚を食べたら、その三倍以上の野菜や海藻をとるように心がけています。肉や魚はタンパク質や脂肪が多く、硫黄分やリン脂質をたくさん含んでいます。これらは体内で硫酸やリン酸となって体液を酸性化するので、カルシウム、カリ、マグネシウム、ナトリウムのアルカリイオンを野菜や海藻からとって、体液、血液のpHの恒常性を保つのです。これが健康維持にいちばん大切

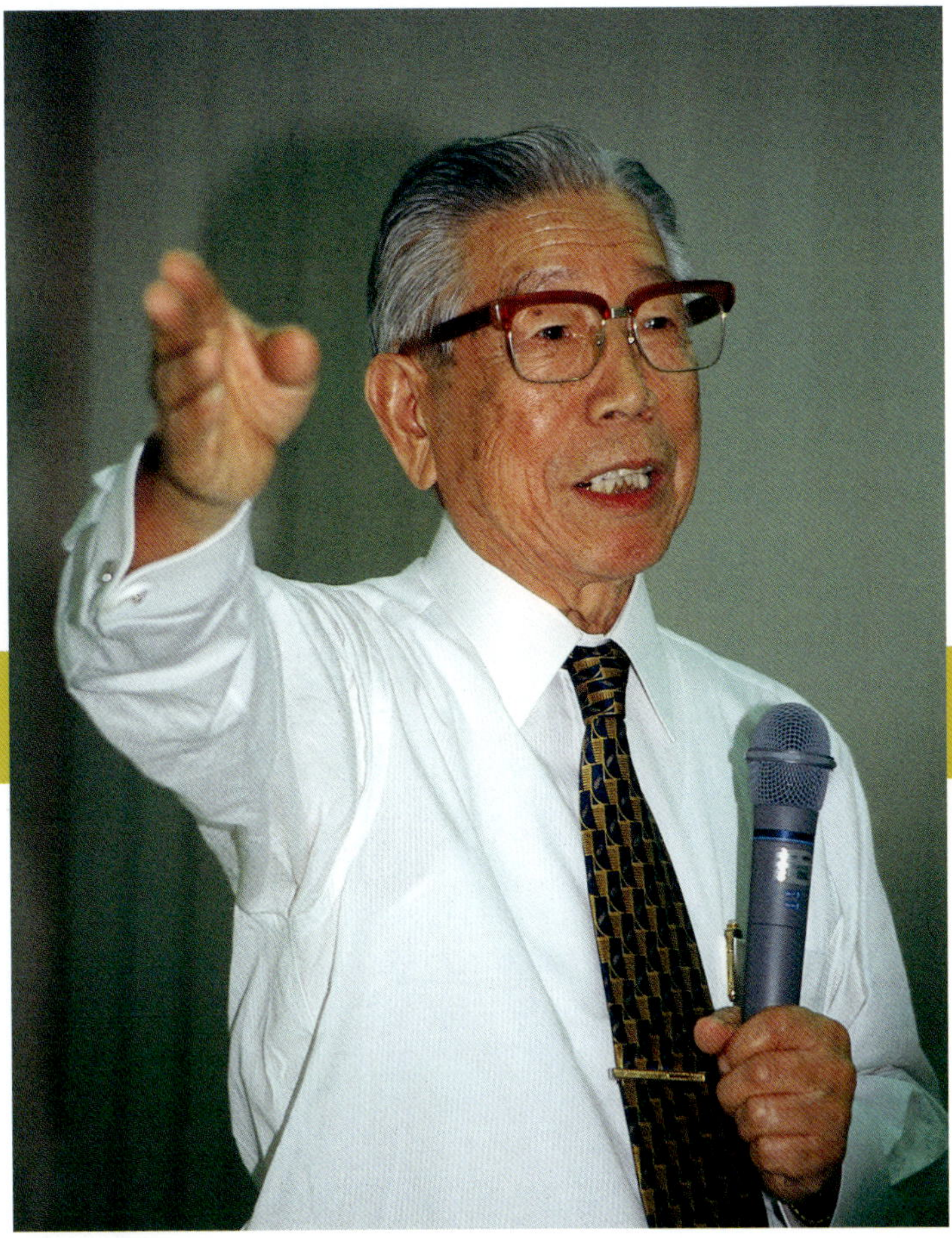
講演中の筆者

なことです。

野菜や海藻が腸の中に入ると、ちょうどぬか漬けのようになって、乳酸発酵が起こり、好気性の微生物が増えてきます。そうすると腸の中でパントテン酸やビタミンB_6が多くなり、副腎でアセチルコリンが生成されて副交感神経を刺激し、肩こりや頭痛などがなくなってきます。もちろん、微量ミネラルの効果も大いにあずかっています。

私の愛用するミネラル補助食品

しかし、都会に長期滞在したり、海外旅行に出かけたりして、ミネラル野菜を十分とれないときもあります。また、講演旅行が何日も続くと、肉や魚、卵の食事が多くなります。新鮮な野菜がほしくなりますが、レストランの農薬を使った野菜サラダにはあまり手が出ません。そのようなときは、ミネラル豊富な健康補助食品を積極的に利用するようにしています。

とくに都市で暮らしている、健康なミネラル野菜が手に入らない人たちにとって、このような健康補助食品は貴重です。また五〇歳以上の高齢者ではミネラルが体外に出やすく、不足しがちです。

健康に過ごすには、ミネラル、ビタミンを摂取することが重要ですが、そればかりでなく、日常的に精神の持ちように気をつけたり、他の健康法を活用することも大切になってきます。自分に合っていて、しかも継続できるものを選んで実行していただきたいと思います。次に私が利用している健康食品や補助食品を紹介しておきますので、普段新鮮なミネラル野菜が手に入りにくい人は参考にしてください。

梅肉エキスと玄米酵素

長期の講演旅行が続くと、見えない疲れがたまり、どうしても体液が酸性化してきます。すると新陳代謝が低下してくるので、これを調整するために、私は完全無農薬ミネラル有機栽培の「梅肉エキス」を利用しています。私の指導で栽培した梅を使っており、ミネラルも分析して豊富なバランスの良いものです。

私の恩師、筑波大学名誉教授の杉靖三郎先生の研究では、酸性食品の代表である卵黄一〇〇グラムを中和するのに、梅干しが五〇グラム必要だが、「梅肉エキス」は一グラムで同等の効果が得られると言われています。「梅肉エキス」は酸味の中に甘味があり、疲れていてもたいへん口にしやすい食品です。(24)

また、食事に白米が多くなるので、ミネラルやビタミンが不足します。それで玄米の代わりには胚芽発酵の「玄米酵素」が役にたちます。一日三回服用することで快便など玄米と同じ効果を感じます。

高野山山麓のミネラルウォーターとアセロラ黒酢

私は、朝食三〇分以上前と就寝する三〇分以上前に、キャップ一杯(二一cc)の「アセロラ黒酢」をミネラルウォーターでコップ一杯に薄めて飲んでいます。これで便通が良くなる人が多いようです。

このミネラルウォーターは、一〇億分の一ミリグラムまで分析してミネラルバランスが非常に良いことが分かり、またSOD活性が大変高いものです。

「アセロラ黒酢」については、ミネラル豊富な玄麦酢にアセロラを漬け込んだものです。ビタミンCが一〇〇ミリリットル中に四五〇ミリグラムと、常に豊富に含まれています。

(24) 自家製「梅肉エキス」の作り方
梅干しを板と板の間に並べて、上から強く押し、左右に動かすと果肉と果実が分離します。果肉だけをとり、ミキサーでジュース状にして、土鍋に入れ、中火でかき回しながらのり状になるまで煮詰めます。保存はガラス瓶に入れます。
現在市販されている梅干しは農薬を使用しているので、水道水に5時間くらいひたし、その後流水でよく洗ってから使ってください。

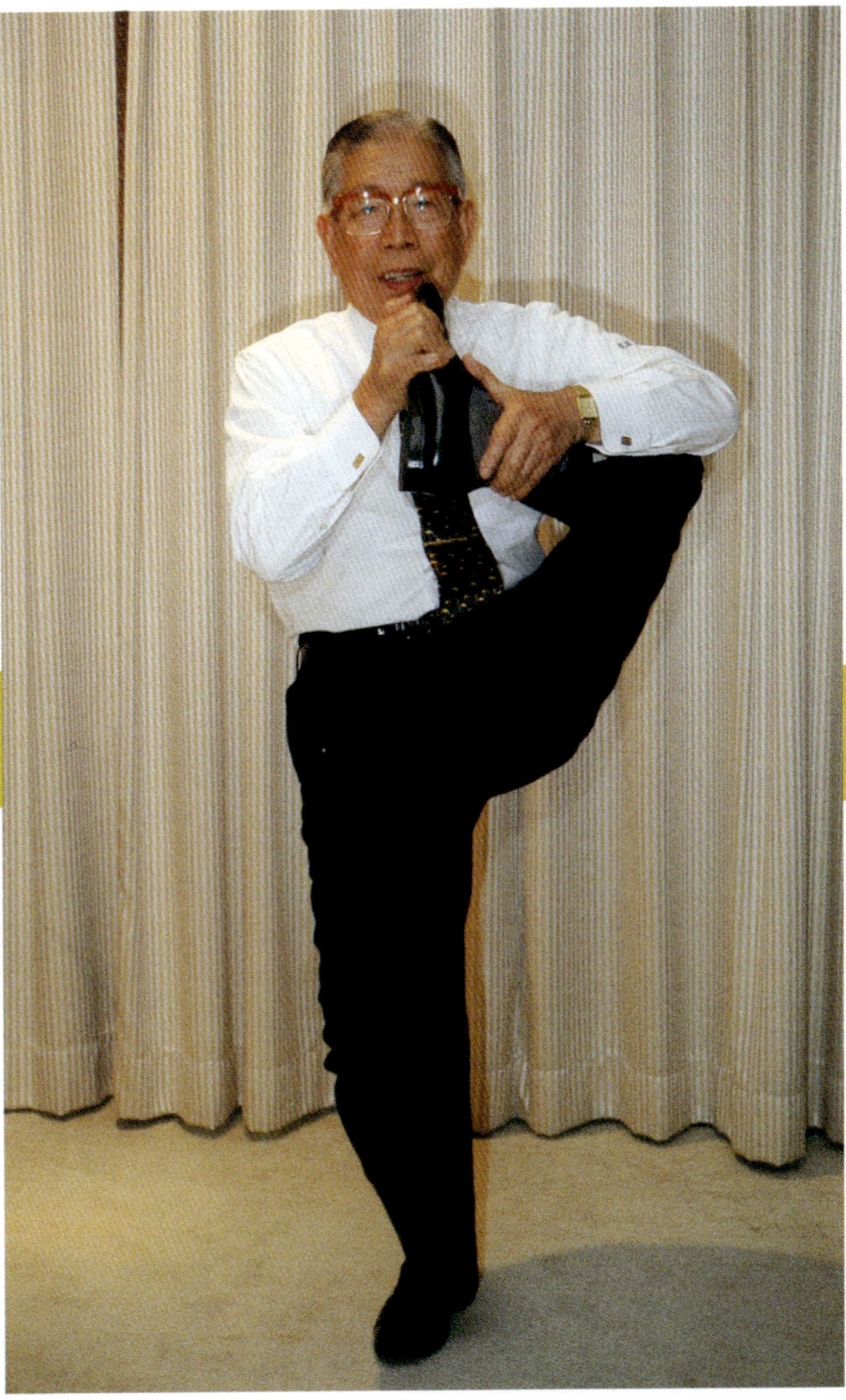

片足を捧げて立つ筆者

ミネラル野菜の青汁

本物の野菜が手に入りにくい現状では、健康な土作りをして栽培した生野菜から作る便利に加工された「青汁」が野菜補充に適しています。肉、魚の食べすぎになっている体の調整に、また、生活習慣病で慢性の病を持っている人は自然治癒力を高めるために利用してほしいと思います。病弱な人なら、飲み始めて七日くらいで体力の変化を感じるのではないでしょうか。私も使用していますが、体に活力を感じます。

自然塩をほんの少しおいしく感じる程度に入れると、自律神経の働きが良くなり、新陳代謝が旺盛になると思います。この自然塩は、私の分析によると、中国福建省産のものが最もミネラルバランスが良好です。

九州に、野菜の絞り汁、いわゆる「青汁」を加工食品として広く販売しているメーカーがあります。私は、数年前からお手伝いを始めたのですが、その青汁にますます人気が集まっているのは、当然の結果と言ってよいと思います。

亜鉛の補給

私の分析した範囲ですが、現在日本ばかりでなくタイやアメリカ、中国の土壌にもミネラル欠乏がみられ、とくに亜鉛の不足を指摘することができます。亜鉛をおもに補給するために利用しているのが、海藻を精選して作られた「ソルティア」という健康食品です。

五〇歳以上の人や疲労時などに食べると、疲労回復と精力増進に大変効果があると思います。

亜鉛は精子や精液の合成に重要です。そこで結婚して五年たっても子供ができないという友人の子息に、これの服用を勧めてみました。二週間後に病院で検査してもらったところ、精子の活力が飛躍的に向上していたとのことでした。

以上、ミネラルバランスの補助食品、携帯食として私の愛用品を紹介しましたが、最後に家庭でも作れる極め付けの健康食を紹介しておきましょう。

それは第二部の対談にも紹介する甲田医師が実践効果を上げている生野菜の絞り汁です。

食事は一〇〇キロカロリーにも満たない生野菜汁を一日にコップ一杯飲むだけ、それで五年間も人並み以上に仕事をしている人がいます。また、生野菜汁と生玄米を常用している千葉県の医師小野木淳さんは、最近ギリシャのウルトラマラソン二四五キロレース（スパルタスロン）で世界第三位に入賞しました。このような、これまでの常識では信じがたい事例が次々に生まれています。

ミネラルバランスのとれた生野菜汁は、これまで述べてきたミネラルバランス食品のシンボルといってよいと思います。

飢饉の世紀とも言われる二一世紀には、生野菜汁が補助食どころか主食の座を占めるかもしれません。未来食として、私は期待しています。みなさんも家庭でためされてはいかがでしょうか。

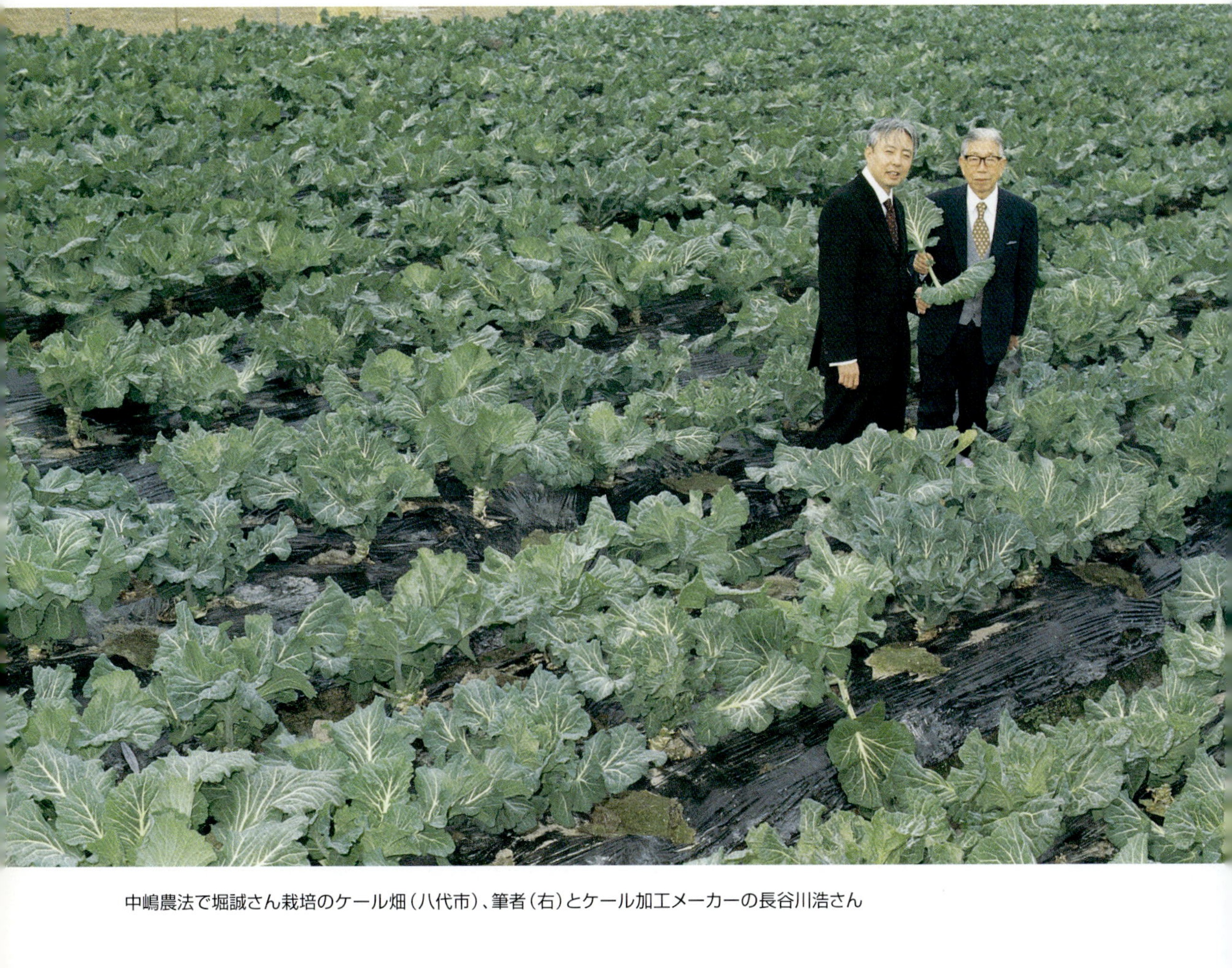

中嶋農法で堀誠さん栽培のケール畑（八代市）、筆者（右）とケール加工メーカーの長谷川浩さん

食にあり

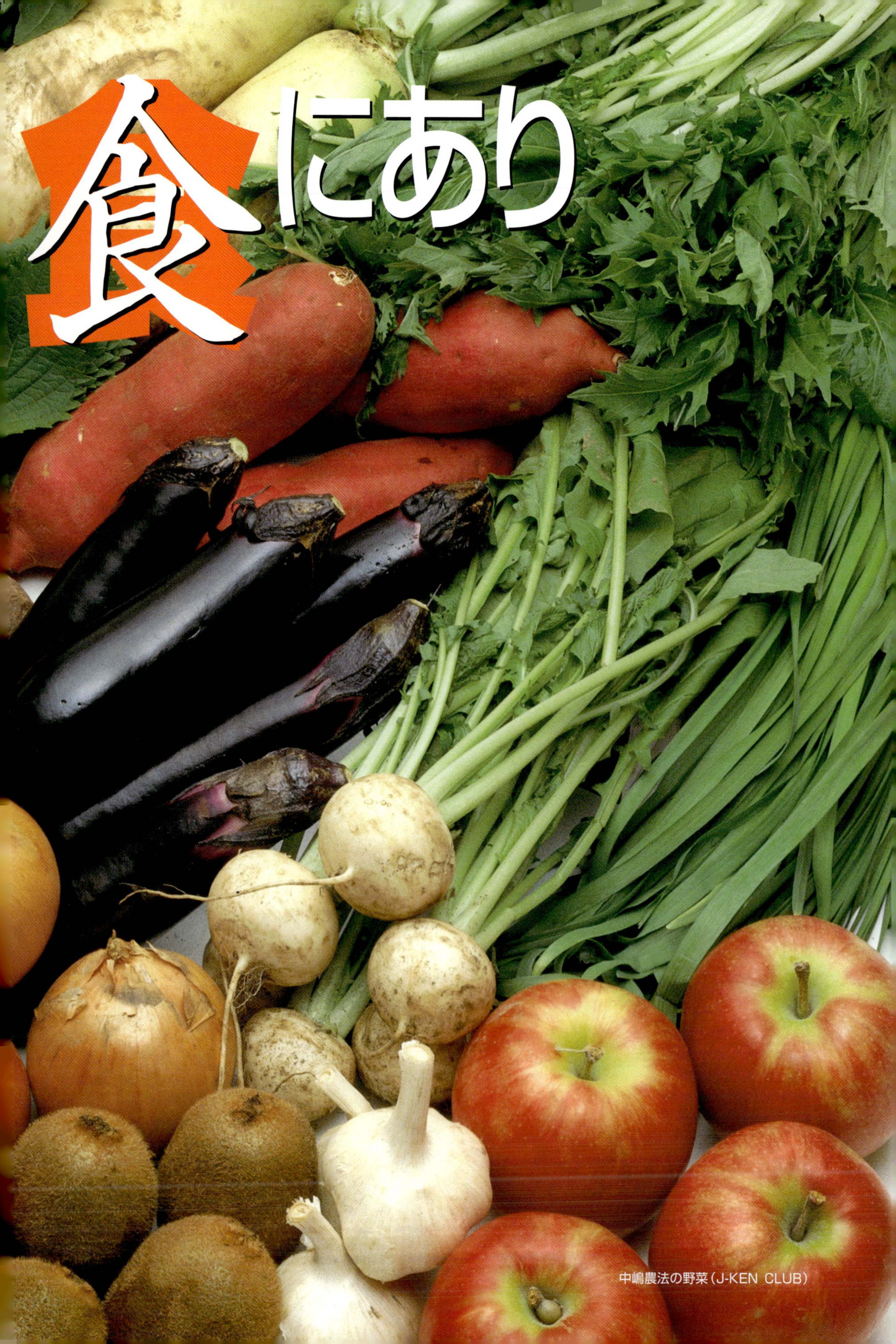

中嶋農法の野菜（J-KEN CLUB）

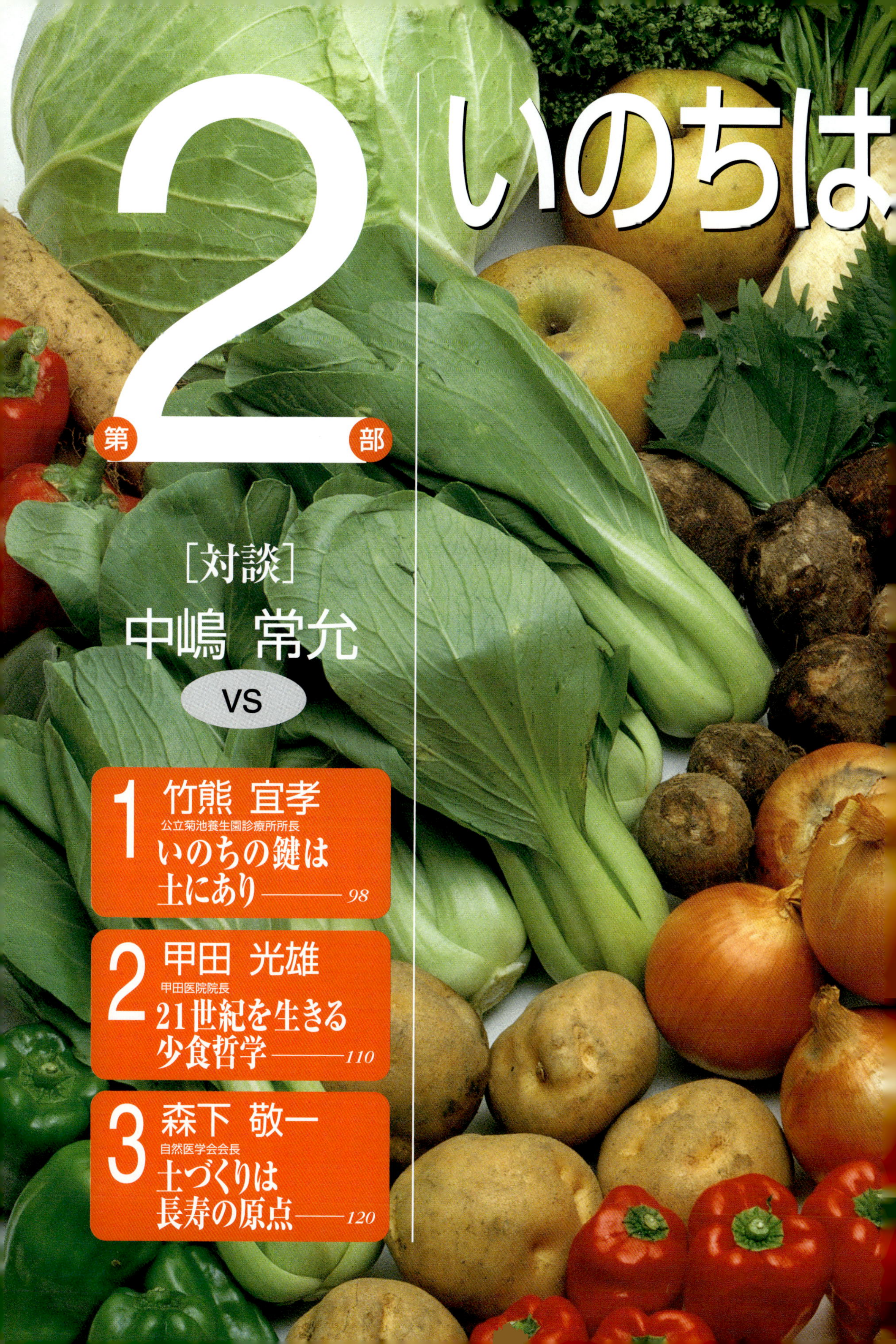

第2部

いのちは

［対談］

中嶋 常允

VS

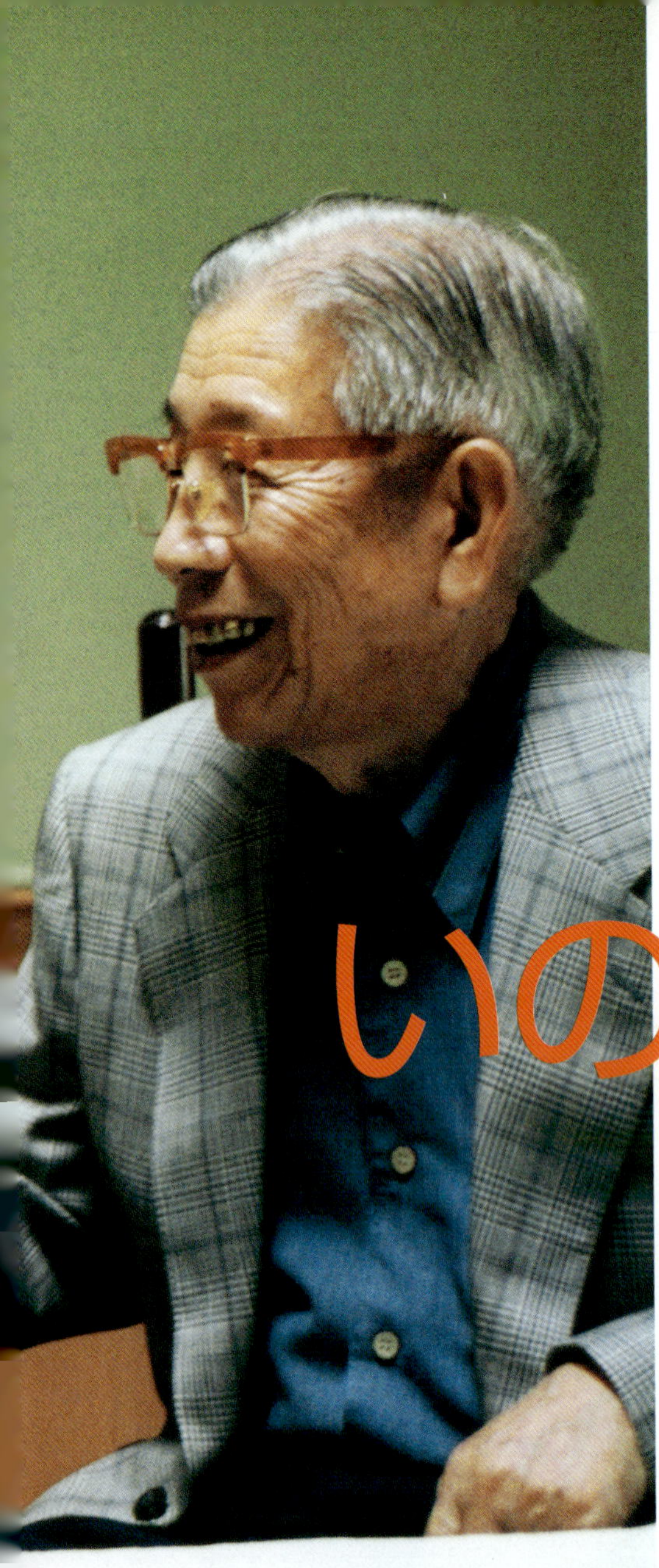

養生園での対談風景（左：竹熊宜孝さん　右：筆者）

中嶋 常允 1 対 談

公立菊池養生園診療所所長

竹熊 宜孝

TAKEKUMA Yositaka

いのちの鍵は土にあり

私と竹熊宜孝さんとの出会いは、一九七〇年代のことです。竹熊さんは、当時、医師として農薬の害を案じ、農薬を使わない農業を目指さなければならないと考えていました。そこで私の、「作物が健康であれば農薬は要らない」という方針に関心をもたれたのです。

竹熊さんは、大学時代に肝臓病をわずらい、養生をして治すことを学んだ人です。その治療と指導にあたったのが、対談2に登場する甲田光雄さんです。

竹熊さんの病院では、薬や注射をあまり出しません。診察が終わったら、先生自らが食生活の話をします。食べものの大切さと、病気にならない食事法を説き、食べ過ぎを注意するのです。患者さんは七～八カ月もたつと、だんだん健康になってきます。この不思議な病院の養生医者は、今や全国で引っ張りだこの名物先生です。

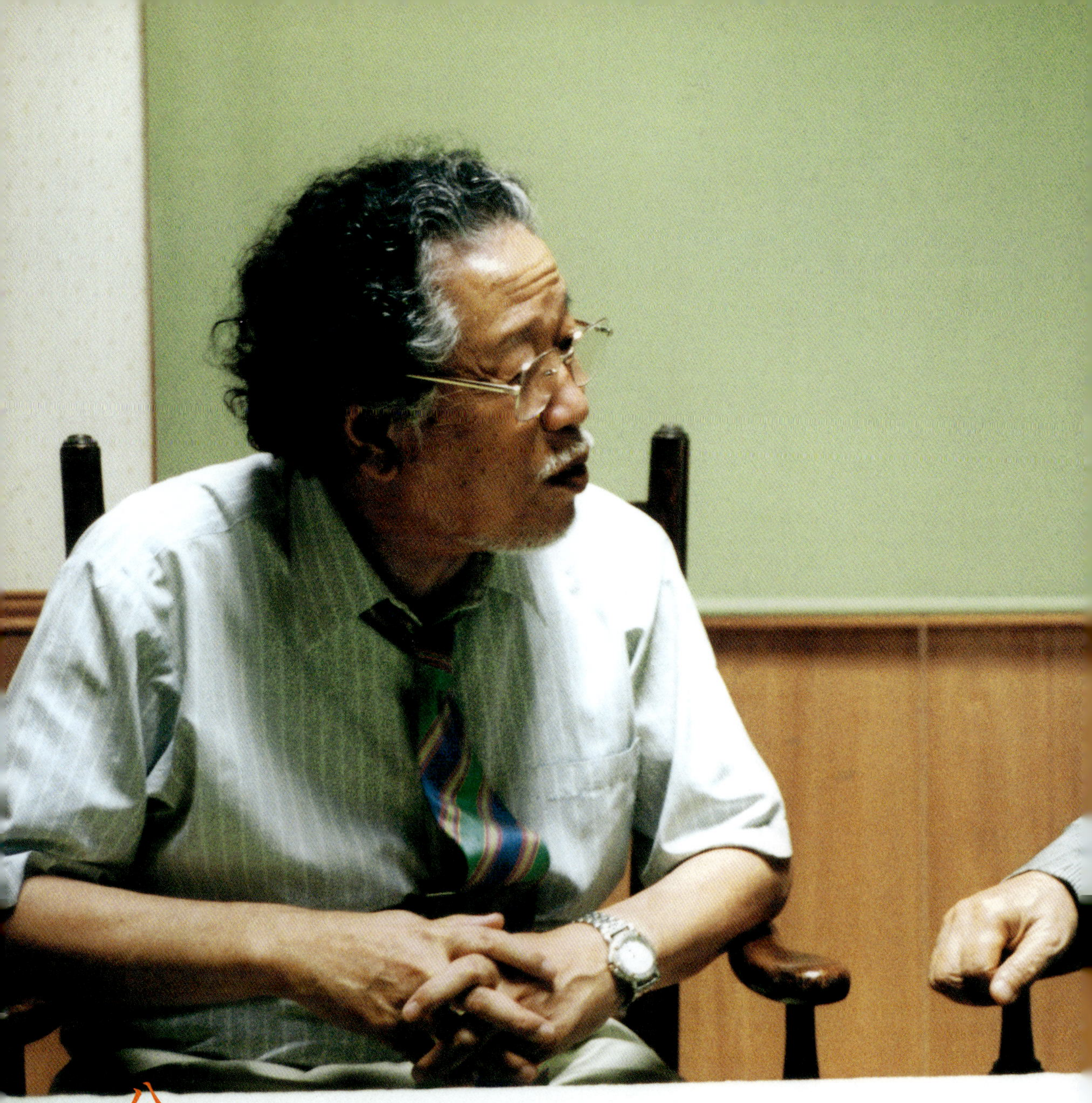

分析科学によって、バラバラにして見ると、いのちというのが見えなくなる。
僕は結局は、断食した時にショックを受けたからよかった。
米一粒がいのちなんだと。あるいは万物すべてがいのちであると気づいて、
それが「土」という基本的なところに行き着いた。
土はルーツですよね。だから、
土がこのごろ汚染されてきたのが大変気になる。（本文より）

――――竹熊 宜孝

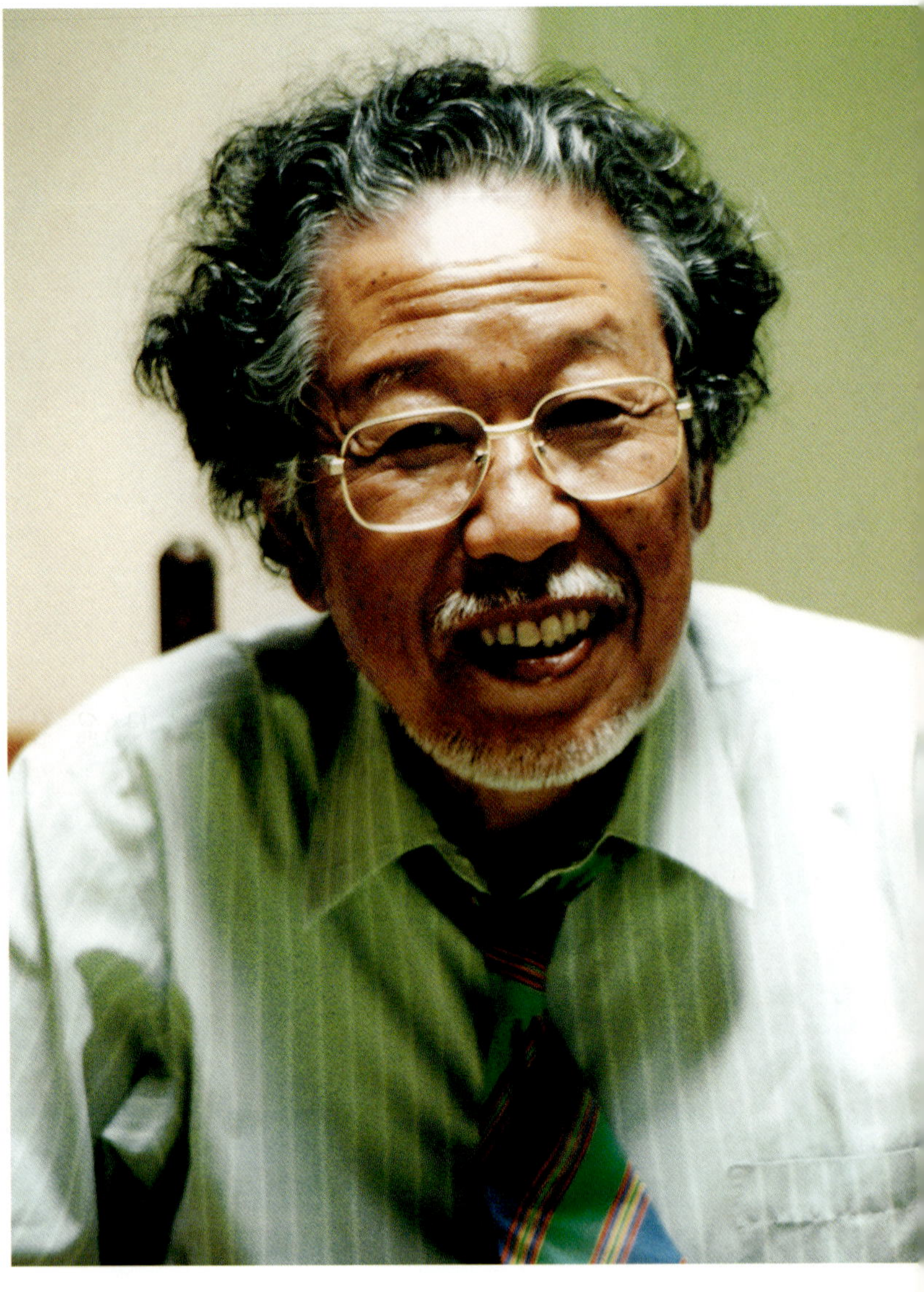

PROFILE
たけくま　よしたか
1934年、熊本県生まれ。60年熊本大学医学部卒業。65年、熊本大学大学院卒業、医学博士。専攻は内科学・血液学。熊本大学医学部助手を経て、74年3月まで講師。75年4月から、公立菊池養生園診療所所長として現在に至る。平成7年、農村地域医療に貢献したとして「若月賞」を受賞。
著書に『鍬と聴診器』『土からの医療』『土からの教育』『田舎一揆』『いのち一番金は二の次』（以上地湧社）『米とかあちゃん』（家の光協会）ほか。

入り口は違っても……

中嶋　竹熊先生と私は住まいも考え方も近くにいながら、たまにしかお会いできませんね。しかし、先生のご活躍は全国行く先々で伺っています。

竹熊　中嶋先生とのおつきあいも、かれこれ二〇年以上になりますね。かつて私が大学で研究をしていたときには、はっきり言って私は病気しか見ていなかったのです。ところが私の友人が、「現代医学は間違っている」というようなことを言い出した。「どこが間違っているのか」と問うたら、要するに「現代医学は治療することばかり考えているけれど、医学は病気を起こしている原点を見なければだめじゃないか」ということなのです。そして「断食をしたり玄米食を食ったら病が治る」と言う。いやなことを言うね、少しおかしくなったのでは、と思っていました。

　ところが、私自身が体をこわして、は

じめて彼の言っていたことが分かった。もともとその友人に示唆を与えたのは小川糺《ただす》先生という老医で、民間療法についての見識のある方でした。今でも百歳近くでご健在ですけれど、その先生に私はすごく感化を受けたのです。またその先生のご紹介で甲田光雄先生のところで断食して、人間というのは、相当毒をためているなということが身にしみました。そして人は薬で生きるのではなくて、食べもので生きるのだ、また食べもので病気もするのだということに気づいた。

それまでの私は、狭い所ばかり見ていたんです。血液の分析をしていて、今注目されている遺伝子工学の一歩手前くらいのところ、アミノ酸の配列異常を見つけるために一生懸命になって、顕微鏡のレベルではなくて、もっと下の分子生物学という所の入り口まで行っていました。そこから私は引き返してしまったのです。

そうしたときに、食べものは土でだめになったり、土でおいしくなったりするということを言っている人がおるということを知ったのです。それが中嶋先生でした。

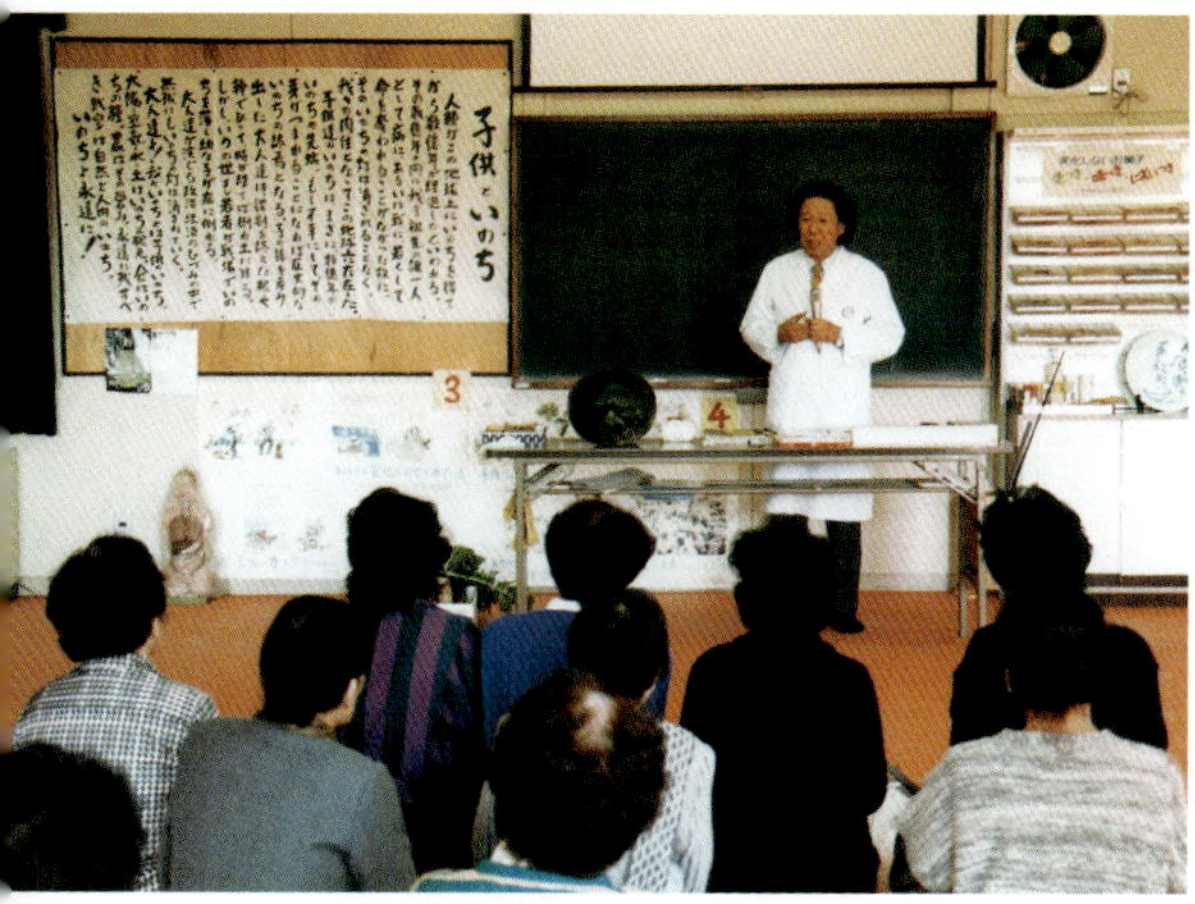
竹熊さんの養生説法

中嶋　今の科学、サイエンスというのは、近代文明を作り上げて、工業化社会が非常に進化した。近代化の元祖は、一七世紀のデカルトなんですね。デカルトがカオス、つまり混沌を解明するためには、数的に分かりやすいものから整理していけばすべて解明できるのだとした。だから、今の科学というのは、数によって証明しなければいけない。そうすると、工業化社会では確かにうまくいくのですけれどね。しかし私は、いのちの問題である農学とか医学とか栄養学とかというのは、合理主義だけではいけない。いのちの世界は合理主義では分からないものだと言いたいのです。

竹熊　先生はもともとは経済学をなさった方ですね。そういう人がどうして土の方に、と思いましたが、先生は、本物を作らなければ商品にならないし、せっかく作ったものが病害虫でやられたら困ると。いいものを作って消費者を喜ばせれば、それが農家のためになるのだと。そして土が良くなれば農薬もいらんじゃろうがと、農薬中毒せんでよかろうがとおっしゃっている。結局、経済学の方から入られて、植物をいのちの目で見ておられたのですね。私は医療の目で追いかけてきたのですけれど、いのちを見るという共通のところでドッキングしてしまったわけです。入り口は違うのですけれど。

私は農家の人にずいぶん先生の紹介をしましたけれど、先生は、畑や田んぼを調べて、土にいのちがあるかどうか、その土が今どういう状態なのかを検査して、アドバイスされた。私は患者さんの血液をとって、この人は糖尿病だ、などと診断するが、病を通して見ても、人と作物と土は似ているんです。いのちという全体的な見方からすると、同じだと言った方がいいですかね。先生はおもしろいことをおっしゃっています。人間の血は赤いが、植物の葉緑素は緑の血だと。まさにそのとおりだと思います。

中嶋　人間も作物も似ているのです。作物を育てるためには、窒素、リン酸、カリが必要と言いますが、要するに窒素というのはタンパク質ですね。リン酸というのは脂肪、カリというのはデンプンなんです。三要素が人間に必要とされる三大栄養素に対応するんです。

しかし、人間は三大栄養素によって生きているのではないんですよ。食べたものが消化、分解されて、それが血液になり、血液の中から生きるエネルギーとしての生体エネルギーを作って生きているんです。生体エネルギーというのは、熱エネルギーつまりカロリーではなくて、細胞分裂のエネルギーだとか、筋肉のエネルギーだとか、あるいは植物でいうと、開花のエネルギーとか成長のエネルギーとかいろいろ転化していく。それと同時に、我々が生きていくうえで、細胞が損傷を受けたり脱落をしたり、あるいは異物に攻撃されたりしますが、そいつを修復するのは新陳代謝です。そのために食物を分解するためには加水分解酵素がいるし、生体エネルギーを作るためには、酸化酵素と還元酵素というものがいる。あるいは食べたものから血液を作るときに合成酵素がいるし、新鮮な栄養を血液から送って新しい細胞を合成するときに転移酵素がいる。そういういろいろな酵素によって新陳代謝が行われている。それには必ずごく微量なミネラルやビタミンがかかわって、そういう生理活性物質が生命を支えているのです。そっちの方はどけといて、カロリーのことばかり言うものですから、農業も医学も大切なものを見失う。

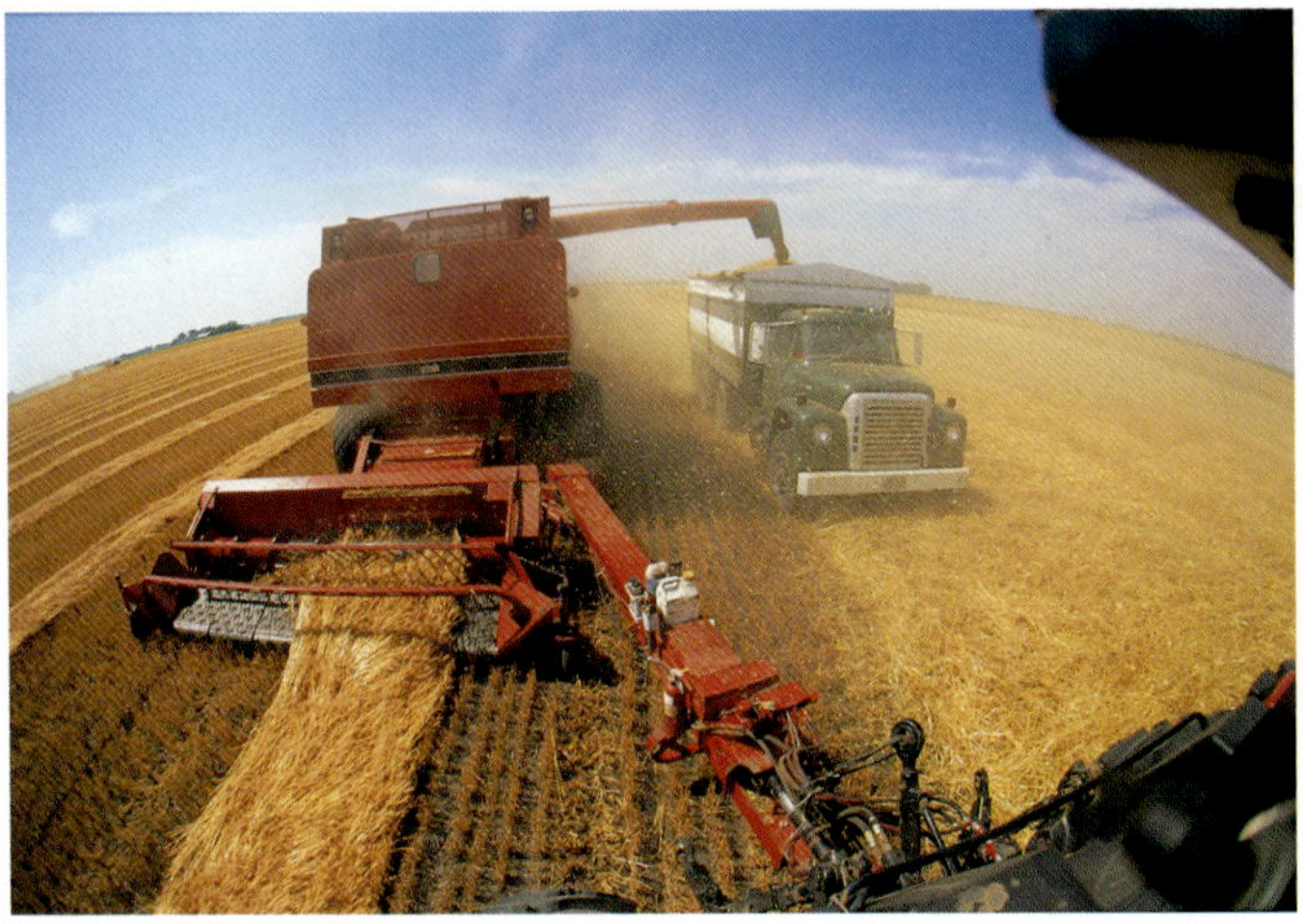

コンバインによる収穫風景、
アメリカ（オリオンプレス）

竹熊　植物が苗の段階で病気が出てくるように、人間も小児の段階でアトピー性皮膚炎とか小児ぜんそくとか出ますね。それからいよいよ成長して、結婚して子どもができるかと思うとできなかったり、いろいろ異常現象が起こる。そういうことは植物でもしょっちゅう起こっていて、農業では収益に関係することですから、目先のことにパッと対策を立てて今日の近代農業が発達してきた。医学も同じようなものです。「邪魔物は殺せ」で、抗生物質で結核をたおしたと思って

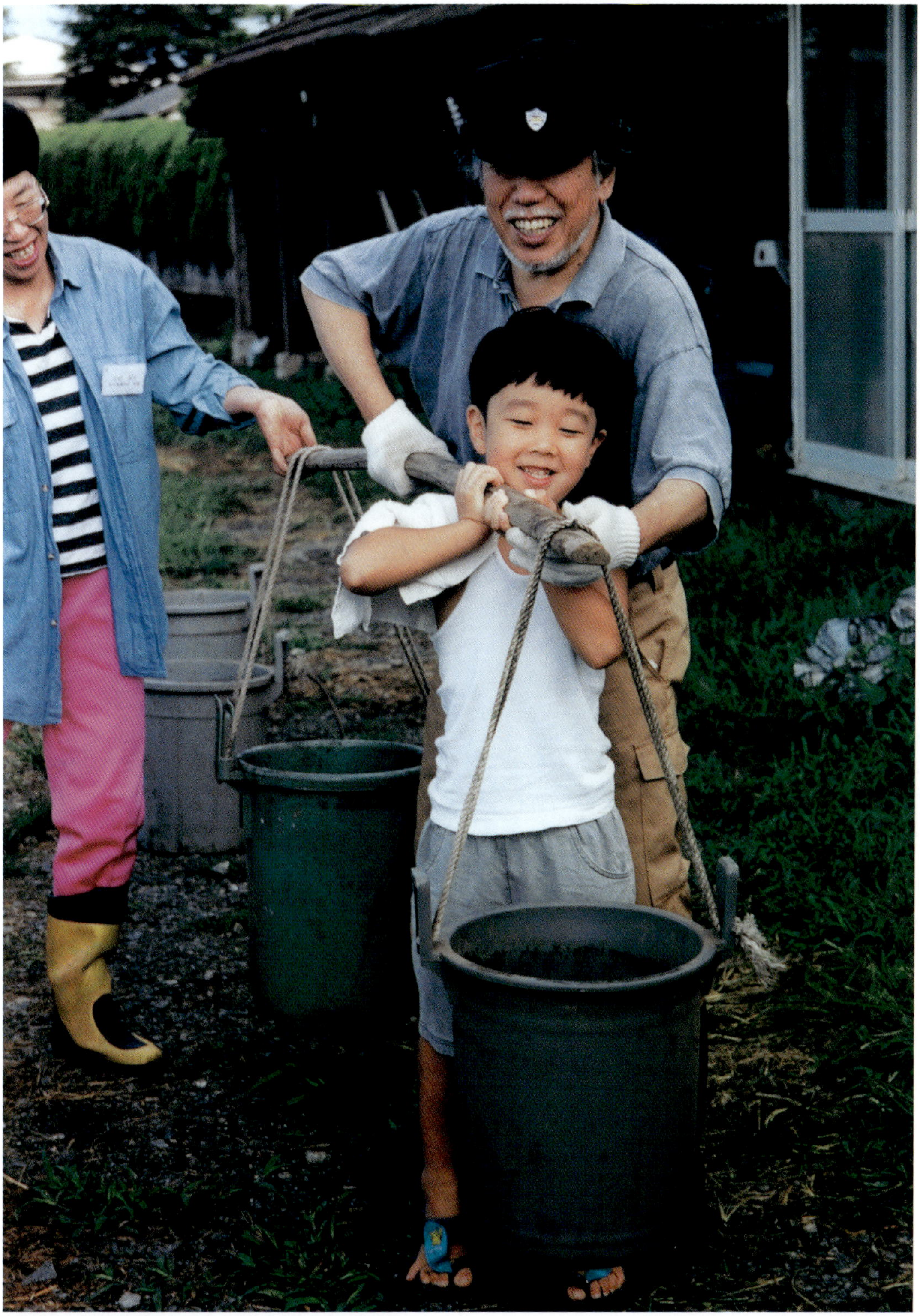

養生園では、毎夏の養生セミナーの後で肥たご担ぎを伝授

いたら、結核菌が強まったぞという話があるし、赤痢菌がなくなったと思ったらO-157が出たぞと。エイズも出た、最近は環境ホルモンの問題まで出てきた。たった三〇年くらいの間に急速に生命が危機に追い込まれた。結局、医学は後追いばかりしているわけです。今後もっと、いろいろな問題が出てくるでしょう。

カロリー過多が土も人間もだめにする

竹熊　医学の目的は本来は病気にならないようにする、それが養生です。私の診療所には「養生園」という名前をつけているのだけれど、農家の人がやっぱり、土を養生したら作物に病気が出ないと言います。あるいは洪水が起こったら三年間くらいおいしい米ができて、かえって病気が出ないと。それはいろいろな微量成分が流れてくるとか、いろいろ過剰になっていたものが流れ去って除かれるというように、自然の営みの中で再生が繰り返されている。そういうことを経験的に知っていて、知恵として蓄積されていたと思うのです。

中嶋　それはたとえば、こういう実験をしてみるとよく分かるのですよ。チューリップとヒヤシンスの球根の水栽培を三通りに分けてやってみる。一つは水だけ、二番目のは適量の肥料、三番目は肥料をたくさんやるわけです。そうすると、一つ目の完全な無肥料のところは根がぶわっとたくさん出る。適量な肥料のものは、ある程度適量に根が出て、上の方がどんどん成長する。根はあまり成長しない。三番目のたくさん施肥したものは、根が濃度障害でわずかしか出ないで、老化する。しかし上の方は肥料分だけでぶわっと太るんです。みんなは根を見ないで上の方だけ見るものだから、肥料が効いていると思うわけです。ところが肥料をたくさんやったものは干ばつにも冷害にも一番弱い、水害にも一番弱いんです。

　キャベツが干ばつ、日照りでやられる。するとそこの町長が「先生、困った。何かよい方法ないですか」と言うから、「あんた、土手の草を見なさい。土手の草はなんぼ日照りが来ようと枯れませんよ」と言うんです。そういうときに天災融資法というのがあって、すぐ政治家を使って金をもらいに行く。私は農水省に天災融資法を廃止しなさいと言ってやる。作物がやられるのは人災だと、肥料のやり過ぎだと。適量でもまだいけない、断食すればたくさん根が張る、ということなんです。

　そもそも原始生命の細胞が海水の中でできたのは、二六億年前だと言われています。原始生命の細胞自体が単純な分子から合成されたもので、それが外界との間に薄い膜構造を持っていて、外界との関係をうまく保ちながら生命に必要なものを選択的に取り入れる、けれど生命に必要でないものを拒否したのですね。それが生命を持続していく条件なのです。それが、今日まで地球上に生命が存在している理由なのです。

竹熊　そうですね、生き延びるためには余計なものはいらない、必要なものは基本的なものだけでよい、ということなん

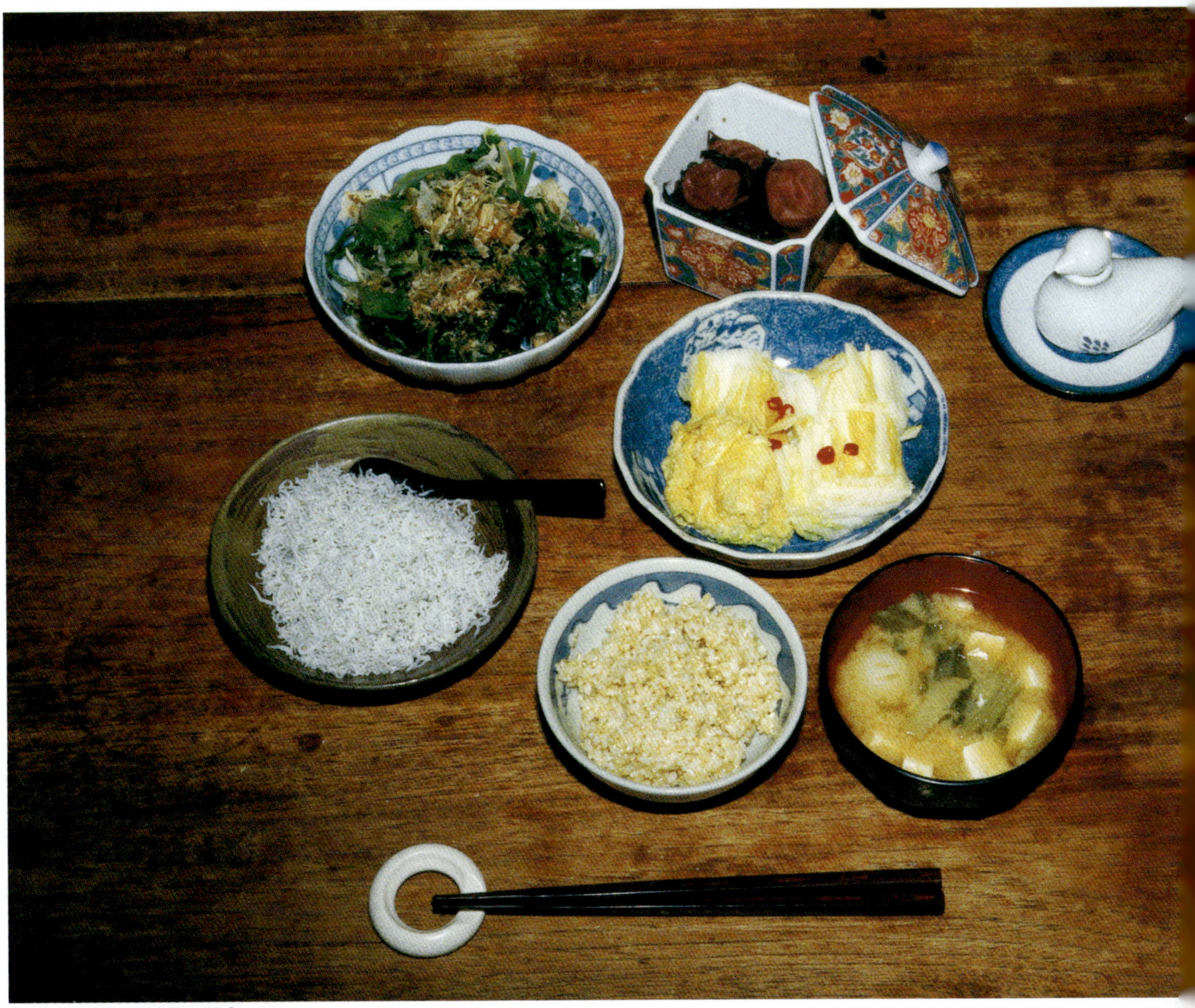

玄米とみそ汁、お漬物の朝食

ですね。

中嶋　生物というものは、全部そういう能力を持っている。だからその機能を発揮させてやれば、生命は本来健康なんです。作物を育てるのもそのようにすると、品質が抜群に良くなっていくし、人間の健康も抜群に良くなってくる。

竹熊　この頃、医学の世界は少しは変わってきて、総合医学的な発想をしていこうという試みが見られるようになりました。だけど残念ながら、食医学が出てこない。栄養学はあるけれど、医学と直結していないんです。食品分析から始まって、「おいしいものを食べましょう」という食物文化論的なものはあるのですね。食文化ということになると、いろいろな国の食文化を輸入して、それがまたビジネスにつながって、食品産業になって……ということになっていく。ところが、医学的な発想はまずないのです。

中嶋　そもそも医学教育のカリキュラムに入っていないんですね。

竹熊　栄養学は生命から離れて独走する可能性すらある。栄養士さんが病院の中に入ってはきたんだけれど、いかに市場で安いものを買ってくるかとか、値段が

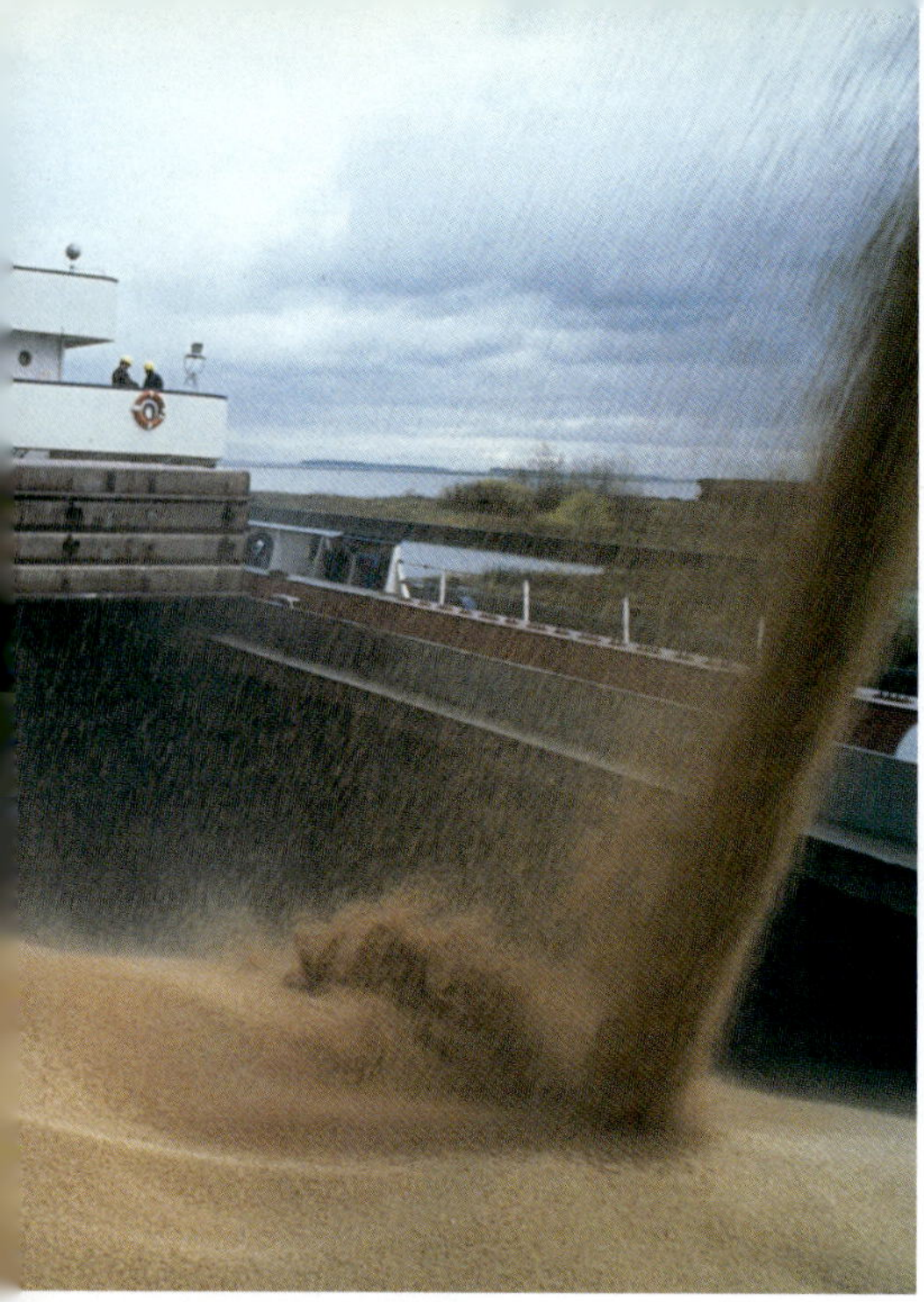
小麦の輸出、カナダ（PPS通信社）

安くて見かけのおいしいものをとか。あるいは、患者さんが好きなものならば外国のものでも、という話になる。学校給食も同じです。子どもたちの食味を頭に置いたメニューが出てくる。というのは、日本の食文化は国際化の中で、すでに味覚が変えられてしまった。日本でこんなに早くその実験が成功したとアメリカの関係者が証言しているくらいですから。日本は食物を作らんでいい、買いなさいと。日本の農村にはゴルフ場を作ればいいとアドバイスし、それを実際にやろうかという企業が出てきた。

中嶋　伝承された食文化を失った民族は日本が一番速いかもしれない。

竹熊　私がよく冗談に言うのは、「あんたたち病院に行って診察受けて、帰るときにお医者さんに尋ねてごらんなさい。何を食うたらよかですか」と。すると、栄養のある元気のつくものを食べなさいと言われるに決まっています。実は栄養のある、元気のつくものを食って病気になったのですよ。「栄養とは何ですか」と問いたい。

中嶋　昔は二四〇〇キロカロリーで日本人は働いた。外国人は三〇〇〇キロカロリー食べているから日本人は負けているぞと、食え食えと言っているうちに、自動車社会になったら、運動はしない、汗も流さないのに、そのまま食わせたものだから、肥満対策をしなければならなくなった。糖尿病も出てきた。これは大変だと、今度は二三〇〇にしろ、二〇〇〇にしろ、いや一八〇〇でよいのではないか……極端な先生は一〇〇〇キロカロリーでよいと言うんです。食糧危機は心配せんでいいよ。みんな倍以上食っているんだから。

竹熊　ところがカロリー過多のところに、ビタミン、ミネラルなどの微量元素は不足しているということが問題ですね。

中嶋　野菜と穀物をまるごと食べればいいんですよ、全体食をすることだ。

竹熊　ところが米一粒も、むしって、皮を捨てて、白いところだけ食べる。

中嶋　カスばかり食いよるわけですよ。しかもバランスよく農薬と添加物かけて食べている。それは複合汚染になるのは当たり前ですたい。

竹熊　そもそも食べもの自体にミネラルやビタミンが減ってきている。土の中に

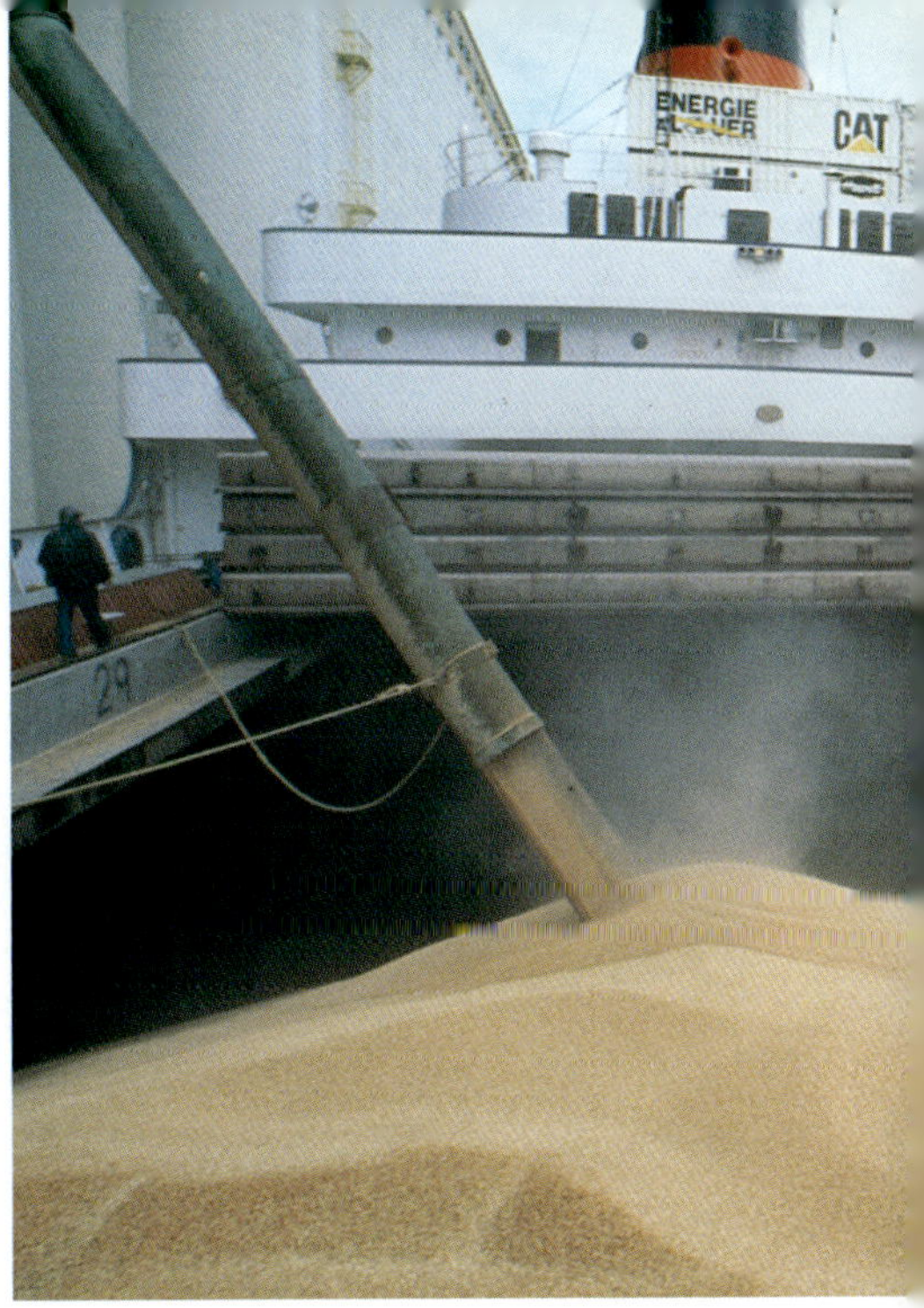

減ってきているからですね。昔は作物とそれを食べた人間や動物の糞尿を循環させて、元素を全部戻して作っていた。

中嶋　戦前までは、日本の農家は有畜複合経営で、家庭に必ず牛馬がおって、鶏が野放しにおって、その糞尿も人間の糞尿も一緒に堆肥にして、それが足らなければ町に糞尿を買いに行って、それを堆肥にしておった。一八四〇年代にドイツのリービッヒという農業化学者が、世界の農業で一番優れているのは中国と日本だと、なかんずく日本の農業は世界で最高だと書いているんです。おそらく完全リサイクルしていた。

土というのは、岩石が崩壊してできたのではなくて、生物の遺体の堆積物ですから、そこには生命に必要な栄養が全部あった。北半球だったら三〇センチか五〇センチの腐葉土があれば、種蒔くだけで、二〇年、三〇年もの間、肥料も農薬もいらないんです。そして栄養が循環さえしていれば、いつまでも続けられる。それが分かっていないものだから、今までの農学では、母岩というのが学問の対象になって、こういう岩石の無機成分はこうであって、粘土鉱物はこうであって、粘土がどう作用する……と、そういうことばかりやってきた。だから土をいのちとして見ていないんですよ。

竹熊　分析科学によって、バラバラにして見ると、いのちというのが見えなくなる。僕は結局は、断食したときにショックを受けたからよかった。米一粒がいのちなんだと。あるいは万物すべてがいのちであると気づいて、それが「土」という基本的なところに行き着いた。土はルーツですよね。だから、土がこの頃汚染されてきたのが大変気になるんです。ダイオキシンもあるし、空気も水も汚れているし、外国から物が入ってくると、必ずいろいろな害のある物が一緒に入ってくる。

経済性よりもいのちの思想を

竹熊　最近はどうですか。植物の場合も妙な細工をしていますね。たとえば、スイカを作るときにカンピョウの根を使うとか。

中嶋　あれをやるとどうなるかと言いますと、最近スイカがまずいと言われます

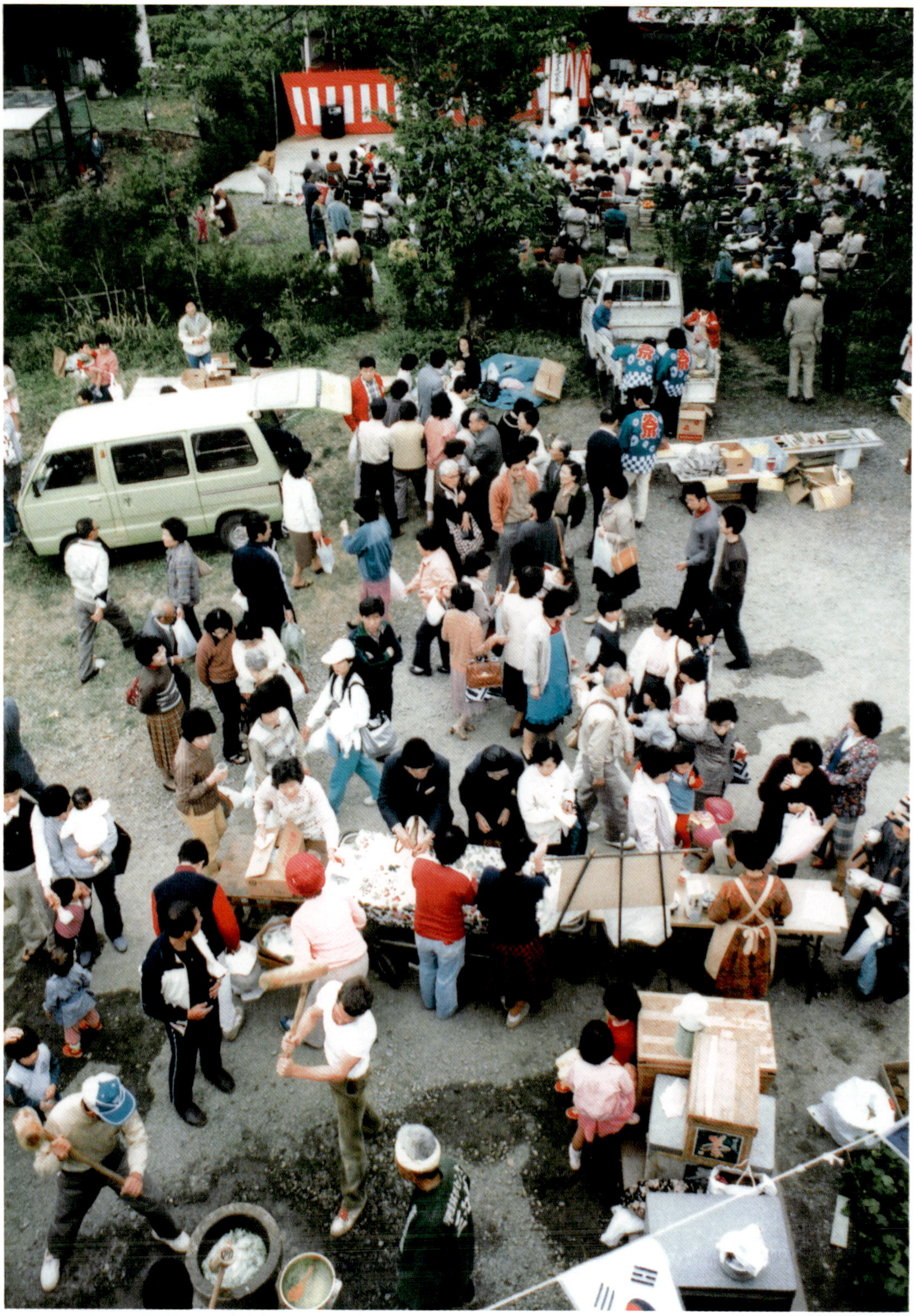

毎年1万人もの人出でにぎわう養生園祭

が、スイカの自根でいきますと、非常においしいスイカができます。昔はそうでしたね。今のは立ち枯れに強い、カボチャの根を使っているのです。カボチャは窒素とかいろいろな養分をよくとって、生命力が旺盛なものだから、形はよくできる。しかし果肉や果皮にカボチャの性質が出るのでまずいのです。実際には微量要素の吸収が悪いんです。品種改良したと言うけれど、逆にそういう抵抗性の品種を選んでいるだけで、品質そのものは良くなっていない。

遺伝子組み換えでもそうなんです。今の遺伝子操作は人間の健康のためにするのではなくて、土壌が劣化して栽培が困難になったから、植物が病気などにやられないために、逆に毒素を出すような虫の遺伝子を組み込んで、虫が来て、虫がそれを食べて死んでいく。そういうのを人間に食わせようとしているわけですから、いのちのことを考えていない。

二一世紀は本当に地球上にいのちが残るかどうかというところまで来ていますよ。日本だけでなく、世界の人たちを救わなければいけない。そのためには、もっと土からの思想を世界にPRしていかなければいけませんね。

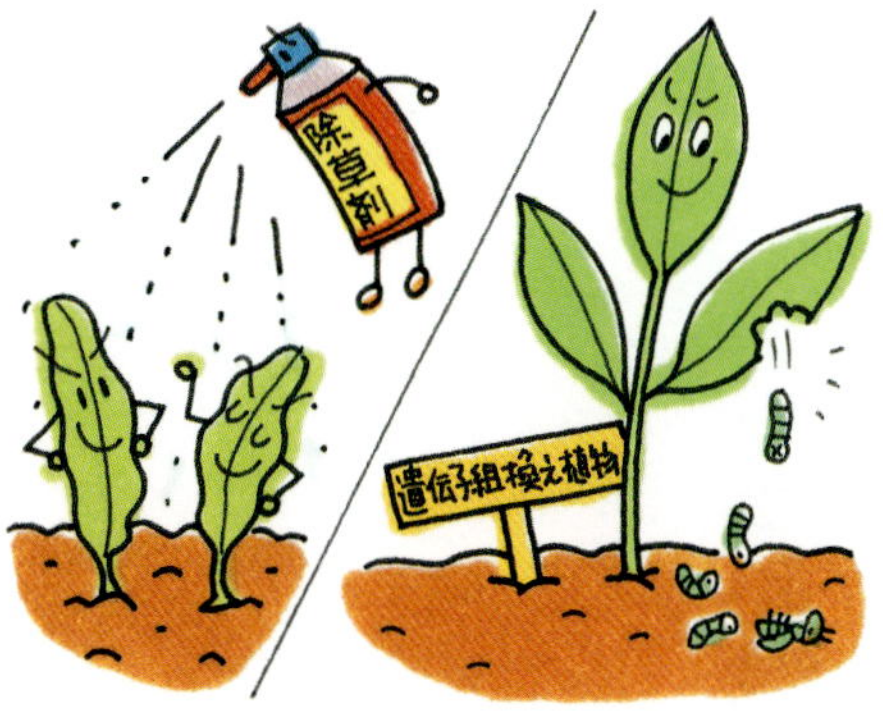

竹熊　経団連の会長だった土光敏夫先生が九二歳の頃、私におっしゃいました。「あなたの言っている土からの医療、土からの教育ということが今から一番大事になる。子育て、若い者を育てるには土からやらなければだめだ。そこにいのちが入っているということを知らなくてはならん。そうすると、植物を見て、ああこれ、喉が渇いているねと言える子どもが育つ」と。経済界の大物だった人がちゃんといのちを見ていた。土光先生はこんな医者はあまりおらんし、あなたの話は分かりやすい、子どもも爺ちゃんもよう聞けるから、全国を行脚して辻説法の旅に出てほしいと言われた。その言葉にのぼせてこんなことをしています。

先生はますます長生きしてください。私はいかんです。なぜかというと、私は途中で大変邪食をした時代がある。環境汚染をもろに自分の体で実験した時代があったんです。毒を一杯食べて、そうしていろいろな所を痛めましたから。

中嶋　何を言うんです、大丈夫ですよ。今からでも間に合いますよ。私は八〇歳になりましたが、死ぬまで元気と言っています。ですから私が死ぬときは交通事故かなんかで死なないと。病気だとちょっと格好が悪い。私も五〇代、六〇代の頃は社長の激務をしていたから、前立腺肥大とかいろいろ健康を害していましたけれど、全部食べもので治って若返ってしまいました。今精密検査しても、ほとんどAかBです。竹熊先生は大丈夫ですよ。

竹熊　中嶋先生とお話ししているうちに元気が出てきました。もういっぺんリフレッシュして、今度は地域だけでなく、全国的ネットで取り組んでみたいと思います。

中嶋　お互いに頑張りましょう。

中嶋 常允 2 対　談

甲田医院院長

甲田 光雄

KOUDA Mitsuo

21世紀を生きる少食哲学

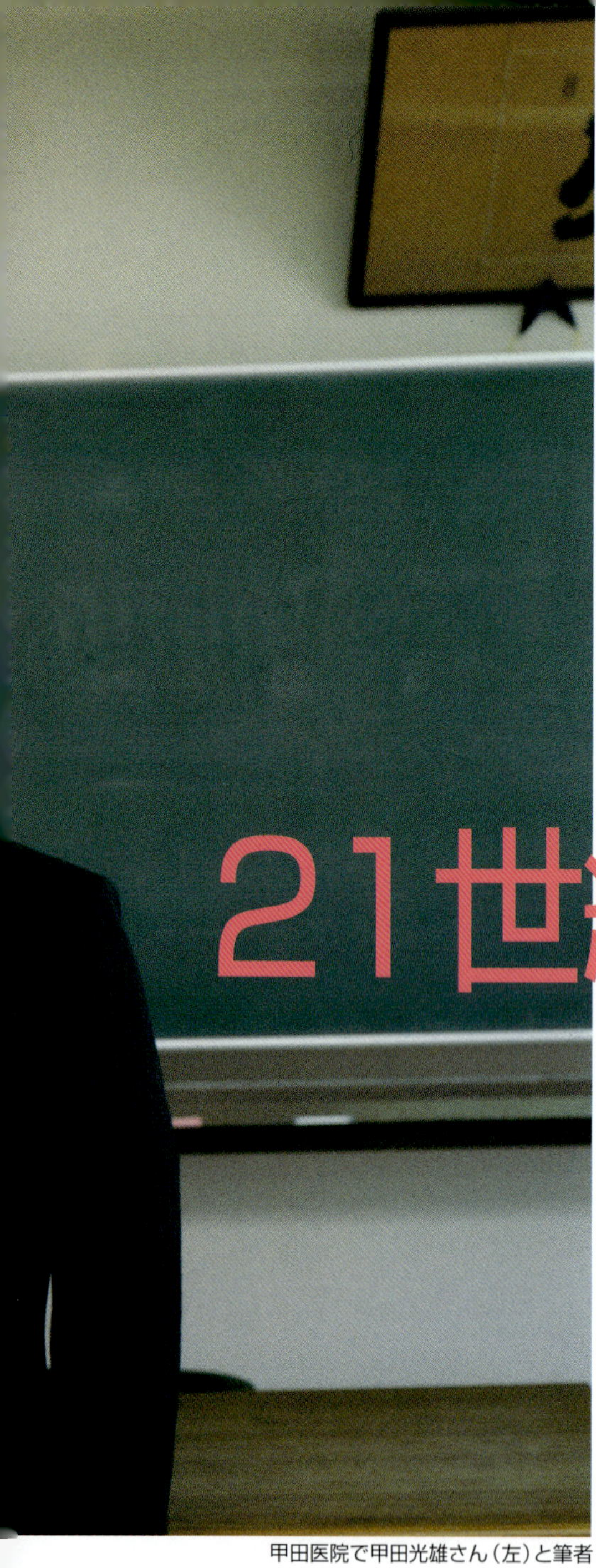

甲田医院で甲田光雄さん（左）と筆者

がんや進行性筋萎縮症などの難病やいわゆる奇病に敢然と立ち向かっているお医者さんが、甲田光雄さんです。現代医学では治らない病気を専門に治しておられるユニークなお医者さんとして関心をもたれています。

甲田さんは、断食、少食で、患者さんを治します。甲田さんとお話すると、実は人間の体は、植物の世界と大変よく似ていることが分かります。断食、少食を植物でたとえると、無肥料・少肥料の状態です。植物が無肥料になると、根がたくさん出ます。

生命というのは、栄養がなければ栄養をとろうとして積極的に働くからです。おそらく人間の腸の中も同じように、断食や少食で生命力が増しているに違いありません。

甲田さんは人間の世界で活躍していますが、私は植物の世界。世界は違っても、着眼点は相共鳴するところがあります。

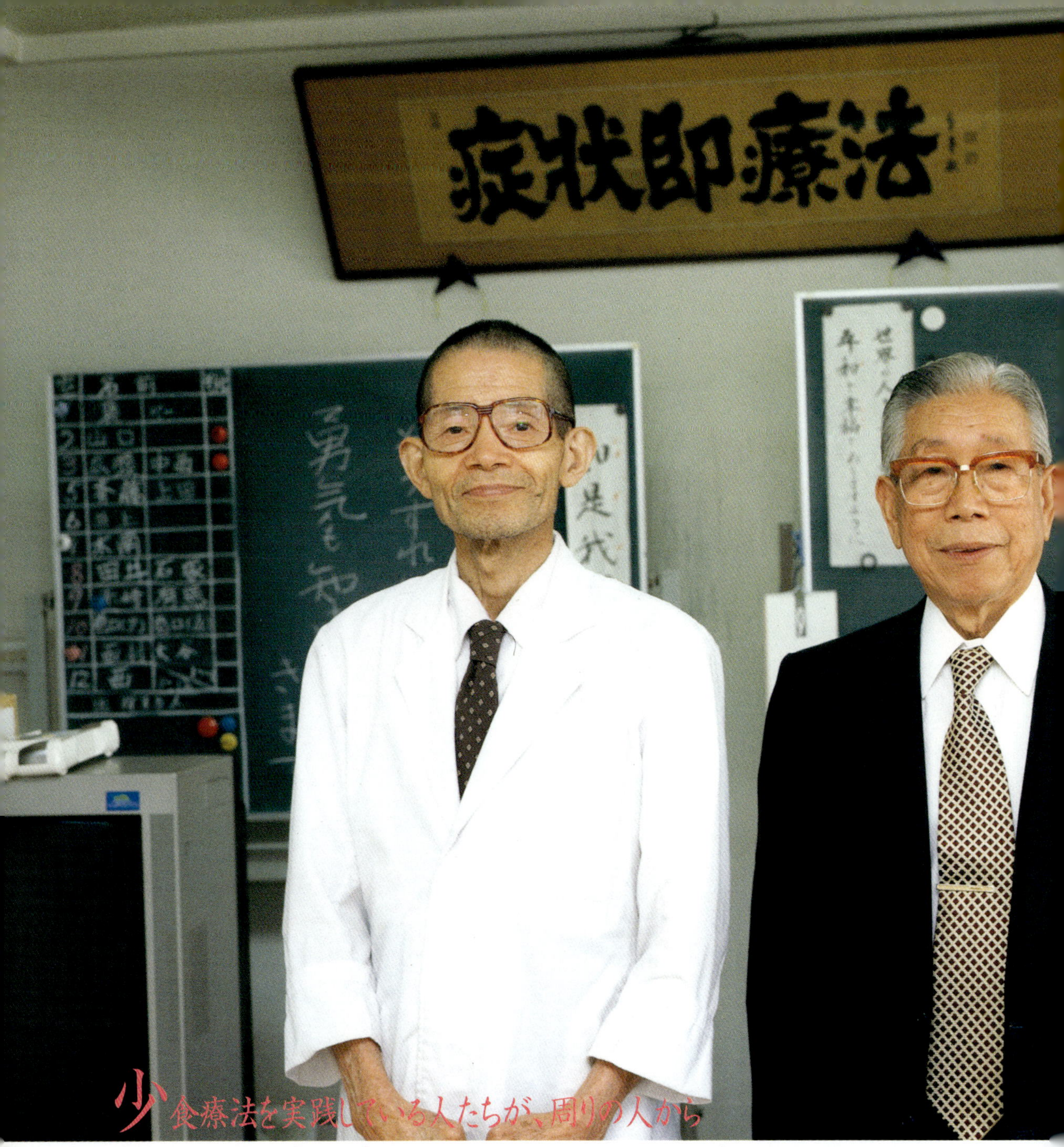

少食療法を実践している人たちが、周りの人から
「そんな少ない食事で何が楽しみや」とよく言われます。
ところが実際にこの人たちは朝の5時から晩の12時まで働ける体なんです。
それで、しかも頭はさわやかで、やりたいことは何でもできる。
行きたいところへどこへも行ける自由を持っている。
これを味わったらやめられんといいますね。（本文より）

――――― 甲田 光雄

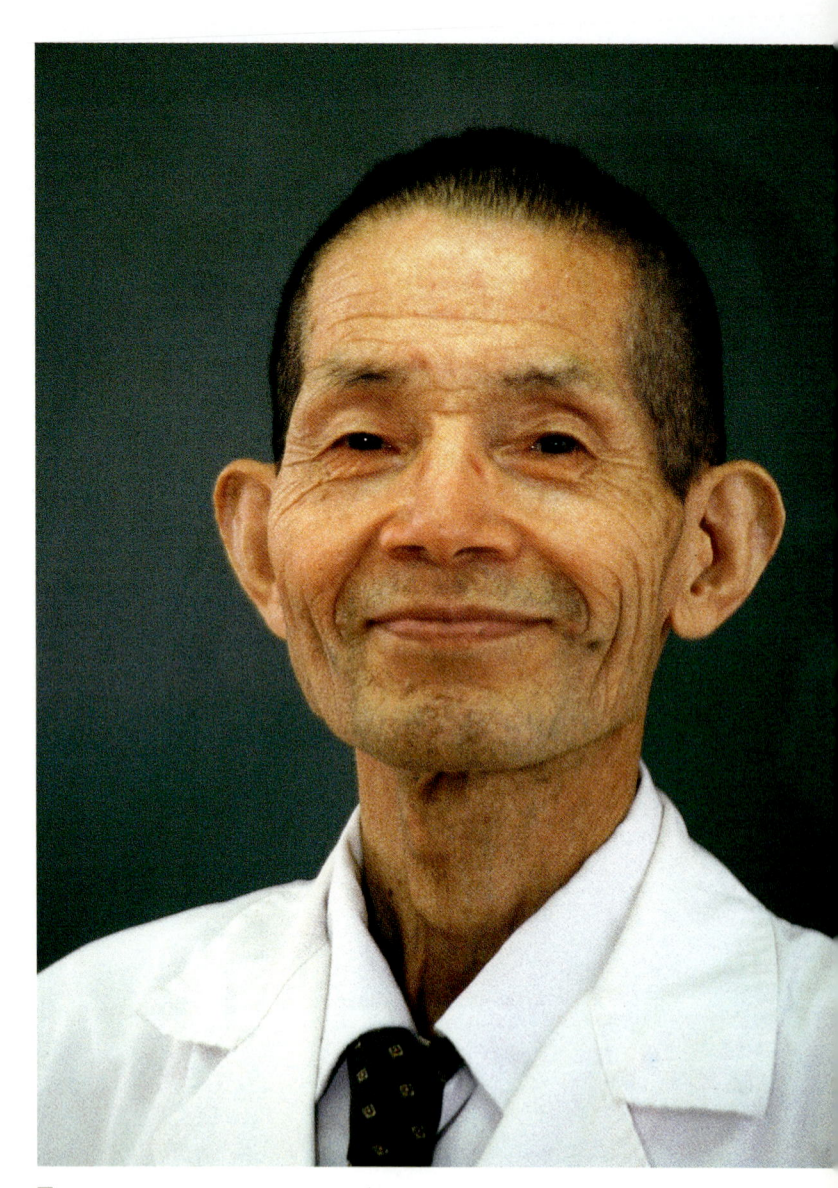

PROFILE
こうだ　みつお
1924年、大阪府生まれ。54年大阪大学医学部卒業。医学博士。八尾中、大阪大学時代に内臓疾患で5年間休学。59年より開業。現在甲田医院院長、日本綜合医学会副会長。大学在学中断食道場などに通い始める。現代医学に絶望し、自然医学を研究、自分の体で実験しながら生菜食メニューに到達した。自院の入院患者らにも生菜食の食事を出し、西式健康法、桜沢式食養、断食などの療法を応用実践、難病治療に効果をあげる。
著書に『断食療法の科学』『生菜食健康法』（監修）『あなたの少食が世界を救う』（以上春秋社）『アレルギー性疾患の克服』（創元社）など。体験者らにより、生菜食研究会も結成されている。

人間も作物も少食がいちばん

甲田　私が断食、生菜食を始めたのは昭和二五年ですから、二〇〇〇年の春でちょうど五〇年になります。当初は一日二食でしたが、この二〇年間は一日一食の玄米生菜食にしています。今は、朝四時に起きて、最初に食べるのは晩の八時ということになりますね。患者さんが、「二〇年たっても先生、年とりませんな」と言うんですよ。私は白髪もあまりありません。

そもそも、五〇年前の私は、慢性肝炎、大腸炎、胆のう炎を患って、腹の中全部病気みたいだったんです。それで主治医から見放されそうになったのを境に、民間療法を探しました。ある本に、肝臓病が断食して治ると書いてあったので、主治医に「断食したい」と言ったらえらい怒られましたわ。「バカなこと言うな。肝臓病は栄養あるもんとらなあかん。断食やったら死んでしまう」（笑）。

ところが一一日間、水だけで断食して元気になって帰ってきたんです。そこで、はじめて断食というものは現代医学で分からない、深い真理が秘められていると気がつきました。それから断食マニアみたいになりまして、翌年に一二日間の断食、その秋には一週間の断食、昭和三〇年頃までに何十ぺんも断食道場に通ったんですわ。

その中で、断食というものがどれだけ素晴らしいか分かってきたわけです。開業したら現代医学で治らん病人を断食で救うてあげないといかんと誓ったんです。それで昭和三四年に開業してからずーっと今まで続けています。

生菜食の方は、西式健康法という民間療法に学びました。生の野菜を食べたら体質が変わるとあったので、昭和二五年から始めましたんです。その頃は、ジューサーやミキサーがない時代で、生野菜をすべてすり鉢ですりつぶしてました。一番大きなすり鉢と樫の木のすりこぎで五年間やったら、すりこぎが三本いりましたよ。今から思うたら、ようあんなことやったと思いますわ。

その頃、私は十二指腸に潰瘍があって、治すのに苦労したんです。白米食べたら胸焼けしますし、玄米は胸焼けはしないけど痛んできます。そこで玄米を粉にしてみようかと思いました。臼で挽いて、玄米をクリーム状にすると痛みもないし、胸焼けもない。それで甲田療法の玄米クリーム食が出来上がったわけです。

それから生野菜がいくら良いといっても、食べ過ぎたらやっぱりいけません。私は、生野菜の本当の良さも分かるし、怖さも分かる。全部経験して、結局、健康には少食が一番だと分かったんです。

中嶋　作物の健康も人間と共通していますね。作物も少食がいいんです。今の農業では、窒素、リン酸、カリといった三大肥料が過剰に与えられている状態です。ですから窒素は一年くらい、リン酸とカリは三年から五年くらい中止する。すると作物の中に硝酸態窒素が減りますから、甘くておいしいものになる。そして、それを食べれば健康になる、というわけです。

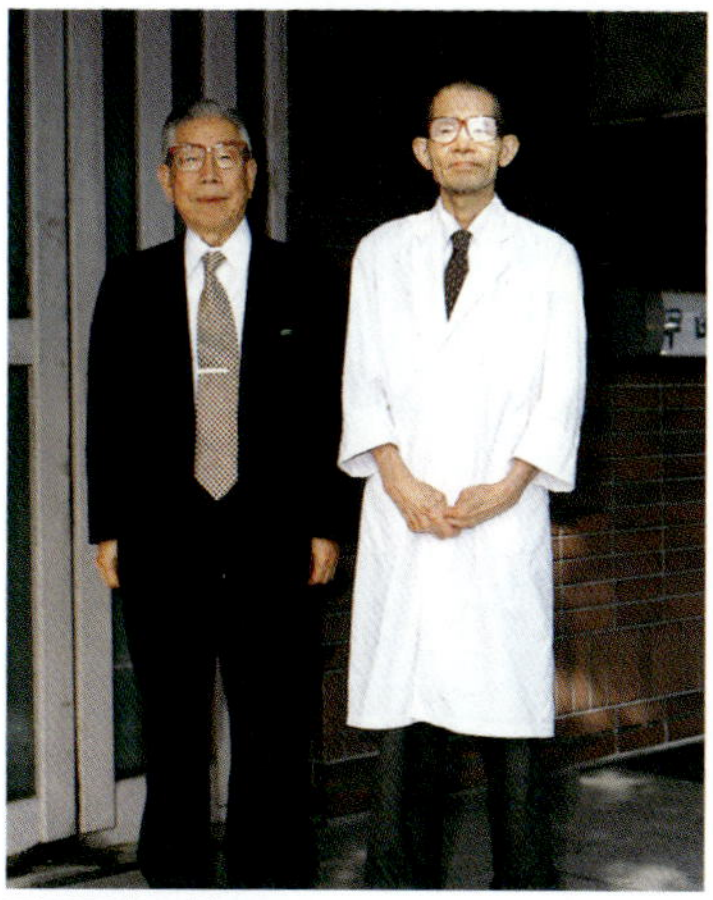

甲田医院の前で

甲田　作物の断食ですな。先生からいただいたメロンなど、味が全然違うんですね。ということは、やっぱり土が良くなっているんだと。

中嶋　ええ。断食したあとは微量要素、ミネラルを与えます。つまり甲田療法でいうと野菜青汁をやるわけですよ。そうすると土壌バランスが良くなってくるわけです。作物自体が健康ですから、病気にならないし害虫もつかない。だから農薬がいらなくなってくる。そして、おいしい。アミノ酸のグルタミン酸、イノシン酸、グアニシン酸、スレオニン、プロリン、テアニンというのが全体的に上がってきて、単に甘いだけじゃなくて、甘味の中にコクが出てくるんですね。

甲田　土の環境も腸の環境と一緒ですね。私は「腸の中の宿便が万病の元」と言うとります。少食、断食は宿便を体から出してしまいます。腸の中をきれいにしなければ、絶対健康にならない。

根は人間の絨毛である

中嶋　甲田療法の少食・断食の効果を植物で実験してみました。写真をご覧ください。植物を無肥料にすると、こんなに根がたくさん出ます。肥料を適当な量にすると根はまあまあ出て、上がどんどん成長する。多肥ですと、根は全然伸びていません。ところが上はどんどん成長しています。土に隠れている根は見えませんから、地上に出ている茎や葉っぱを見て「これは肥料が効いてる」と思うんです。ところが、こういった植物は、干ばつ、冷害、長雨に弱い。災害続出なんですよ。それが日本の農業の実体です。

イネでも、倒伏する多肥料のイネの根を見ると、短く弱々しいわけです（次ページ写真）。こういう状態ですから、全然活性がなく、養分を選択吸収する能力がありません。生命に必要な栄養を選択して吸収できないんです。

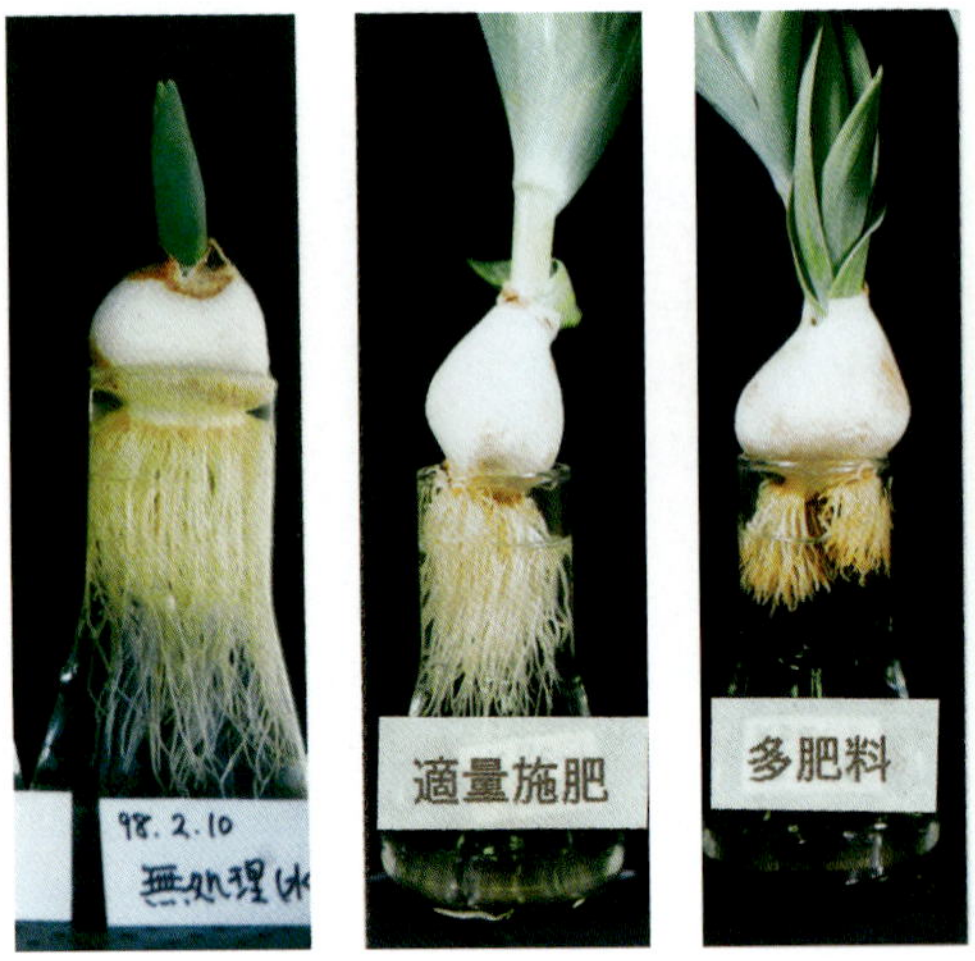

肥料濃度の違いと根の健全度
左から無肥料、適量の施肥、多肥料。無肥料は根が大量に伸びている。適量のものは、根も葉も伸びている。多肥料は、根がほとんど成長せず、葉の部分が大きく上に伸びる。

人間の腸にあって栄養を吸収する絨毛や微絨毛も、この根と同じだと思います。少食、断食すると、微絨毛が活性化する。そこに、ミネラルバランスの良い生野菜汁や生玄米を入れると、病気を治すために必要なものを植物の根と同じように探して吸収して、そしてきれいな血液になって病気を治してくれる。

甲田　中嶋農法で作られたものを我々が食べることが必要ですね。

中嶋　断食して栄養が足らなくなったら、腸の微絨毛は一日半くらいで新陳代謝します。ところが宿便があると、微絨毛が養分を吸収しきらんわけです。作物の根もいっしょなんです。多肥料したり土が固かったりすると、根の選択吸収能力がぐんと落ちます。

甲田　腸の中に宿便があると、腸内細菌叢が変わります。とくにカンジダというカビが増えてきて、腸粘膜を破壊するんです。腸の粘膜がただれて、傷ができますと、体に異物のタンパク質やいろんな腸内の悪いものが入ってきますから、アレルギー症状が出ることになります。病気の元になる。肥料をたくさんやって作物の根をだめにするのといっしょですね。

中嶋　倒伏しないイネは穂がそろっています。倒伏したイネの穂は乱れています。くず米が多いんです。顕微鏡でこういう米のデンプンの粒子を見ますと細胞がふくれてしまっていますが、いい米はしまっています。比重が重い。

甲田　倒伏したイネのデンプン粒子は肥満ですね。

中嶋　一般に、四斗で六〇キロになるのが標準と言われています。ところが比重の軽い米だと、四斗二升ないと六〇キロにならない。いい米は三斗八升で六〇キロあります。しまって、筋肉質なんです。こういうお米には弾力性があって、ものすごくおいしい。比重の軽いのは一年もたたないうちに古くなりますが、こっちは二年たっても三年たっても古米にならないんです。こういう違いが出てくる。

トマトも、普通は一房に三個くらいしかならないのです。これは窒素肥料を一反当たり二〇キロやっています。それを私は五キロにしてやる。そうすると、一〇個くらい実るようにもなるんです。肥料も、農薬も使わないで、収量は倍加します。タマネギは四トンから五トンのものが、今年一二トンとれたんですよ。生命力がばーっと伸びてくる。

甲田　違うんですね。

中嶋　生菜食に健康な野菜を使うと、体に抵抗感がなくて、おいしいし、早く体が良くなります。

甲田　本当にいいものは、味もいい。

中嶋　人間の味覚という根源的な官能は、体にいいものに対してものすごく反応するんですよ。甘味やアミノ酸ばかりでなく、ミネラルも味覚を刺激するんですね。だからコクがあり、いつまでも余韻があるんです。

甲田　人間の体が本当に健康なら、玄米やゴマ塩がおいしいと感じるんですが、今の若者たちは、ケチャップやマヨネーズばかり好みます。味覚がマヒしている。

中嶋　人間の体温が三六℃から三七℃の、たった一℃の幅で生きているように、土壌にも栄養の適正な範囲というものがあります。今は過剰と欠乏ばかりなんですね。栄養が、適正範囲に入ってくると、肥料はわずかでいい。健康で病気にかからない、害虫にやられない健康な作物が育ちます。

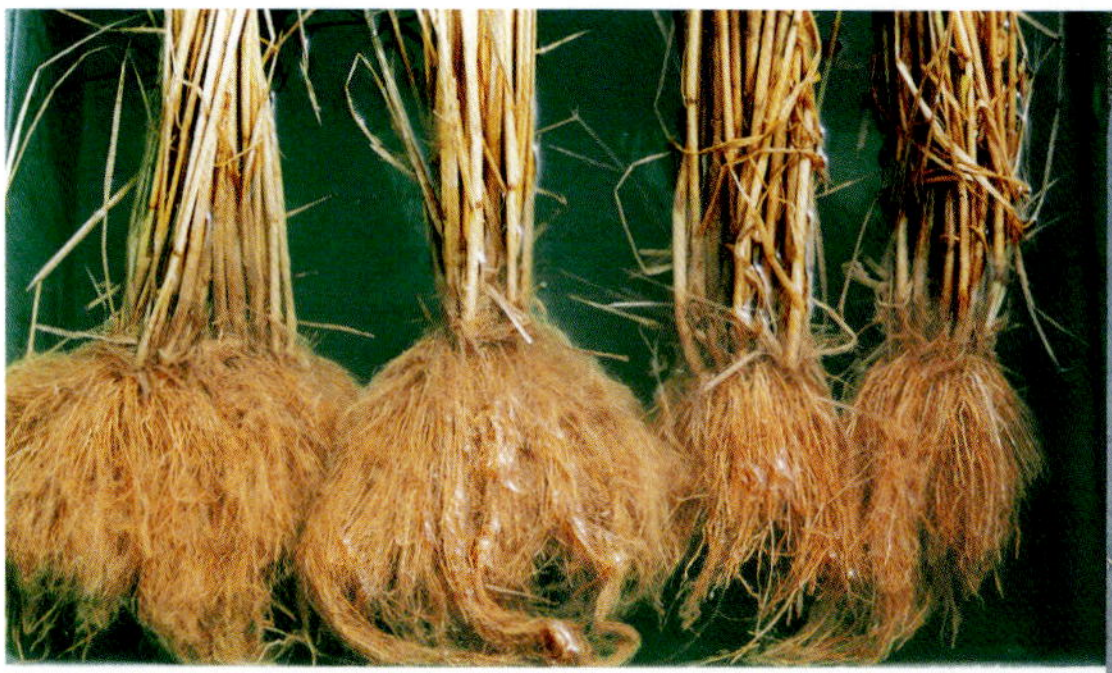

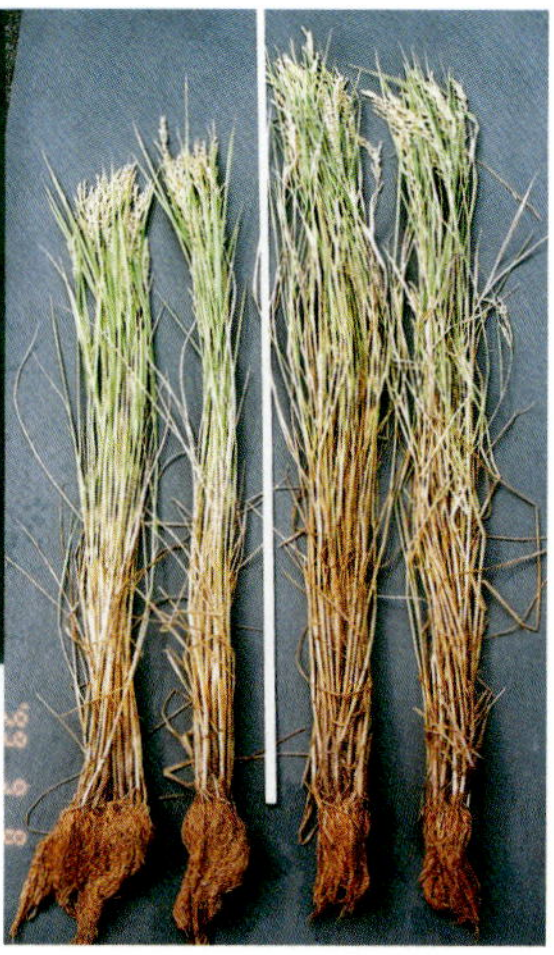

（写真上）左の2株が三大要素を控え、微量ミネラルで生育したイネ。右は従来通りの施肥によるもの。
（写真右）左は根が長く豊富であり、背は低い。茎がしっかりしていて倒伏しにくい。右のものより、粒がそろって、多い。右は倒伏しやすいイネ。地上の茎は高く伸びているが、根は短く、実の量も少ない。

甲田　土壌のホメオスタシスですね。

中嶋　根ばかりじゃなく、葉っぱの葉緑素を見ますと、これまでどおり作られてきた作物の葉緑素は奇形だらけ。人間でいうと赤血球がだめになっているんです。本物の野菜は葉緑素の輪郭がはっきりしている。光合成能力が全然違います。だから、今の食品分析値と成分量の違った良質の野菜がとれるんです。食品成分分析表は、貧弱な野菜が基準になっています。間違ってます。

甲田　人間が生菜食療法を続けますと、赤血球が減ってきたり、白血球が減ってきます。でもとても健康です。ところが現代医学では、それは栄養失調となる。私に言わせれば、今の現代医学の基準そのものが間違っているんじゃないかと。生菜食で出てきた数値が、正常値だと思います。

中嶋　本物野菜は成分的にバランスがとれています。そういうトマトは、水に浸けると沈みますが、今までどおりの栽培で作ったトマトは全部浮くんですよ。

甲田　水に浮くか沈むかで分かりますか。

中嶋　春菊はふつう生で食べませんが、生で食べてもおいしくなるんです。ナスも生でおいしい。アクが出ない。あらゆるものが違ってくる。

甲田　生菜食で、たくさん肥料を与えた菜っ葉は渋味があってね。シュウ酸が多くなったりして、味が違います。

中嶋　今、化学肥料や農薬はだめだといって、有機肥料をさかんに使っているところが多くなっています。しかし、有機肥料もやり過ぎると害なんですよ。堆肥は肥料ですからね。なんぼやってもいいもんじゃない。いい堆肥だと一反当たり五〇〇キログラムくらいで十分です。まずまずの堆肥で一トンから二トンまで。それを四トンも五トンも入れると、畑がだめになります。

ところが人間は欲で考える。無欲になって、作物のいのちを考えてやればいいものを、たくさんやればいいものがたくさんとれると思うんですね。

甲田　私の患者さんたちの中に、なかなか思うように少食療法が継続できない人がたくさんいらっしゃいます。ある人は、進行性筋萎縮症という難病でしたが、生菜食して元気になり、会社に勤めて三年半たちました。ところが、今年の夏に違うものを食べて、頭が痛くなったんです。そこで周りの人が、「甲田先生のあんな食事を三年も続けてきたから、栄養が足らなくなってこないなったんや。病院に行ったらどうか」と。病院では「そんなもん栄養失調になるわ。すぐ入院や」。点滴して、いっぱい食べさせた。すると、足がだめになって、歩けなくなりました。そして私のところに来て、また玄米生菜食療法をやりましたら、元気に歩けるようになったんです。その患者さんは「実は、私は心の底では、この療法でいいのかと迷っておった。今度こそ、迷いません」と言っています。

中嶋　農業でも、同じようなことがあります。私が三年間指導すると、やっといいものができるようになるでしょ。そこへ、ほかから「こんなことしたらだめだ。いい肥料をやると、もっととれるぞ」と誘惑する。その言葉にすぐ乗るんですよ。それに乗ると、また土がメチャメチャになっていく。すると、私に言い訳できなくて、相談できないから一人で悩んでしまう。「迷ったらだめ」と言うんですけれども、みんな迷うんですよ。みんな煩悩が先に立つ。煩悩を解脱しないと、どうしても本当の世の中にはならんですね。

甲田　私は人間を見てきて、中嶋先生は作物を見てきて、同じような体験をしていますね。

愛と慈悲の世界に

甲田　生菜食を続けていますと、ちょっと栄養学の常識にかからないような人も出てきます。大阪のある女性は、一二年前から炊いたものはいっさい食べないで、生野菜と生の玄米でしたが、五年前からは、一日に生野菜汁をコップ一杯飲んでいるだけです。カロリー計算してみたら、三〇キロカロリーなんですよ。それが朝四時に起きて晩の一二時まで働くんです。全然疲れない。この前も伊勢に参ったけど、友だち五人と一日中歩いてきて、バテないのはこの人だけ。あとはみんなバテてしまったそうです。この人の体重が五年前に四七キロでした。ずーっとコップ一杯の生野菜汁で過ごしてきて、今は体重は増えてきたんです。なんと体重六〇キロです。どうしてこうなったのか、私にはちっとも分からない。

　同じような人が和歌山にも一人います。一三年間玄米・生菜食を続けていますが、その人もだんだん体重が増えてきました。身長は一五〇センチで、体重は六一キロ。「そんなに太ってるんだったら、一度断食をやりましょう」といって、去年の三月一六日から一〇五日間やりました。体に入れるものは水だけで、それでも体重は一キロ減っただけ。

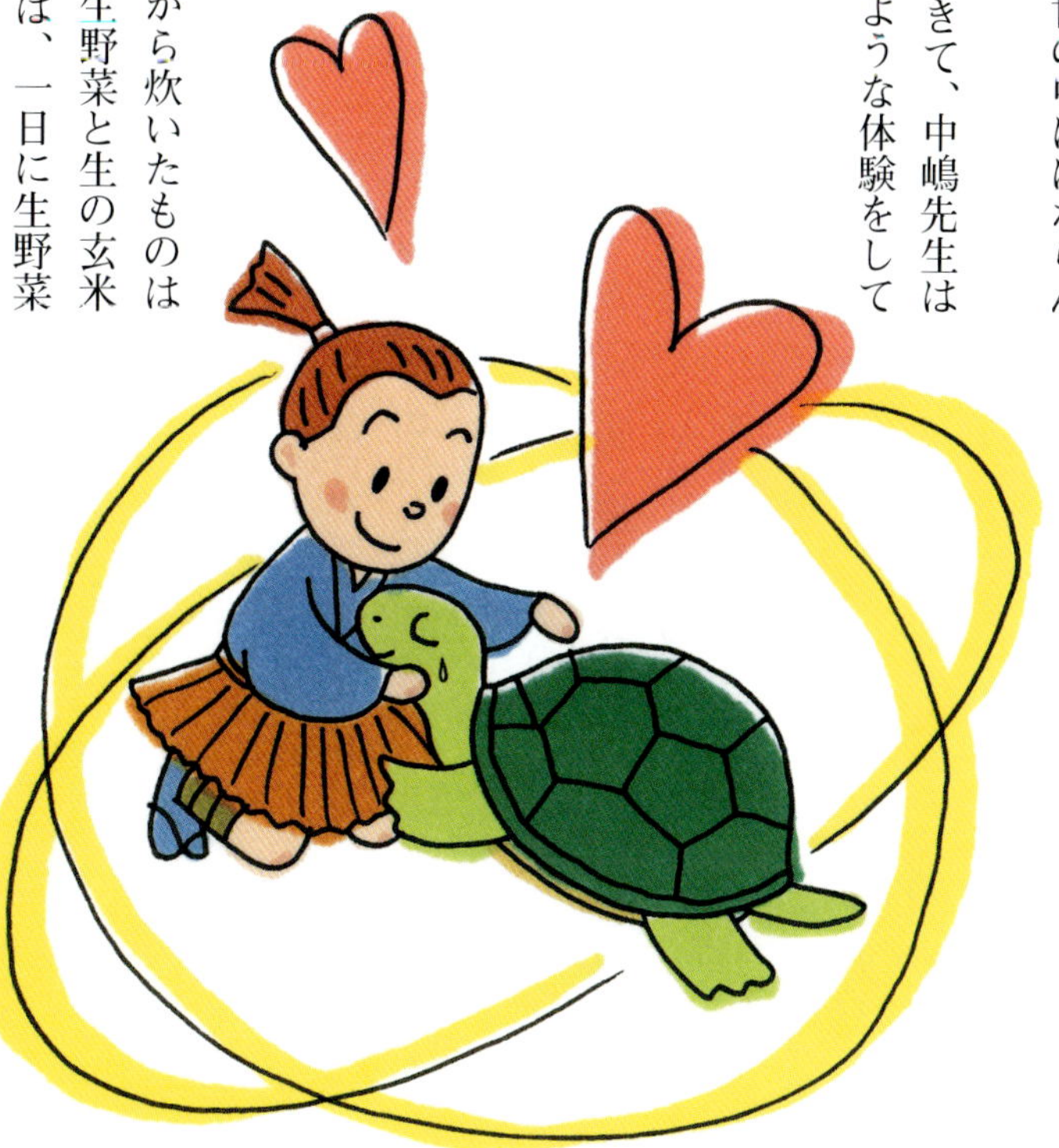

中嶋　体が植物のようになったんですね。

甲田　「あんたなら死ぬまで食べんでもええ」と言いましたよ（笑）。そんな人たちがどんどん増えてきたんです。それで、今度「仙人食の会」を作るといいます。それにしても、カロリーの少ないこと、少ないこと、びっくりしますよ。

中嶋　その仙人食が完全栄養のいい野菜だったら、なお健康です。

甲田　中嶋先生の農法の野菜を食べなきゃいけません。今の我々の体は、少食になるほど質のいいものを入れなきゃいかんのです。これは原則です。

仙人のような人が増えている現実を見ると、いのちの無限性というものを考えないと解釈できない。実際に断食や少食療法で健康を回復してきた人たちを見ていると、今の科学では説明できないものがいっぱいあると分かります。

中嶋　人々は年齢という物理的な時間で

考えている。しかし、一方に生理的時間もあると知らなきゃいけません。物理的時間でいうと、一年が三六五日に決まっていますけれど、生理的時間は生まれてから死ぬまでがワンタイム。人によって変わってきます。

こういう話をするんです。浦島太郎は、助けた亀に連れられて、竜宮城に行きました。「タイやヒラメの舞踊り、ただ珍しく面白く、月日のたつのも夢のうち」と言います。これは物理的時間と断絶しています。つまり生理的時間です。だから一〇〇年が一日のように楽しく過ごせたんです。ところが、ふと我に返ったとき、物理的時間になって、白髪がはえてきた。こういういのちの二つの姿をたとえた話だろうと思います。

竜宮城にいるような生理的時間に生きるには、どうしたらいいのか。それは、カメをみんながいじめていたから、助けてあげたという愛ですね。慈悲といってもいい。それがないと生理的時間に生きられない。今の人は計算ばかりで、経済の世界だから、物理的時間にしか生きていない。

甲田　宇宙の法則は愛と慈悲。これをはずれたら絶対幸せになれません。

中嶋　愛と慈悲の世界のあと、生理的時間だ。私は、いつも農家に言っています。今、三〇〇〇人も農業高校卒業した若者がいて、たった七五人しか農家になろうという意思がない。農家は苦労だけしてもうからん仕事だ。それが農家のいつわりのない心情です。しかし、本当に土が健康になって、本当にいい作物がどんどんできて、肥料は少なくなった、農薬はいらなくなった、収量は上がって、それを売ったら、「本当においしかった」と言われて、しかも「体が元気になってきて、風邪もひかなくなった」と感謝されたら、毎日が楽しくてしょうがないだろう。

甲田　それは本当の菩薩行ですよ。

中嶋　そうしたら、生理的な時間に入るんだ。家族も健康で言うことはない。最高の喜びじゃないか。こういう話をしています。これが農業の真髄なんだと。

甲田　少食療法を実践している人たちが、周りの人から「そんな少ない食事で何が楽しみや」とよく言われます。ところが実際にこの人たちは朝の五時から晩の一二時まで働ける体なんです。それで、しかも頭はさわやかで、やりたいことは何でもできる。行きたいところへどこへも行ける自由を持っている。これを味わったらやめられんと言いますね。

中嶋　物理的な時間から脱して、生理的時間に生きていると、人生は楽しいんですよ。ところが今は、生命の科学である医学、農学、栄養学、この三つがおかしいんです。生命に対する考え方が間違ってます。見えないいのちの世界を少しも分かろうとしていない。医学がこれだけ進んでいても、医療費が増えて、難病奇病が増える一方なんですから。

甲田　いつも思うんですけれども、私のところの療法をやれば、医療費は激減します。食料不足も克服します。生の玄米を食べますと、いくら食べても一日に一合から二合です。人類は、四〇〇万年前、最初は生のものを食べておって、やがて火を使って炊くことを覚えた。米は玄米から白米になった。それとともに殺生もだんだん多くなってきたわけです。今の栄養学は、人間本位の栄養学だと思います。共生の考え方がどこにもない。栄養学自体が根本的に間違っていますね。

中嶋　学問が局所、微視的に入ってしまって、いのちの姿をトータルに見てな

人工衛星NOAAからの地球の映像（湧インターナショナル）

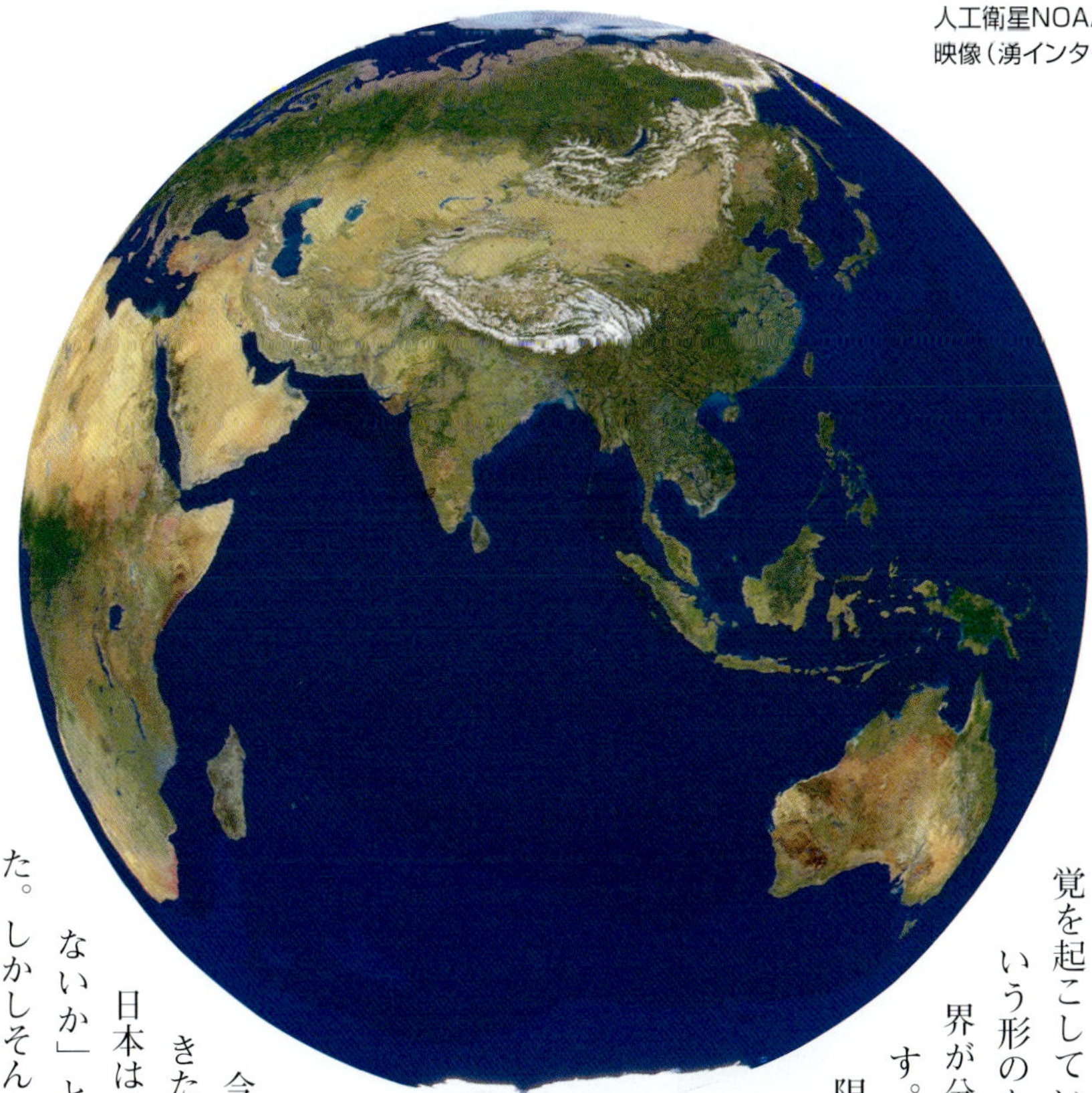

いからです。今の科学は、合理主義でかけ算、足し算方式なもんだから、たくさんやればたくさんとれると頭が全部錯覚を起こしている。いのちという形のない見えない世界が分からないんです。いのちが最大限に働いてる世界がね。人間の体もそうだし、植物の体もそうなんです。

私もこれまでの成果を、農水省の役人たちに見せて、「農政は今まで間違ってきたんだ、これでは日本は救えないのじゃないか」と言ってきました。しかしそんなやり方ででできるもんかと、これまで全部はねられてきたわけです。それをようやく農水省が、土作りを基本にした自然循環型の農業をやらないと環境と食料が確保できないと分かってきました。ようやく農業も変わってきました。

医学の世界でも、今の先生の考えの養生所みたいな病院がこれからどんどん増えてこなきゃいけないですね。そして、食料で治していく。そうすると日本人にも輝かしい未来がある。今のままでは、民族はほろんでしまいますよ。土が劣化した民族は、歴史上、全部ほろんできたのですから。

甲田　人類は将来は生菜食の仙人食になるんじゃないかと思います。やっぱり、動物、植物の命も大事にしようという、共生の世界に行かなきゃいけません。結局はなるべく殺生しないことです。人間が健康に生きることの意味は、愛と慈悲にあると思いますよ。この地球上に愛の思い、慈悲の思いをいっぱいにしていこうというのが、人類の理想ですね。それに向かって必ず進んで行くと思います。今から一万年か五万年たって、未来の人たちは、地球上に愛の思いをいっぱいにしていると思うと、うれしいですね。少食・断食療法はそのためのはじめの一歩だと思います。

中嶋 常允 3 対 談

自然医学会会長
森下 敬一
MORISHITA Keiichi

土づくりは長寿の原点

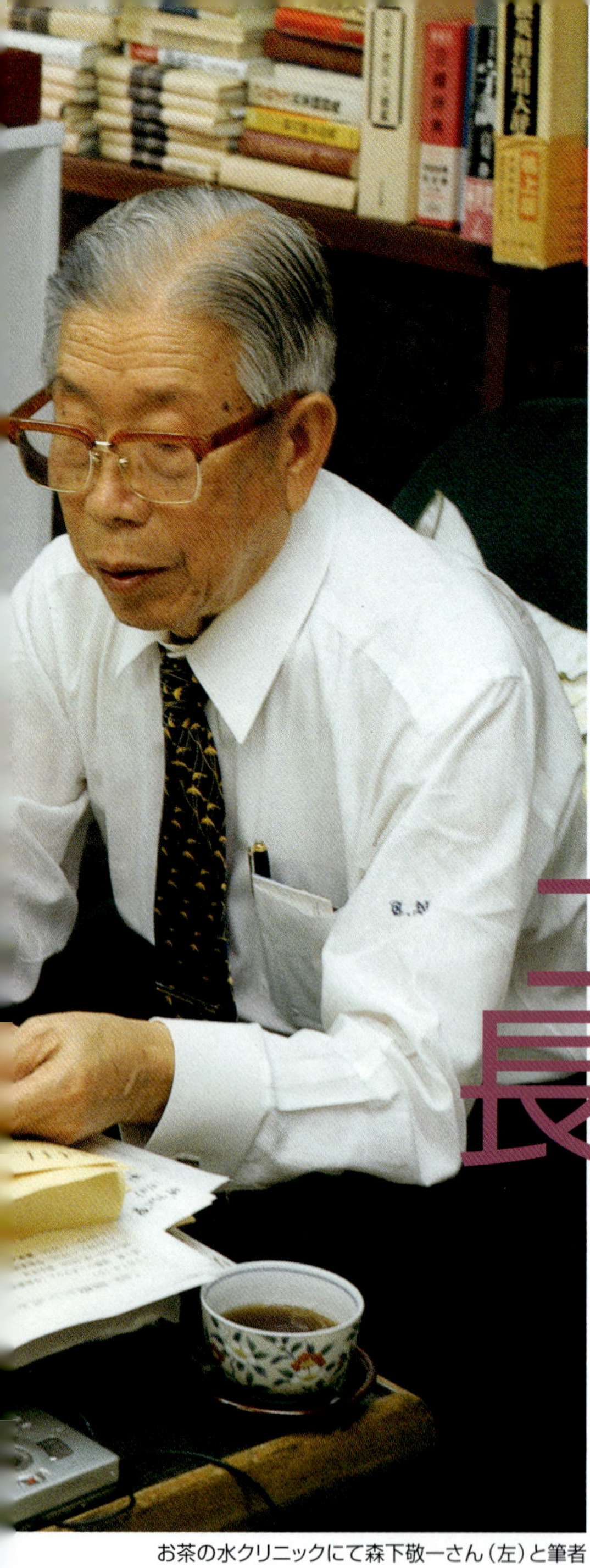

お茶の水クリニックにて森下敬一さん（左）と筆者

森下敬一さんは、健康をつくり、維持していくためには、食べものを正すことが第一であると、「自然医学」を長年提唱し、実践してこられました。手術や薬剤での治療を極力避け、食べものによって身体と血液を根本的に改善しようとする方針で実績をあげ、多くの人たちから支持されています。

一方、森下さんは世界的な長寿村の研究でも第一人者です。世界長寿学会を主宰するなど、この方面でも息の長い活躍が続いています。

今回の対談では、長寿の核ともなる元素があるとすれば、それは実は「ミネラルバランス」ではないかと意見が一致したのでした。「中嶋農法」によって栽培された作物を口にすれば、患者さんもより早い回復が見込まれるだろうといいます。これからの自然医学には、土作りまで視野に入れた食べものへの視点が必要であると共に実感したのです。

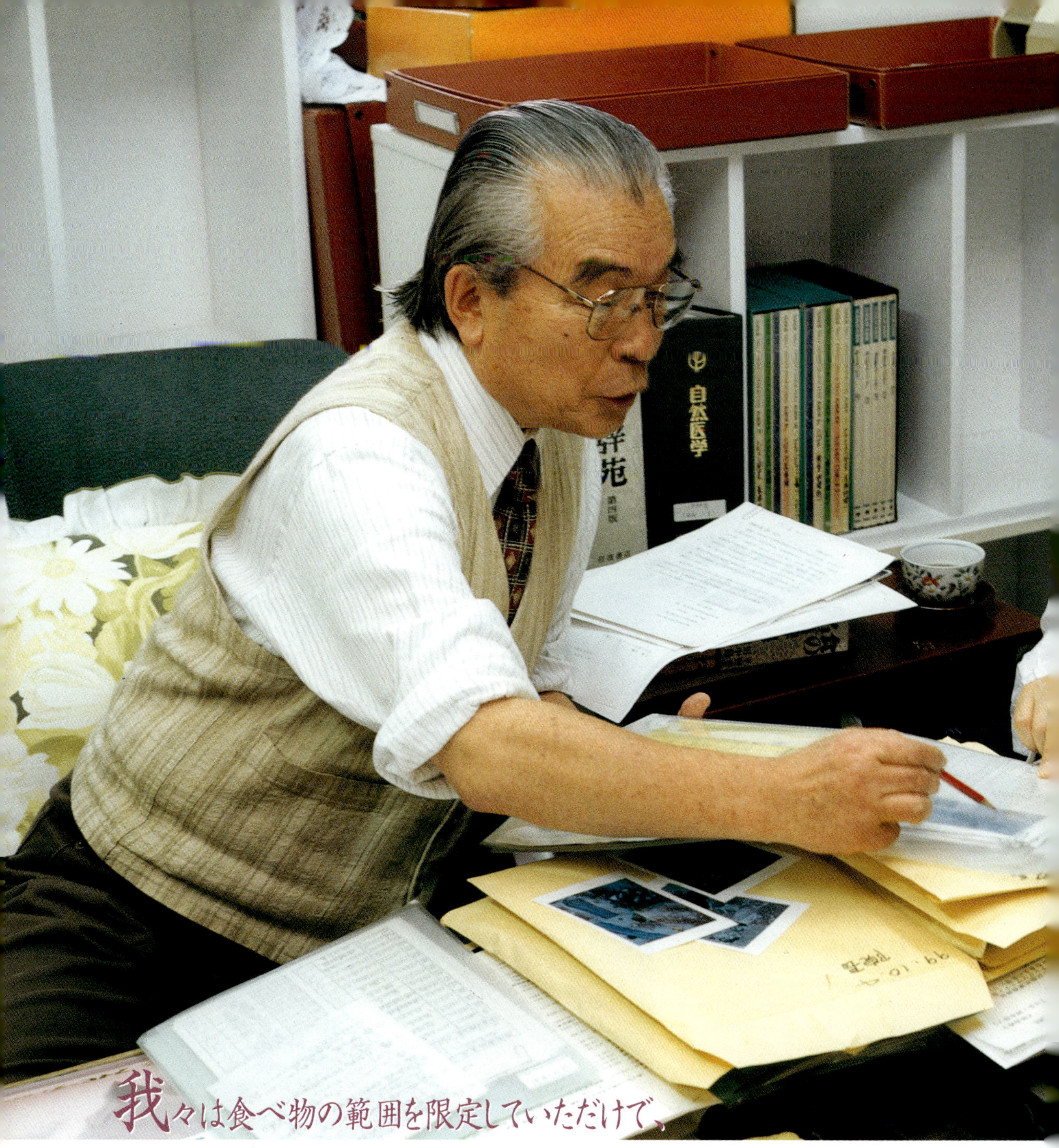

我々は食べ物の範囲を限定していただけで、
患者さんが食べておられる農作物自体の内容を吟味していなかった。……
実際に召し上がっておられる玄米と野菜類が
本当にミネラルをしっかり持っているパワーのある食べものかどうか、
というところまでは、介入しませんでした。
これはやはりチェックしないといけないことです。（本文より）

――――――森下敬一

人と植物の「長寿元素」

中嶋　まずは、この野菜を召し上がってみて下さい。これは、生で食べると、とてもおいしいですよ。私の話は、これを食べてもらわないと、よく分からないと思います（笑）。形は八百屋で売っているものとみんな同じですが、味が違います。

森下　昨日、トマトを頂きましたが、これがトマトかと思うほどずっしりと重く、実が緻密で固いですね。ピーマンは油で炒めて食べましたが、とてもおいしく頂きました。

中嶋　このピーマンもナスも、そのまま生で食べられます。子供がピーマンを嫌うのは、ピーマンが苦くてまずいからなんです。まずいというのは、栄養バランスが完璧ではないのです。つまり健康な野菜ではない、ということです。今のナスは、切るとアクが出ますけれども、このナスは全然出ません。甘くて、おいし

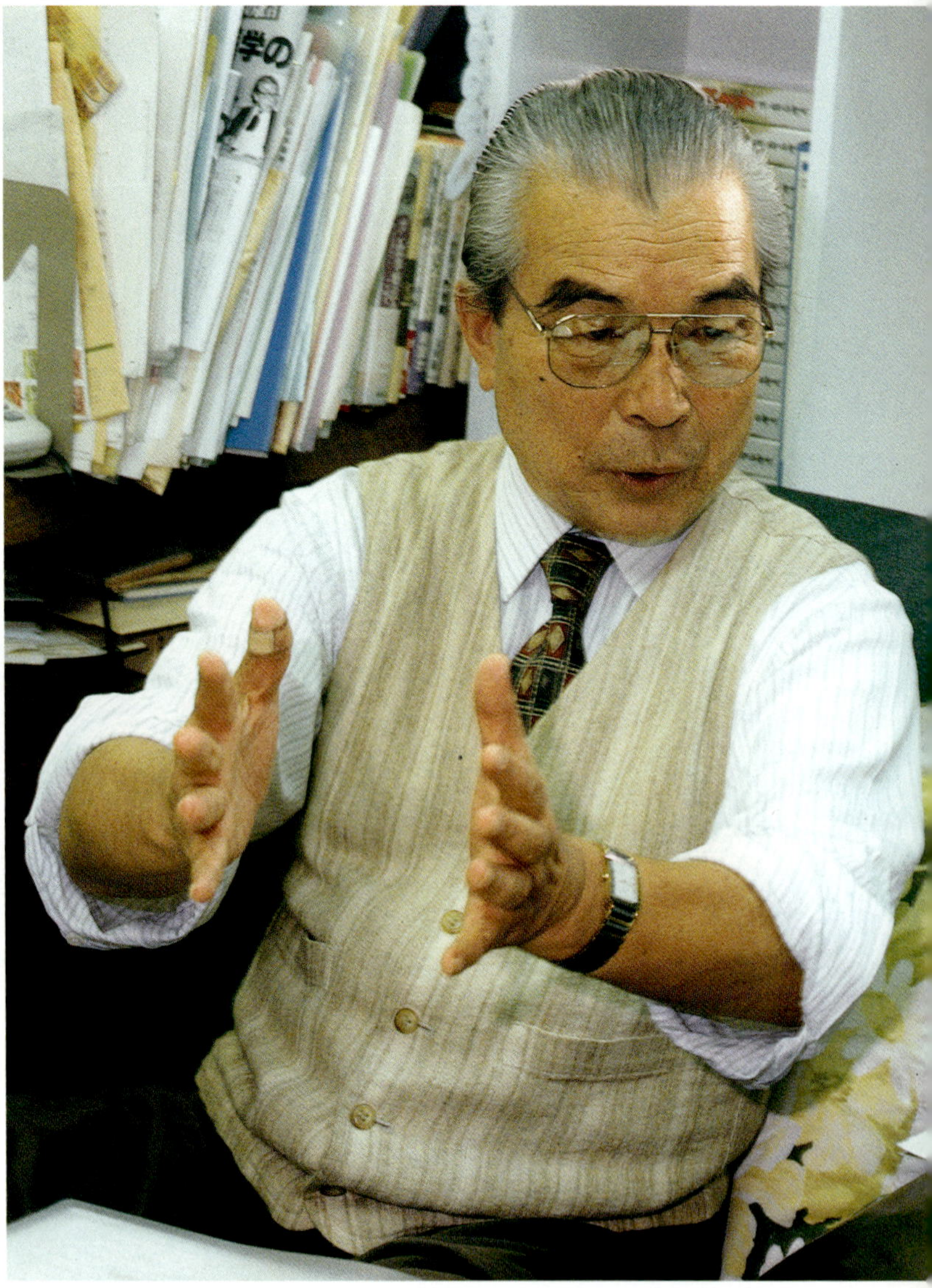

PROFILE

もりした　けいいち

1928年、神奈川県生まれ。50年、東京医科大学卒業後、血液生理学教室に入室。55年、医学博士（千葉大学医学部）。72年、長寿学博士。お茶の水クリニック院長、国際自然医学会会長、グルジア・トリビシ国立医科大学名誉教授、瀋陽薬科大学客員教授。専門は血液生理学、自然医食（長寿食と消がん食）による健康法。75年から世界的長寿郷の実地調査を続け、慢性病（特にがん）の食事療法を研究している。血球の起原に関する生理学的研究、食物と血液性状の生理学的研究を行い、いわゆる「腸造血説」を提唱した。グルジア長寿学会名誉会員、アブハジア長寿学会名誉会員、アルメニア長寿学会名誉会員。著書に『血球の起原』（社団法人生命科学協会）『クスリをいっさい使わないで病気を治す本』（三笠書房）『自然医学の基礎』『自然医食のすすめ』（以上美土里書房）『浄血すればガンは治る!』（白亜書房）など多数。

いですよ。アクが出るのは、土壌に窒素が過剰に入っているためです。

森下　土のミネラル・バランスで違うんですね。それほど必要でない栄養が過剰にありすぎてもいけないし、必要なミネラルが足りなければなおいけない。その植物が必要とする分量だけ存在している土が一番いいのでしょうけれど、その判断がとても難しいですね。中嶋先生は、全国各地の農家を指導されておられるということですが……。

中嶋　はい。土壌の微量要素を分析しましてね……。

森下　その土壌分析というのは、一定量の土を採って、普通の微量元素分析をすればよいわけですか。

中嶋　はい。いろいろな微量成分を調べますから、十億分の一ミリグラムまで分析しています。

森下　我々も世界各地の長寿村を回って、そこで食べられているパンや、その土地の水、土、そこで使われている塩など、一二年間にわたって三九項目の分析をしてきました。それは、ひとつには、「長寿元素」を発見しようという立場で調査を続けてまいったわけですが、しかし、どうも特定単一の「長寿元素」は存在しないようなんです。ところで、先生は微量要素の大切さを強調されていますが、「それらの微量要素がどうも長寿にも関係していそうだ」と気がつきました。それは「鉄、銅、亜鉛、マンガン」などです。どうやら、この遷移性金属錯体元素群は、長寿郷それぞれに違うのですが、特定の関係がありそうですね。

中嶋　それは、ものすごく関係がありますね。

森下　マンガンや亜鉛などが、場所によって非常に多い地域もありました。でも、やはりその場所、その場所によって微量元素はバラバラに存在し、共通項はありません。強いていうならば、先ほどの数種類の元素を総称して「長寿元素群」とでも名付けるべきなのかな、と思います。

中嶋　今おっしゃった元素は、植物の場合でもたいへん重要なものです。それに加えて、今まであまり問題にされていなかった猛毒の「セレン」があります。これがごく微量含まれると、全体としてミネラルのバランスが非常に良くなるのです。まさに植物にとっての「長寿元素」といえます。

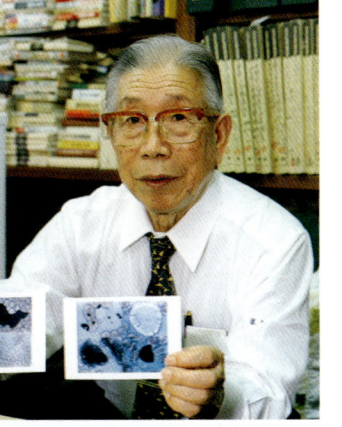

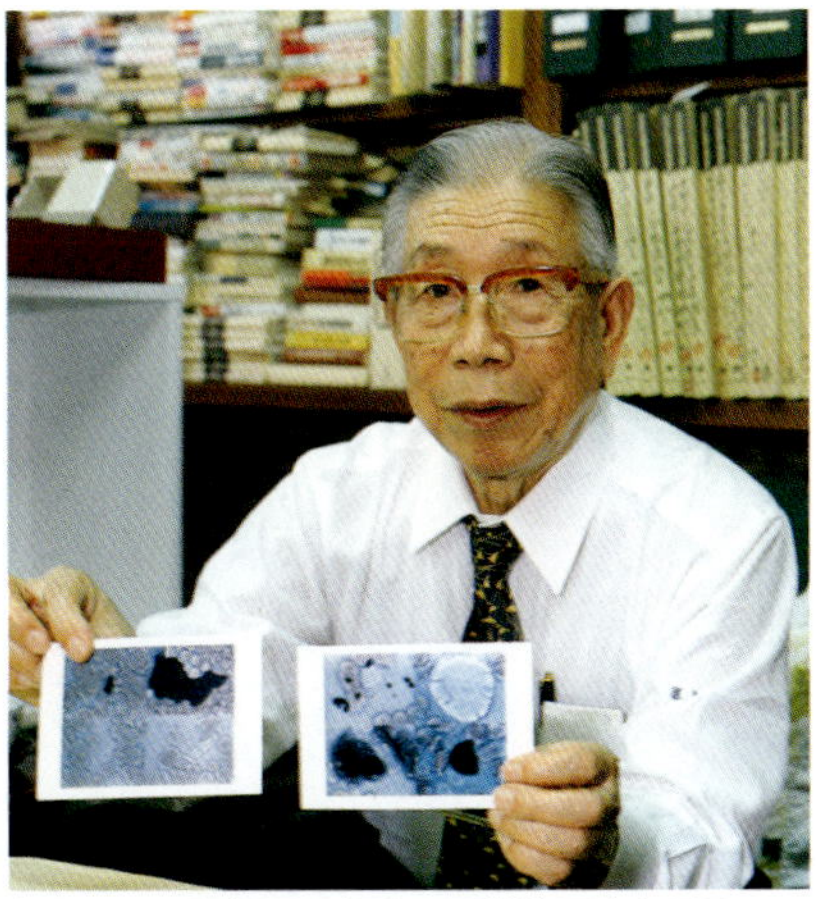
森下さんのお部屋で血球の顕微鏡写真を見る

いのちをトータルに見る

森下　私どもの国際長寿科学研究所の庭に、樹齢一五〇年の山桜がありますが、少し元気がないように感じます。

中嶋　一〇〇年くらいたつと、その周辺の栄養をかなり吸ってしまいますからね。土壌を調べて足りない栄養を補ってやったら、樹木は何千年でも何万年でも、永遠に生きますよ。

森下　先生に一度、長寿研究所の土を分析していただく必要がありますね。

中嶋　いつでも診て差し上げますよ（笑）。

森下　それはとても助かります（笑）。

中嶋　ところで、熊本の花畑公園という所に樹齢八〇〇年と言われる天然記念物のクスノキの大木があるんですけれども、昭和四八年の夏に葉が落ちて枝が枯れ、翌年の春になって周囲の木はみんな芽を吹いているのに、そのクスノキだけいっこうに芽を吹かないことがありました。地元の新聞には「クスノキ、ただ今絶対安静中。若葉の季節に芽吹かず」と書かれ、そして「このままの状態が四、五年もったら、この木は助かるだろう」と、無責任なことも書かれてあったものだから、私は「冗談じゃない。この樹はこのままでは枯れてしまうだろう」と思って、さっそく土壌調査に出かけたんですよ。そして土壌のミネラル分析をして、その土壌に合った土壌改良液を作り、クスノキの周囲の地面に数十カ所の穴を掘って、その土壌改良液を注入したんです。そして私が「一〇日で芽が出るでしょう」と言い、新聞も私のコメントを載せました。予想通り、一〇日後に芽が出て、見事によみがえりました。

日本全国、たくさんそういうことをしましたよ。山梨の神代桜という樹齢一八〇〇年の桜も元気になりました。土壌を分析して植物に必要なミネラルを調合して、それを土に注入してやればいいのです。土壌が治ると、樹はすぐに元気になるのです。

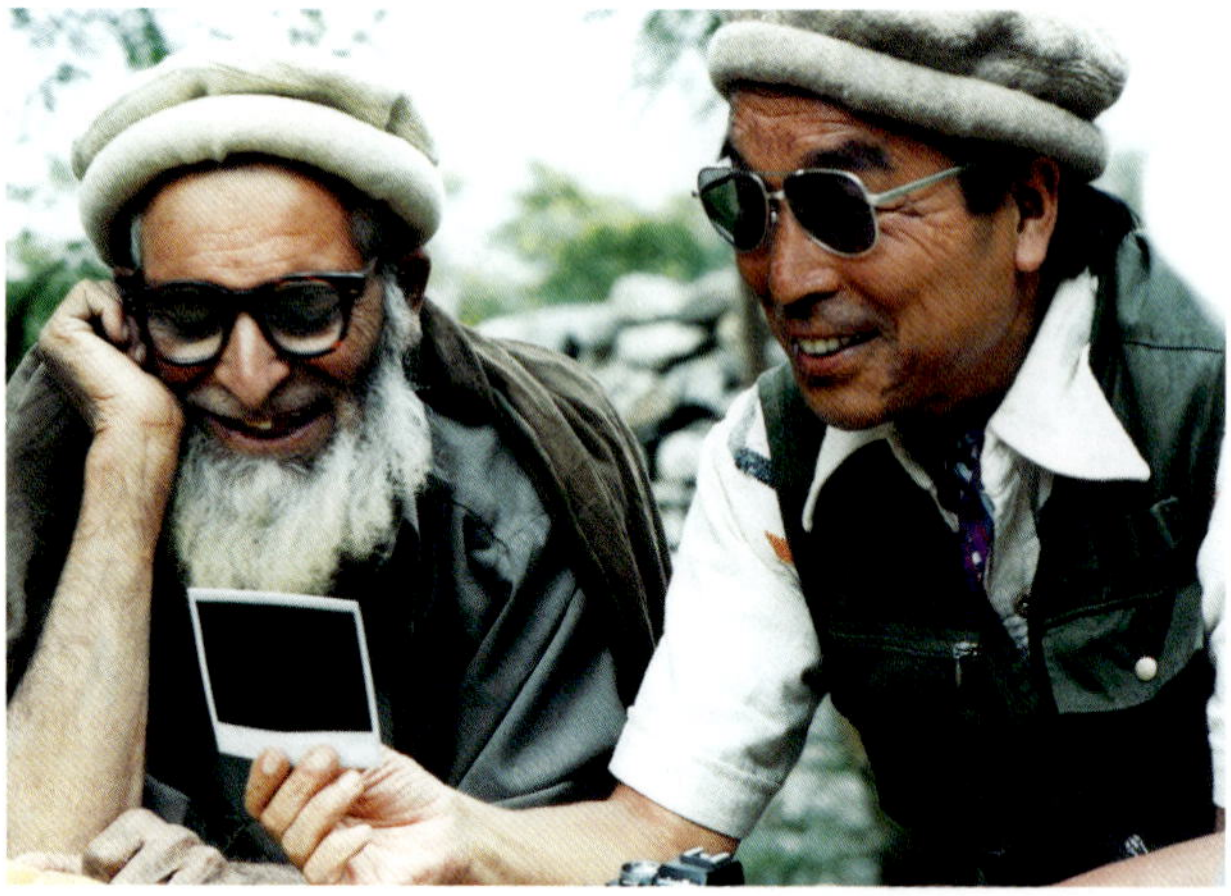
長寿者と語る森下敬一さん（森下世界的長寿郷調査団提供）

森下　我々の自然医学の立場からしますと、現代医学というのは救急医学には長けているけれども、慢性病に関しては全く無力・無能です。それも結局は根本的な原理がまるっきり分かっていないからなんです。中嶋先生が、クスノキや神代桜を若返らせたように、根本的な対策をとらなければならないものを、自動車や靴や服の修理と同じレベルで病人に対応しようとしているのです。表面的な現象だけをとらえて、病状を抑えたり消したりすれば、それで問題が解決したのだ、と思い込んでいる。先進国ほど、現代医学が普及して慢性病が増えているというのも、正にそういうことが原因だったわけです。

中嶋　なるほど。現代医学というのは、解剖学からスタートしていると私は思うのです。歯は歯科、目は眼科と、部分部分を見てトータルでいのちを見ていないから、どうしてもちぐはぐになるのです。ですから食とか血液とかいうことはあまり重要に感じていませんね。血液はただ測定の対象にされているだけで、血液がいのちの中枢である、ということは全く考えられていない。

森下　そうですね。生命全体を考える場合にも「便利だから」ということで部分部分に分けて考えられていますが、本当

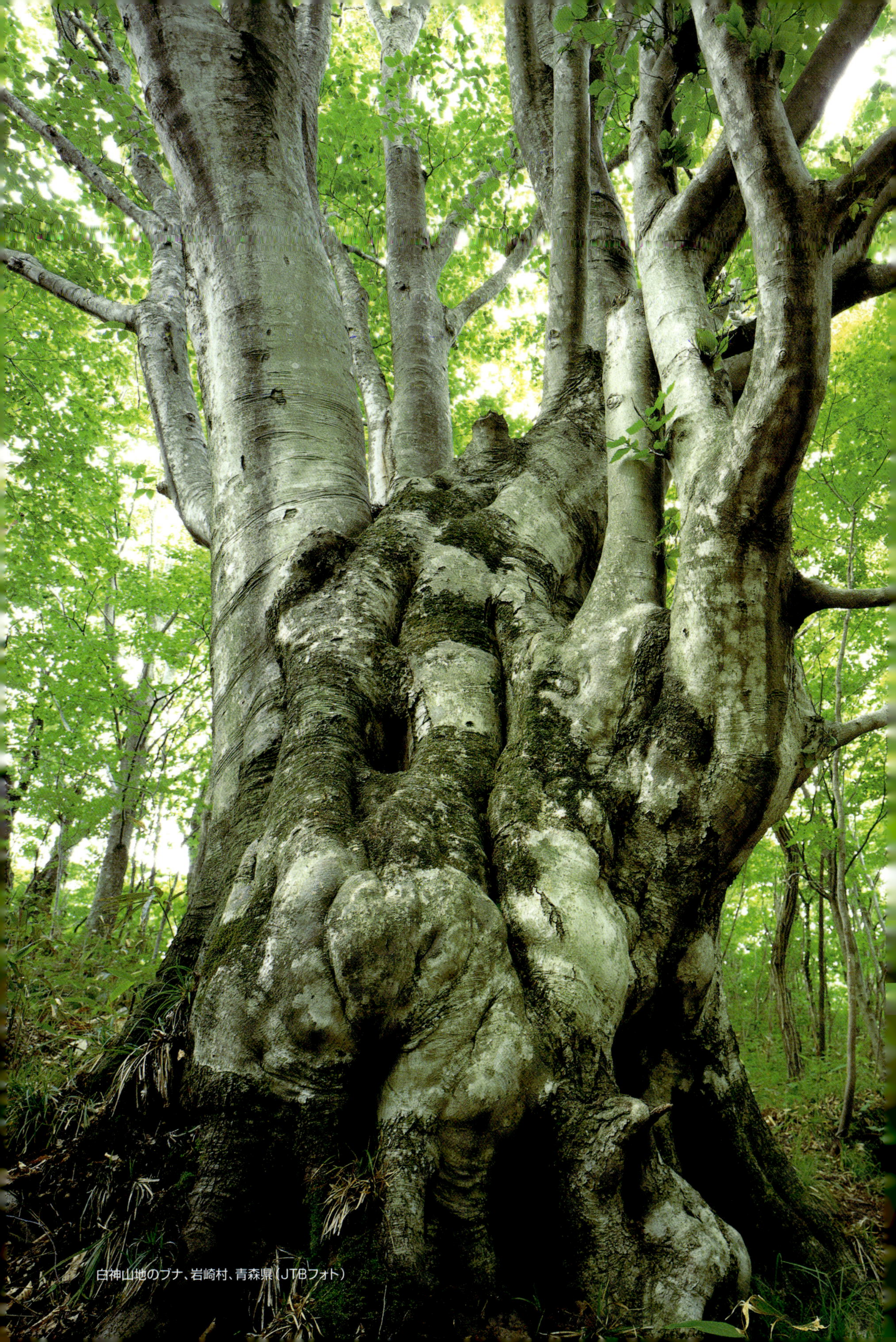

白神山地のブナ、岩崎村、青森県（JTBフォト）

は全体から局所が切り離された途端に原則として局所は存在し得なくなるわけです。あくまでも全体像を見る限りにおいて、その中に局所というものが存在しているということであって、局所が全体を組み立てているということではないのです。積み木のように、部分と部分を合わせたら全体ができるという発想に陥りやすい。そこに大きな落とし穴があり、間違いが生まれるわけですね。

生命サイクルを循環させる

森下　三〇年前から私どもは食事療法を先陣を切ってやってきました。けれども、中嶋先生の話を伺って、これから本格的に、しっかりと土の問題を熟慮してやっていかなければいけない、ということを痛感させられました。土作りが基本にあって、その上に我々の自然医学の食事療法が乗っかっている、という形なんですね。やはり基礎は土ですよ。

中嶋　バイブルの言葉を借りれば「はじめに土あり」です。

森下　全くその通りですね。我々は母なる大地の上で生かされている存在ですが、その土がもうダメになってしまいました。これは現代文明そのものにも大きな原因があるんですね。要するに「消費が美徳であり幸福である」というアメリカ流の発想です。ところが今、大量生産、大量消費で、その結果は大量のゴミ。どこの国も、このゴミ問題で頭を悩ませています。ゴミの処理を誤ると、人類は滅びてしまう可能性もあります。

中嶋　本当にそうです。

森下　私は三五年前から世界の長寿村を調査して歩いています。文明国のバカさ加減と対比して考えると、さすがに全世界の長寿郷は賢明で、完全に「自給自足」なんです。文明から隔絶された山間に部落があって、そこでは物を買うという発想がありません。必要であれば自分で作る。食べたければそれも自分で作る。そういう自給自足の体制で、天寿を全うしています。

中嶋　そのような村に行くと、人々は優しくて、争いがない。愛にあふれているのではないですか。

森下　そうです。そして自然を大変大事にしています。当然、同じ場所で、狭いところで作物を作るわけですから、地力が落ちていくわけです。しかし、そこを非常にうまく考えています。人間の排泄物や生ゴミなどを完全に腐熟させて堆肥を作り、そして上手に畑に還元しています。墓が畑のそばにあって、人間も土に還っていきます。そこでは、土の生命と野菜の生命とそれを食べて生きる人間の生命が、同じ狭い場所で生命サイクルを造り循環している。その生命循環こそ、彼らが長生きをしていることの本当の理由なのです。長寿の基本原則・原理というのは、「自給自足」に根ざした「生命エネルギーの循環」なのです。

中嶋　そうですね。棡原《ゆずりはら》（山梨県北都留郡上野原町棡原。長寿者の多い地域として知られている）もそうですね。道路がなかったから百歳長寿者がいたけれども、国道ができたら、病人がどんどん増えたわけです。

森下　物流が可能になって、寿命が短くなった。「自給自足」がそこで崩壊したからです。過去において、数々の都市文明が崩壊したことを歴史は教えてくれていますが、都市文明そのものが自滅する宿命を持っているのです。なぜかという

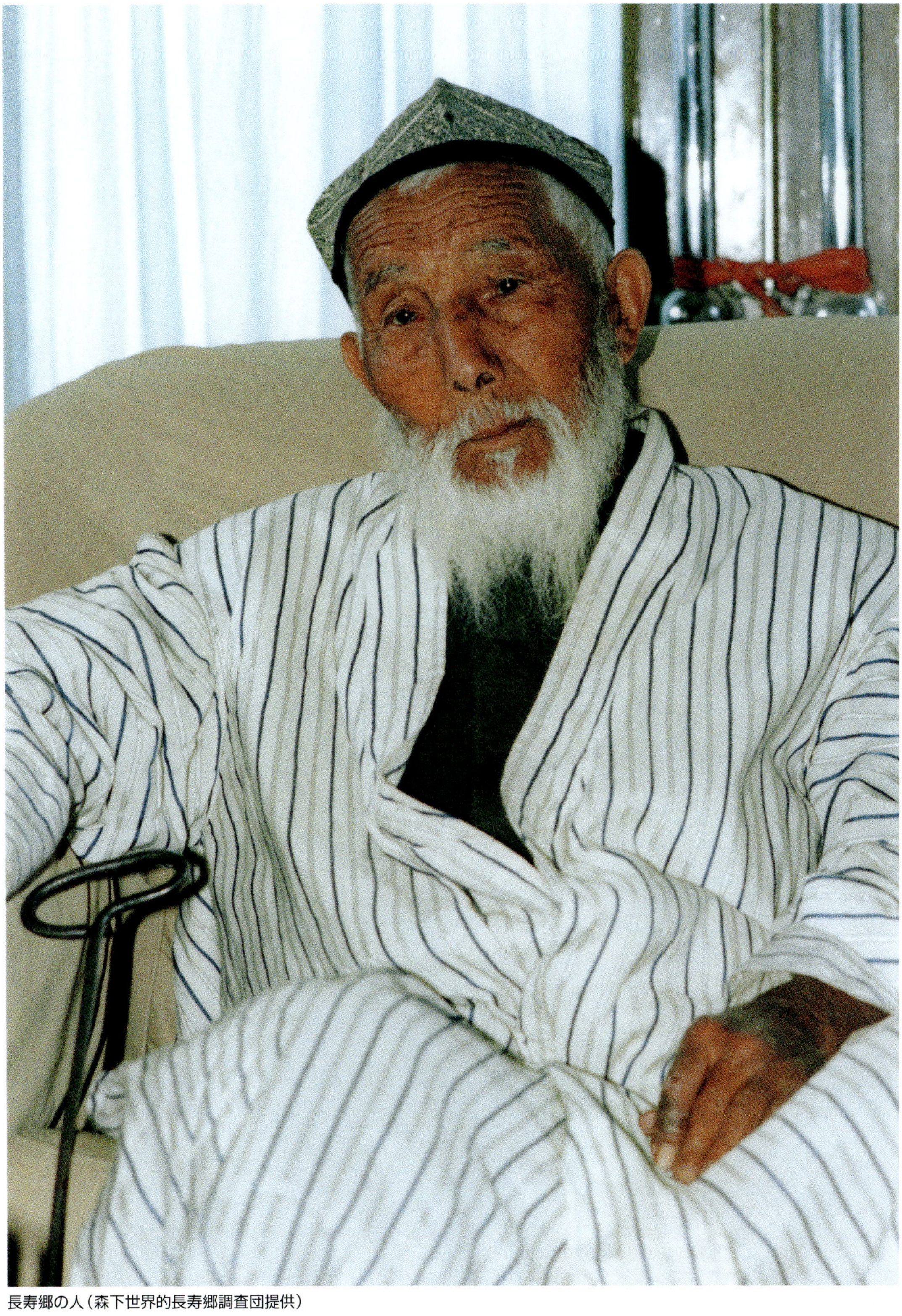

長寿郷の人（森下世界的長寿郷調査団提供）

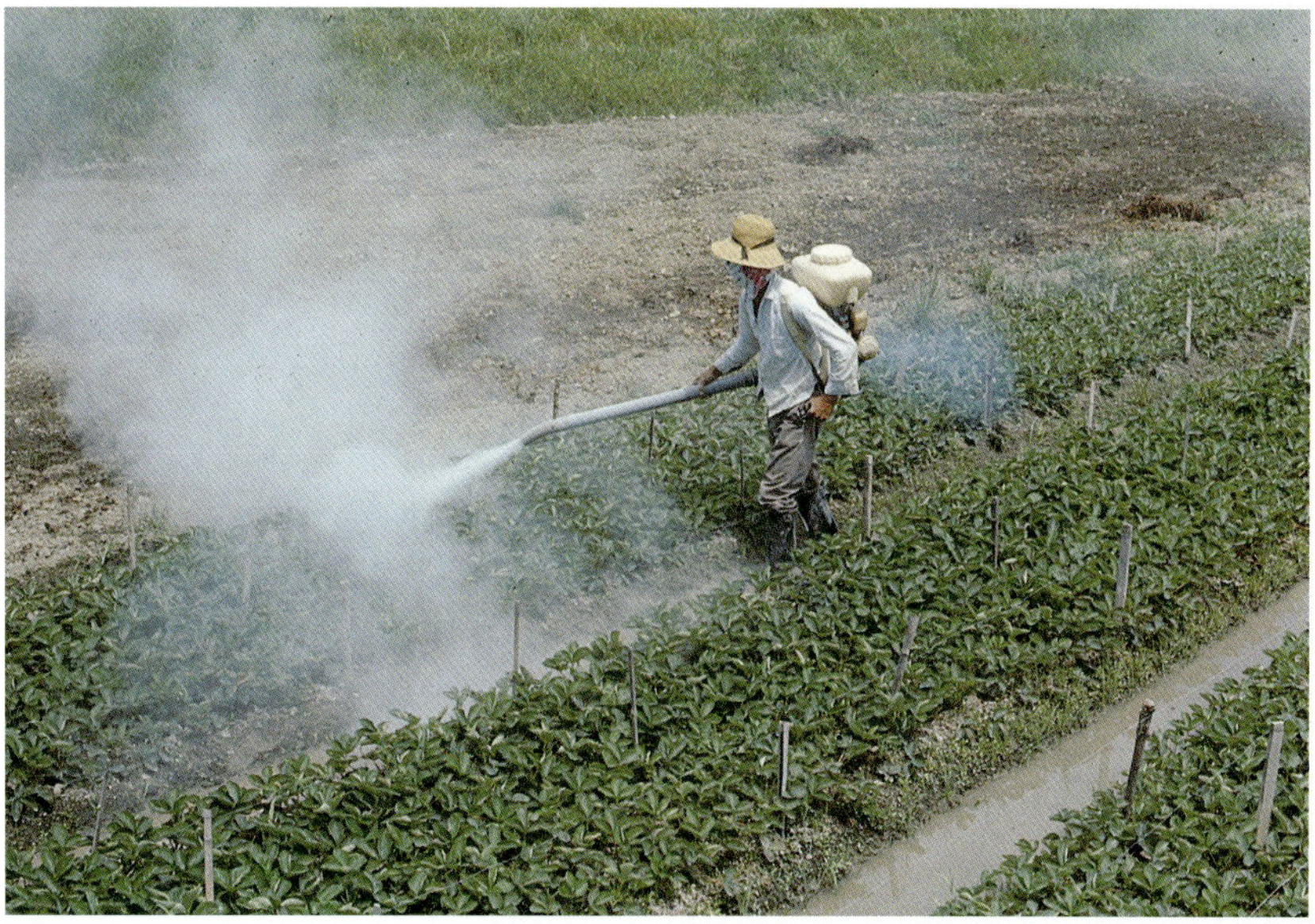

農薬散布風景（UNIPHOTO）

と、そこでは生命サイクルが循環しないからです。大都市の周りに衛星都市があって、そこで大都市が消費する物資を生産します。衛星都市で生産された物質が大都市で消費されて、そして大都市の廃棄物は海に流されるか、焼却炉で燃やされるかのどちらかでしょう。つまり、一方通行の物流なんです。

中嶋　だから、ダイオキシンがどんどん発生しますね。

森下　これこそ都市文明が自壊する原理なんですね。それに対して、世界の長寿村は全く違うのです。そこでは、ぐるぐると生命エネルギーである気が循環しているのです。

中嶋　本当は生ゴミは焼却しないで土に返せばいいわけです。今、五億円、一〇億円という金を使って堆肥工場を作っていますが、一方では有機物がいっぱい残っているわけです。しかし農家は未熟堆肥を土に入れているから、作物が障害を起こしている。堆肥を完熟にして土に入れないといけないのです。

　今、農水省も、ようやく自然循環型の農業経営をやって環境を守らなければならないことに気がつきました。その基本が土作りです。その実践をこれから私がやることになりました。全国の農政局や、農業団体に健康な作物、土の大切さを説いて回るのです。一回ではだめでしょうが、二回、三回と続けると変わると思います。

食べ物の中味が問題

中嶋　戦後、一割増肥で二割増収、二割増肥で三割増収というように、多肥多収を目的にしてきましたが、その弊害として農薬も使わざるを得なくなったわけです。昭和二〇年代までは、日本の土壌は世界でも屈指の良い土壌でした。というのは、有畜複合経営で各農家に牛や馬がいて、その糞尿と人間の糞尿などを堆肥にしていたからです。足りないときには都会に糞尿を買いに行っていました。それが非常に良かった。昭和二〇年の敗戦後、あれほど日本は打ちひしがれてもわずか三〇年で世界のトップに立てたというのは、戦後一〇～二〇年間は、土壌が良かった。だから日本人の体力、気力、知力というのは非常に冴えていました。ですが、昭和四〇年代になると土壌の栄養は吸い尽くされてしまっていますから、窒素、リン酸、カリを中心にした化学肥料を過剰に投入し、その結果土壌のミネラルバランスが崩れてしまって作物が病気になり、農薬を使わざるを得なくなった、というわけです。農薬は昭和五〇年頃から急激に増加しましたけれども、今、土壌で一番問題なのは肥料をやり過ぎている、ということなんです。人間で言うと肝臓をやられているのと同じです。

森下　私も講演会などで述べてきましたが、敗戦直後の病人は玄米と少しの野菜だけで病気が治ったのです。ところが、昭和四五年頃からでしょうか、だんだん食べものだけでは効かなくなってきた。大学の研究室時代に、あるところから頼まれてホウレン草の成分分析をしたことがあるのですが、形はホウレン草でも、農薬や化学肥料などを使いはじめてから鉄分がゼロに近いホウレン草が登場するようになり、「これは大変なことになったぞ」と思った記憶があります。化学農法が広がりはじめてから三、四年たった頃だったと思います。米も、収量だけを問題にしていますが、中身の欠落を見落としています。化学農法によって作られた玄米では病気も治らなくなってきたので、健康食品の必要性を痛感しはじめたのです。

中嶋　ホウレン草でも、形があればホウレン草という。そこにいのちがあるかどうかということは関係がなくなってしまった。トータルでいのちを見ないということです。アメリカにゲルソン療法というのがありますが、ゲルソン博士が食事療法をやりはじめて一〇年間くらいは、非常によく病気が治ったそうです。しかしその後は全然治らなくなった。そこで彼は土壌を調査しているのです。そして土壌の微量要素に関心を持って、土作りをしているのです。結局土が回復したら、病人がまたどんどん治りだしたというのです。

森下　それは我々も反省しないといけない問題です。我々は食べものの範囲を限定していただけで、患者さんが食べておられる農作物自体の内容を吟味していなかった。つまり、玄米雑穀ご飯と野菜中心の副食でやりなさいという、食べものの範囲だけはきちっと教えて差し上げていたけれども、実際に召し上がっておれる玄米と野菜類が本当にミネラルをしっかり持っているパワーのある食べものかどうか、というところまでは、介入しませんでした。これはやはりチェックしないといけないことです。それをやることで、溶毒と排毒作用にもつながっていく。そうすればテキメンに効くでしょうね。

中嶋　私もそう思います。

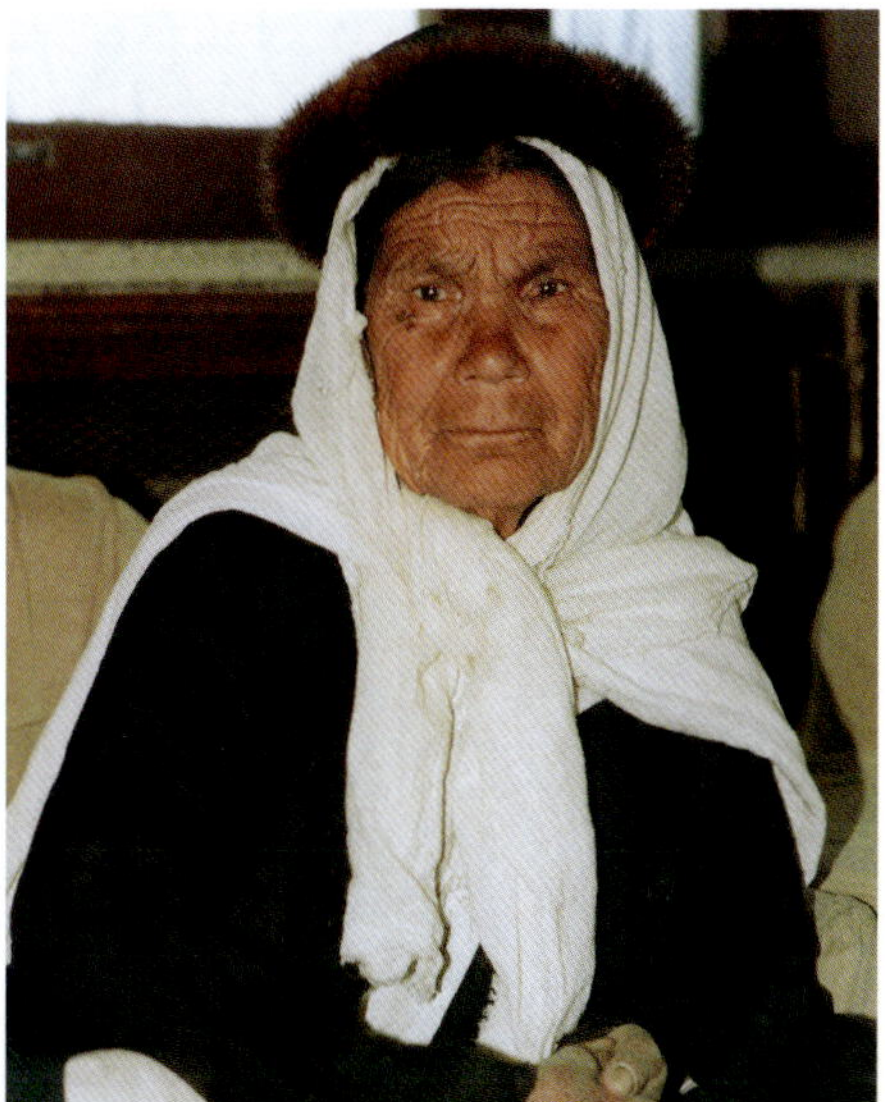
長寿郷の人（森下世界的長寿郷調査団提供）

葉緑素とヘモグロビンの共通性

森下　中嶋先生と私とはスタートの時期

も場所も違うわけですが、非常におもしろい共通項があるのです。それは、ほぼ同じ時期に、葉緑素とヘモグロビンの化学構造が非常によく似ているということに関心を抱いて、それぞれ個別に研究を始めていた、ということなんです。最近、先生の著書を拝読し、不思議な一致を発見しました。

中嶋　（笑）そのようですね。先生の書物を読んでみると一緒なんですよ。私がその研究を始めたのは、昭和三二、三年でした。

森下　我々はもう少し前だったでしょうか。大学研究室での最初の研究課題が「血液と葉緑素の研究」でした。始発は昭和二五、六年頃で約一〇年続けました。腸管内はいわば葉緑素の緑の世界。腸の壁を一枚隔てて、血液の赤の世界に変わる。腸の壁が、緑を赤に変えるのだが、そこではどんな魔術が営まれているのか、と思ったのです。

中嶋　はい。

森下　特に草食動物などは、腸の中は完全に緑の世界ですからね。それが、腸の壁を隔てて、立派な真っ赤な血液の世界を作り上げているのです。それは、腸の壁がマジックを演じているためです。その種明かしをしないことには、人体のどこをいくら研究しても何も分からないはずだ。「世に浜の真砂ほど数多くの研究がある。だがこれ以上重要な研究はないだろう」という思いが私にはあったんです。そこが私の研究生活の入り口でもあったのです。中嶋先生も、ちょうどその頃、葉緑素の研究をなされておられたというのが、共通してますね。

中嶋　まさに共通してます。葉の表面を薄く切って顕微鏡でクロロフィルを見ますと、クロロプラスト（葉緑体）がまん丸く活きのいいのと、奇形だらけのとがありまして、このふたつは光合成の能力が全然違うのです。窒素肥料をたくさんやって葉が濃い緑になっているものは、一見見栄えがよいのですが、クロロフィルがめちゃめちゃなんです。健康な土で微量要素を吸収してできた植物の葉緑素は、やや薄めの緑で、クロロフィルが整然と並んでいます。

森下　人間の赤血球も、クロロフィルと似た構造をしていますが、やはり栄養過多で奇形が見られます。一般的に、野菜中心の食生活では血球の形が小さい。動物食品では大型になります。そして、野菜中心で作られた赤血球は壊れにくいのです。大型のものは早くパンクします。

野菜類の緻密さは、葉の葉緑体の形態や配列の良さとも関係してくるでしょうね。

中嶋　ええ。顕微鏡で八〇〇倍にした米の断面を見ますと、本当においしい米というのは密度が高くて、粒子が細かく締まっているのです。なかなか古米になりにくい。密度が粗い米は歯で噛んだ時にも弾力性がないし、甘みもない。すぐ古米になります。

今、ここにあるこれらのトマトは、水の中に入れると沈みますが、それは光合成能力が高く、実が充実しているからです。今の野菜は空洞が多いですね。それは光合成能力が非常に弱いということです。ふつう、パセリは刺身のつまにしたりしてあまり食べませんけれども、このパセリは天ぷらにしたり、おひたしにしたりすると非常においしいんですよ。全然くせがない。こういう野菜や穀物を食べていると健康なんです。人間の健康は、結局は食べものの質でしょうね。

森下　全くその通りだと思います。

ところで、私が研究したのは腸壁と血液についてでしたが、不思議なことに、腸には絨毛といって栄養を吸収する組織がありますが、その組織は食べものとの間に境界がないのですね。医学や生物学の教科書には絨毛の構造がはっきりと描かれていますが、実はその境界線は曖昧模糊としているのです。そのあたりは中嶋先生が植物の根を顕微鏡で見ておられるのと一緒だと思います。

中嶋　確かに、植物の細根や根毛は、人間の腸管や絨毛の表面にあって栄養を吸収している微絨毛と大変よく似ています。これまで分子量の大きなものは吸収しないんだと思われていました。ところが、電子顕微鏡で分かったことは、根の最先端の細胞より大きなものを、植物の根はアメーバのようになって包み込み、栄養を取り込んでいます。しかも、健全な根は、良いものだけを選んで取り込む、悪いものは取り込まないという選択吸収ができるのです。人間の腸も健全ならば、良い栄養だけを吸収し、アレルゲンやダイオキシンなどの体に悪いものは取り込まないはずだと思います。

大自然の癒しのエネルギーが病気を治す

森下　クリニックでいつも患者さんに申し上げていることなんですが、人間の病気が治っていくのは、宇宙の癒しの波長を持ったエネルギーをもらうからなんです。これこそ自然治癒力の根源的エネルギーなのです。このエネルギーは、食べものの中にあります。他にもありますが、穀物や野菜からもらうのが一番確実な方法といえます。

宇宙の癒しのエネルギーが体内に十分入ってくるように、いろいろな角度から患者さんにアドバイスして差し上げる、というのが私の立場です。私には、人の病気を治すというような、そんな大それた力はありません。指導をしているだけ。例えば、癒しのエネルギーを体に頂戴するために重大な鉄則があります。それは、体内に食毒や毒素を溜めないことです。毒素がタップリ溜まっているような体には、癒しのエネルギーは入ってきません。万人に等しく癒しのエネルギーは与えられていますが、それが目の前まで来ていても、汚れた体にはそれが入ってこないでUターンして帰っていくでしょう。ですから、早く体の大掃除をしてきれいにしておくことです。それがものを頂戴する時の、せめてもの礼儀です。

そのためにも、まず食生活をきちんとすることです。体にあった食物を選び、速やかに溶毒と排毒をすること。それを徹底してやることが一番いい方法です。

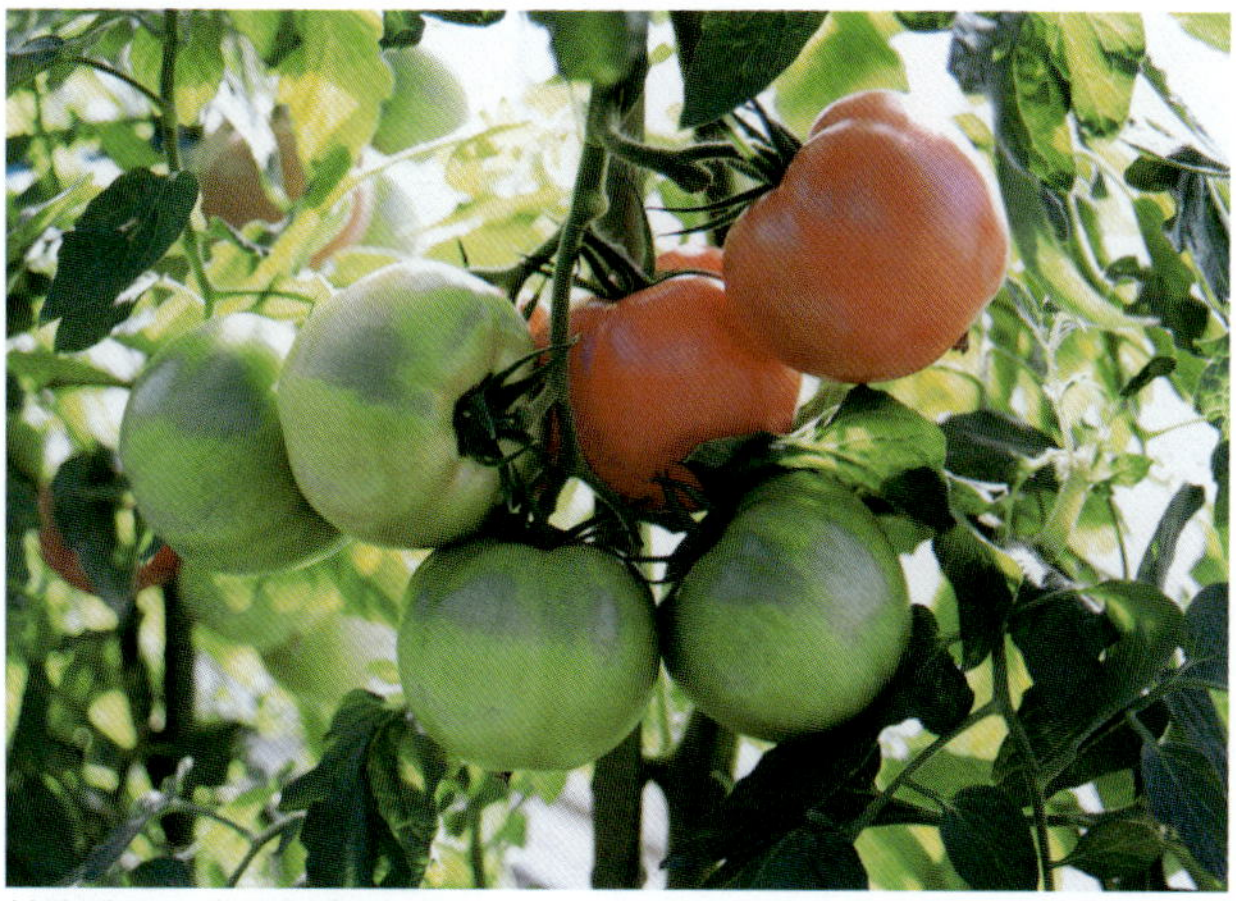
甘味があり、密度の濃いトマト

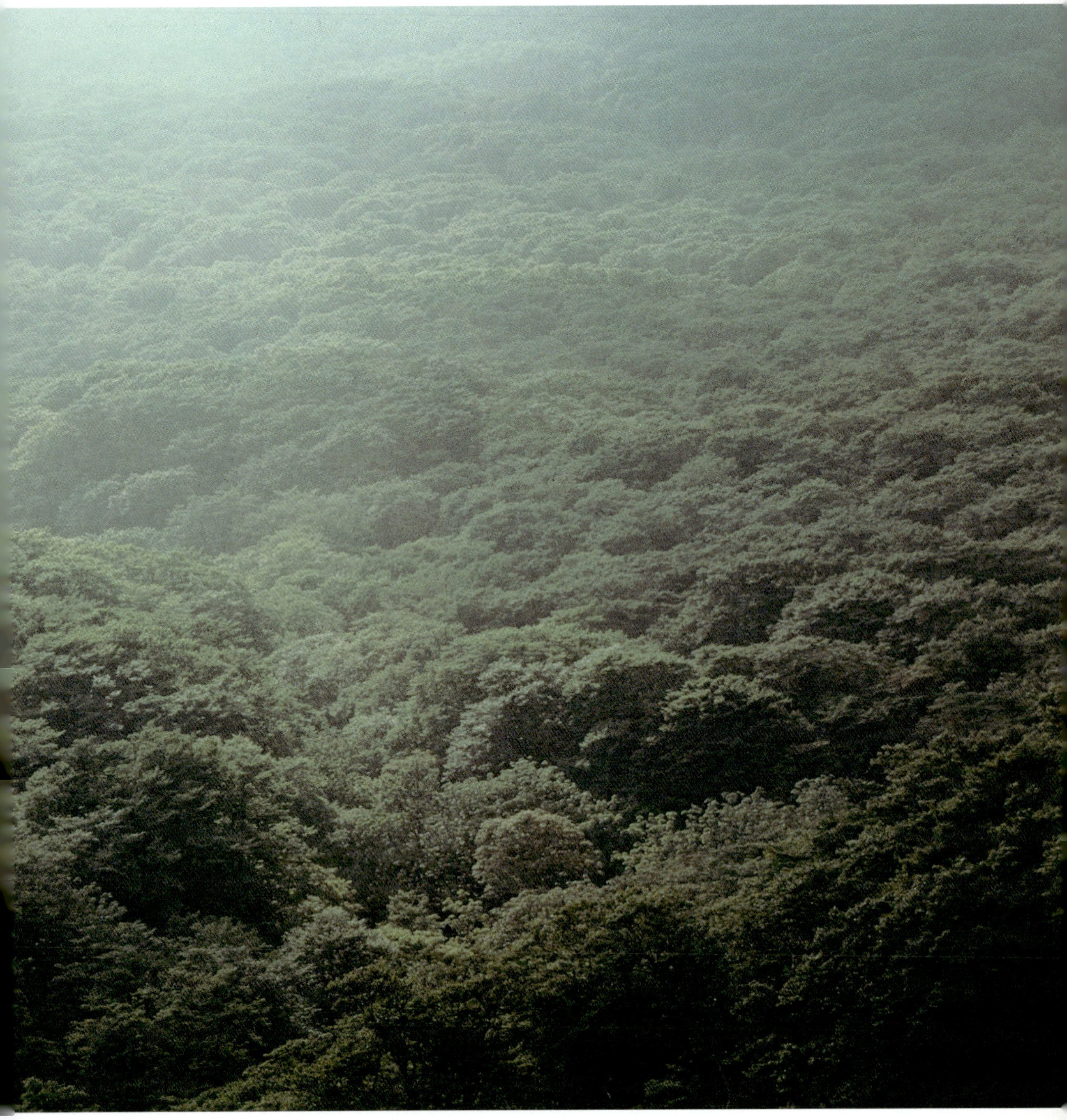

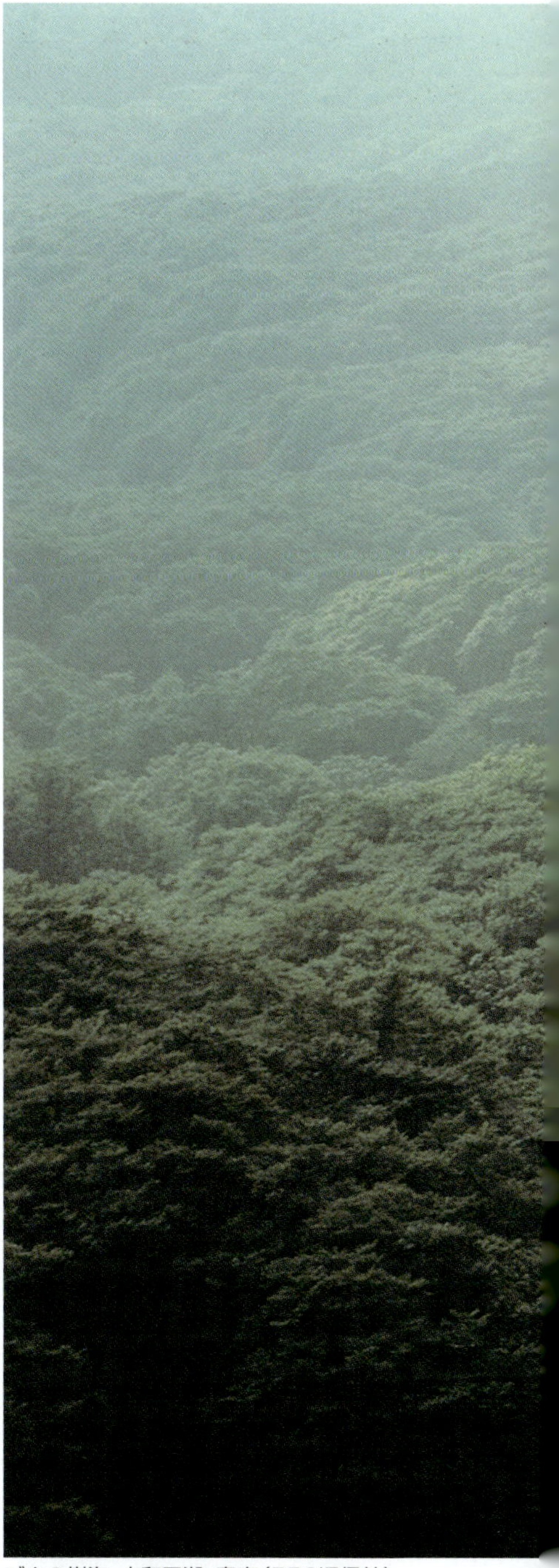

ブナの樹海、十和田湖、青森（PPS通信社）

人間は、自分の体の生理機能すら、自分でコントロールすることはできません。できるのは、ほんのわずかな部分だけ。体内では、意識から外れたところで、精密極まりない生理的作業がやってのけられているわけですよ。その意味において、人体はまさに借り物なんですね。だから、他人様の生命の世界に介入して「オレが治してやる」というような思い上がりは、馬鹿者の傲慢に過ぎない。

中嶋　そうです。

森下　人間の体を造ったのが大自然であるならば、病気治しも大自然にしかできないはずです。病気になるという間違いや違反は本人が無意識に犯したわけですが、治してもらう時だけ大自然にお願いするというのではムシがよすぎる（笑）。

ところで、慢性病を治す一番いい方法論は、断食をして、瞑想をすることです。患者さんで、そういう考えをすんなりと受け入れられる人は、ちゃんと実行されるし、治るのも早いですね。勝手にどんどんと、あれよあれよという間に良くなっていかれる。こちらはアドバイスだけでノータッチです。

中嶋　ところが、注射とか点滴とか薬物で一挙に治してもらおうとする人たちが大半です。今おっしゃったように、病気は点滴とか注射で治るものじゃないんだけども、治るような気がするんでしょうか。ステロイド剤などを使用すれば一時的に治ったようには見えるから、だんだんとエスカレートしていって、あとでガタガタになってしまうわけですよね。

森下　化学療法の本質は、それはあくまでも一時抑えで、治ったように錯覚させる対症療法です。決して病気の本体が治ったのではありません。

中嶋　形のない、目に見えない、いのちの本質を問題にしないといけないのに、表面的な見えるところで勝負をしようとするものだから、おかしくなるんでしょうね。

森下　全く同感です。

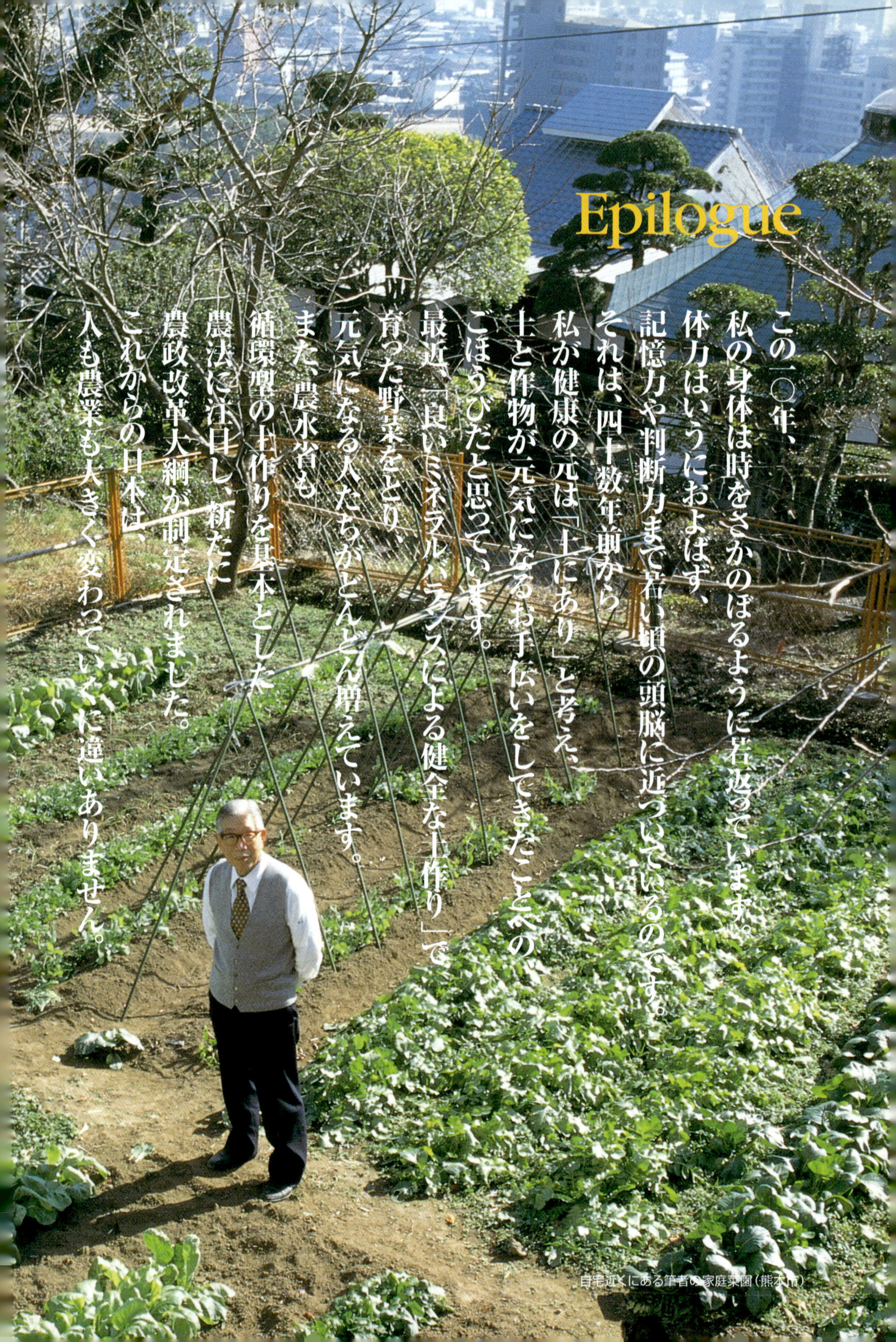

Epilogue

この一〇年、
私の身体は時をさかのぼるように若返っています。
体力はいうにおよばず、
記憶力や判断力まで若い頃の頭脳に近づいているのです。
それは、四十数年前から
私が健康の元は「土にあり」と考え、
土と作物が元気になるお手伝いをしてきたことへの
ごほうびだと思っています。
最近、「良いミネラルバランスによる健全な土作り」で
育った野菜をとり、
元気になる人たちがどんどん増えています。
また、農水省も
循環型の土作りを基本とした
農法に注目し、新たに
農政改革大綱が制定されました。
これからの日本は、
人も農業も大きく変わっていくに違いありません。

自宅近くにある筆者の家庭菜園（熊本市）

著　者　紹　介

中嶋　常允（なかしま　とどむ）

大正9年、熊本生まれ。昭和30年に農業科学研究所を設立。土壌と微量要素の研究を続けるかたわら、全国で栽培技術を指導する。

科学技術庁長官賞、発明奨励賞など数多く受賞。

農林水産省リフレッシュビレッジ協議会顧問、農産園芸局長の主催する「土づくり委員会」の委嘱委員、厚生省「食品中の微量元素の安全性に関する研究委員会」委員などを務める。

現在、日本綜合医学会副会長、(財)日本生命科学研究機構理事、理学博士。

著書に『土を知る』『土といのち』『はじめに土あり』『環境と食べ物といのち』『土に"いのち"がある』(以上地湧社刊)、『間違いだらけの有機農法』(文理書院刊)などがある。

食べもので若返り、元気で百歳
——生命はミネラルバランス
『食べもので若返る』改訂増補版

2000年2月25日　初版発行
2010年5月10日　2刷発行

著　　者　中嶋常允（なかしま とどむ）
発 行 者　増田正雄
発 行 所　株式会社 地《ち》湧《ゆう》社
東京都千代田区神田東松下町12-1
(〒101-0042)
電話番号　03-3258-1251
郵便振替　00120-5-36341
印刷・製本　株式会社 東京印書館

万一乱丁または落丁の場合は、お手数ですが小社までお送りください。送料小社負担にて、お取り替えいたします。
ISBN　978-4-88503-149-6　C0036

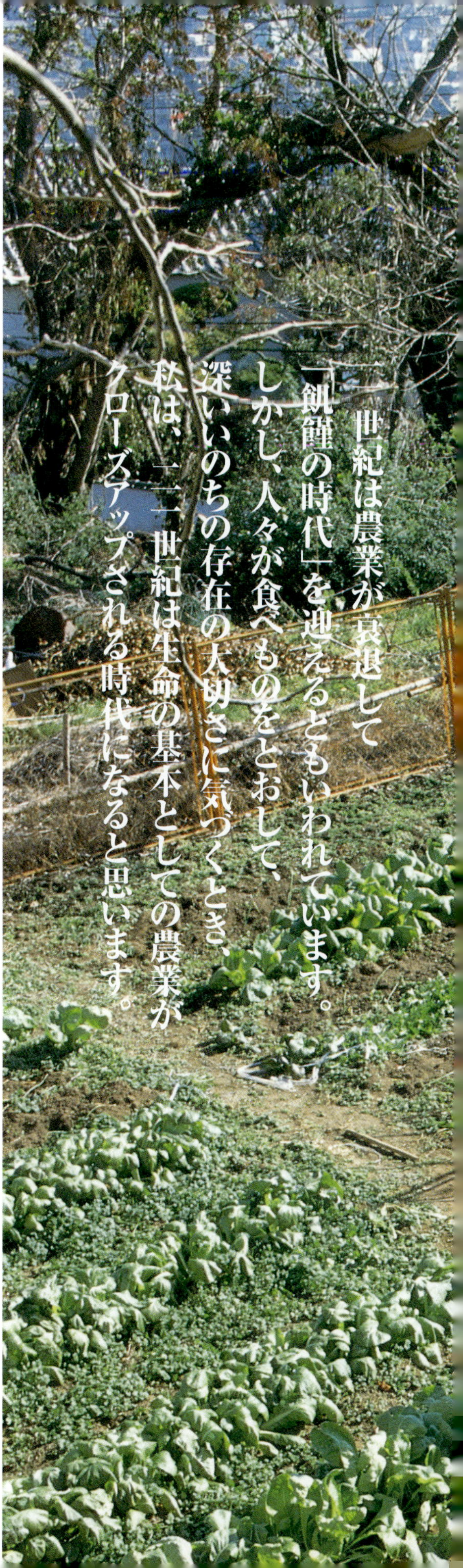

二一世紀は農業が衰退して
「飢饉の時代」を迎えるともいわれています。
しかし、人々が食べものをとおして、
深いいのちの存在の大切さに気づくとき、
私は、二一世紀は生命の基本としての農業が
クローズアップされる時代になると思います。

中嶋常允「土」シリーズ

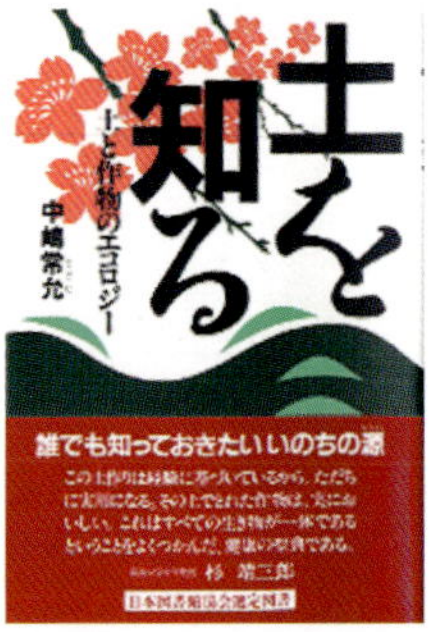

土を知る　土と作物のエコロジー

中嶋常允著　四六判上製

土が病んでいると言われて久しいが、独自の観点から作物と土の研究を重ねてきた著者は、土壌を物理性、化学性だけでなく、更に生命との関わりの面からも考察し、生きた土とは何かを探る。

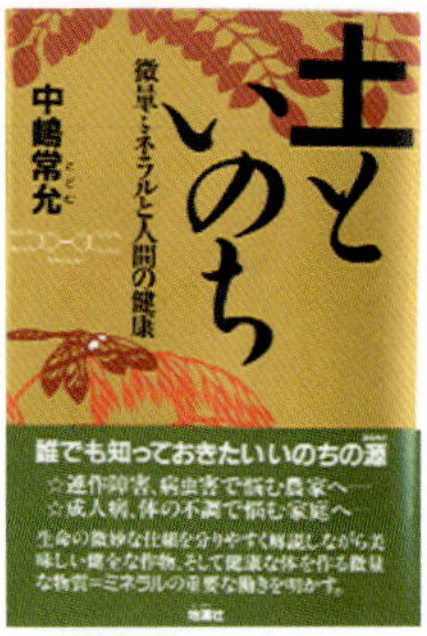

土といのち　微量ミネラルと人間の健康

中嶋常允著　四六判上製

全国の土の診断をくり返してきた体験をもとに、土壌と暮らしの関わりを例証。特に健康体に必要な栄養素・微量ミネラルの重要性を土壌、作物から食卓、からだに至る関連性で明らかにする。

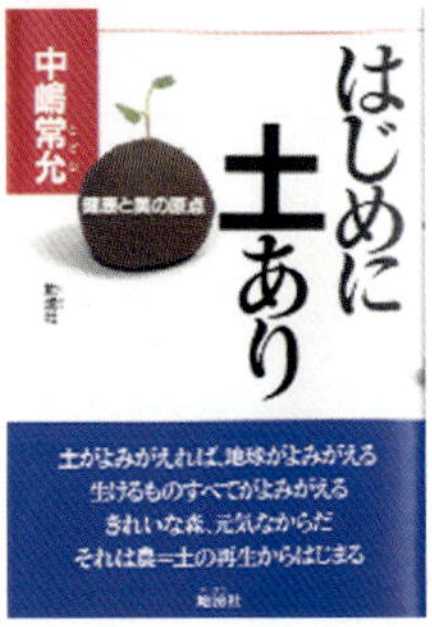

はじめに土あり　健康と美の原点

中嶋常允著　四六判上製

微量ミネラルの重要性に注目し、独特の土作りの指導で畑と作物を甦らせてきた著者が、土から見えてくる文明論を繰り広げながら、あらゆる生命の基である「土」が切り開く未来を展望する。

土からの医療　医・食・農の結合を求めて

竹熊宜孝著　四六判並製

人間の生命を支える「医・食・農」を根底から問い直し、田舎の診療所に根をおろした著者が、地域の人たちと一体となって「いのちと土を守る運動」や養生運動を展開していく感動の実践記録。

土からの教育　クマさんの養生説法

竹熊宜孝著　四六判並製

生命を育む安全な食べ物作り、病気にならないための養生作戦を繰り広げる「百姓・医者」クマさんが、家庭の食卓を預るお母さん方や、次代を担う子供達に、やさしく具体的に語った養生説法集。

自然流食育のすすめ　小児科医からのアドバイス3

真弓定夫著　四六判並製

小児成人病やアレルギー性疾患の増えている今、子供に何をどう食べさせればよいのか、健康と文化の両面から考える。子供達の未来を案ずる故の、ちょっぴり辛口な好評シリーズ第三弾。

丸くゆっくりすこやかに　健康に生きる知恵

吉丸房江著　四六判上製

両親を癌で亡くし、現代医学に疑問を持った著者は、老子の思想に基づいて、独自の楽しい健康道場を始めた。薬や機械に頼らず、健康に生きるための心の持ち方、暮らし方をユーモラスに綴る。

自然に生きる　東城百合子の健康哲学

東城百合子著　四六判上製

自然食による健康運動の第一人者が、その活動の根底を貫く「根育ての哲学」を語る。現代医学に頼らずに重い肺結核を克服した経験をもとに自然に沿う生活とは何か、健康な心とは何かを説く。

バクテリアを呼ぶ男　究極の生ゴミ革命

葉坂　勝著　四六判並製

生ゴミの完全リサイクルを可能にしたのは、自然に集まるおびただしい種類と数のバクテリアである。現代文明によって断ち切られていた「いのちの循環」の再生を目指すハザカプラントの軌跡。

血液と健康の知恵

千島喜久男著　A5判並製

現代の生物学・医学と全く異なる八大原理を提唱し、科学迷信・医薬迷信から脱却する知恵を説く革新的な千島理論の全貌をこの一冊にまとめ、生命や健康の正しい原理や日常生活への応用を説く。

地湧社《ぢゆう》